编撰人员名单

主　编　闫　镔　李　磊

编　委　闫　镔　李　磊　蔡爱龙　王林元

　　　　汪先超　韩　玉　王少宇　张　峰

　　　　张瀚铭　李汉宁　任钧儒

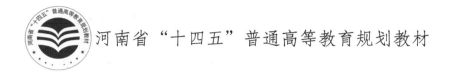河南省"十四五"普通高等教育规划教材

CT 图像重建算法
（第二版）

闫　镔　李　磊　编著

科学出版社

北　京

内 容 简 介

本书是一本专门介绍 CT 图像重建算法的专著。作者结合从事 CT 图像重建算法理论研究与工业 CT 成像系统研究的科研成果和思考，对 CT 图像重建算法的理论到实践问题进行了全面系统地介绍。本书内容涵盖了 CT 图像重建的两个分支——解析类重建算法和迭代类重建算法的经典算法及最新研究成果，其中解析类重建算法中详细讲解了平行束、扇形束和锥形束图像重建算法的发展历程。在本书的后半部分，结合作者的研究成果，以专题章节形式论述了当前 CT 图像重建实际应用中的热点、难点问题——不完全角度重建、局部重建和大视野重建，以及图像重建加速技术，基本涵盖了目前 CT 图像重建的主流研究课题，这是本书的一大特色和亮点。着眼于新的成像技术的不断发展，本书第二版中新增加了能谱重建算法和深度学习重建技术，为读者开展相关方向的研究提供了初步指引。同时本书还提供国内外最新公开发表的重要文献，以供读者参考。

本书的内容涉及重建算法理论的前沿问题，也包含具体应用问题的解决方案，利于科研人员系统研究重建算法理论，也有助于将算法理论在无损检测等工业生产中应用；同时具备系统、全面的基础理论介绍，适于作为高等院校无损检测、生物医学工程、电子科学与技术、应用数学等专业高年级本科生和研究生的参考教材。

图书在版编目(CIP)数据

CT 图像重建算法/闫镔，李磊编著. —2 版. —北京: 科学出版社, 2023.12
河南省"十四五"普通高等教育规划教材
ISBN 978-7-03-076038-8

Ⅰ. ①C… Ⅱ. ①闫… ②李… Ⅲ. ①计算机 X 线扫描体层摄影-图象重建-算法-高等学校-教材 Ⅳ. ①R814.42

中国国家版本馆 CIP 数据核字(2023)第 137628 号

责任编辑: 胡庆家 范培培 / 责任校对: 杨聪敏
责任印制: 张 伟 / 封面设计: 陈 敬

科学出版社 出版
北京东黄城根北街 16 号
邮政编码: 100717
http://www.sciencep.com

北京厚诚则铭印刷科技有限公司印刷
科学出版社发行 各地新华书店经销

*

2014 年 4 月第 一 版 开本: 720×1000 1/16
2023 年 12 月第 二 版 印张: 15 1/2
2023 年 12 月第二次印刷 字数: 310 000
定价: 118.00 元
(如有印装质量问题, 我社负责调换)

第二版前言

《CT 图像重建算法》第一版出版至今已有 10 年。在此期间，本书在业内收获了积极的反响，多位知名专家和学者对本书提出了不少中肯的评价和富有价值的建议。此外，从 2013 年到 2023 年，计算机断层扫描 (computed tomography，CT) 成像技术的发展出现了许多新的变化，涌现出一大批优秀的成果，这为作者带来很多新的思考和探索。基于不断丰富本书内容并吸纳新的研究成果的考虑，作者决定开展第二版的修订工作。

第二版的突出变化是新增了两章，即第 10 章 "能谱 CT 重建算法" 与第 11 章 "深度学习重建方法"。能谱 CT 是一种面向未来的最具有发展前景的成像技术之一，相关重建算法一直处于不断的发展当中。第 10 章对能谱成像的数学模型和基本方法进行了较为详细的介绍，重点包括投影域分解算法、图像域分解算法以及直接基材料迭代重建算法。

随着人工智能理论与应用的迅速演进，深度学习技术为图像重建带来了新的发展机遇。作者长期关注数据驱动技术在成像领域的发展动态，并开展相关研究工作。在本书的第二版中，作者修订了第 6 章不完全角度重建算法，融入了基于生成对抗学习的数据补全方法、深度网络与优化算法结合的相关内容。新增的第 11 章 "深度学习重建方法"，从更高层面概述了数据驱动深度学习成像的基本范式，并遴选了一些具有代表性的深度学习重建方法进行介绍。值得指出的是，深度学习重建领域的研究成果十分丰富并且发展非常迅速，本书主要介绍深度学习重建领域的相关思想和基本方法，期望给读者带来一些初步的指引。

新增章节的作者如下：

第 10 章能谱 CT 重建算法 (蔡爱龙，任钧儒)；

第 11 章深度学习重建方法 (王少宇，蔡爱龙)。

本书中的许多思想和方法部分来源于诸多学者的著作和研究论文，新版成稿之际，作者向这些对本领域做出贡献的学者表示敬意与感谢。此外，课题组的博士研究生于小缓、邢巧芳、郭杰、王毅忠、张欣睿对本书第二版进行了校对，在此表示感谢。

本书正文涉及的所有彩图都可以扫封底二维码查看。

本书中的部分内容取自作者的科研工作积累，其中有些研究工作还得到了国家自然科学基金项目 (61372172，61601518，62101596，62201616，62271504) 和国家重点研发计划项目 (2020YFC1522000) 资助，在此致以感谢。

　　图像重建是 CT 成像当中最富有生命力和最绚烂的研究领域之一，新的优秀成果不断喷涌而出。囿于作者水平和精力有限，仅能管窥一二，因此书中的缺点和不足之处在所难免，恳请读者不吝赐教。

作　者

2023 年 6 月

第一版前言

计算机断层扫描 (computed tomography，CT) 成像技术被公认为 20 世纪后期最伟大的科技成果之一，它不但给医学诊断带来革命性的影响，还成功地应用于工业无损检测、逆向工程和安全检查等领域。随着 CT 理论和技术的飞速发展，面对日益旺盛的应用需求，各领域正不断衍生出新的 CT 系统，如超声 CT、荧光 CT、中子 CT、SPECT、PET、微波 CT 等。虽然它们在技术方法和工程实现上各有千秋，但是有着共同的数学基础和计算基础，即 CT 的核心理论——CT 图像重建。

20 世纪 80 年代，G. T. Herman 和国内的庄天戈教授相继出版了关于 CT 图像重建算法的专著，被视为 CT 图像重建的经典著作。但因出版年代较早，重点在于论述 CT 图像重建的基础理论，未能包含近二十多年来图像重建领域取得的一系列研究成果。该领域后续出版的相关著作多是以 CT 成像系统构成、设计以及应用为重点进行介绍，图像重建算法部分比较简略，大多仅仅简要介绍图像重建的基本理论，缺乏系统深入的分析阐述。因此，我国各大学相关专业的高年级本科生或研究生以及从事 CT 应用开发的科研工作者，都迫切需要一本全面系统论述 CT 图像重建算法理论的参考书。

本书旨在向读者全面、系统、深入地介绍经典和现代图像重建方法，帮助读者在 CT 图像重建领域建立比较完整的知识体系，对于图像重建的发展现状和趋势有一个比较清晰的认识。在此基础上对于各种具体应用问题的研究找到可借鉴的思路和途径。

本书内容涵盖了解析类重建算法和迭代类重建算法研究中的经典算法和最新研究成果，其中解析类重建算法中详细讲解了平行束、扇形束和锥形束图像重建算法的发展历程。在本书的后半部分，结合作者的研究成果，以专题章节形式论述了当前 CT 图像重建实际应用中的热点、难点问题——不完全角度重建、局部重建、大视野重建和重建加速技术，基本涵盖了 CT 图像重建的主流研究课题。同时本书还给出了国内外最新公开发表的重要文献，以供读者参考。

在本书撰写过程中，作者融合多年在科研和教学过程中的经验和体会，所述内容注重基础，在强调对基本概念和方法的理解方面花费了较多笔墨，这是本书的一大特色。本书在对经典算法的阐述中，将数学基础和物理意义相结合，重要部分给出了详细的理论推导，同时力求通俗易懂，利于读者自学。本书注重内容的完备性，对重要内容，从多角度进行关联叙述，便于读者的深入理解。

全书分为九章，第 1~5 章为基础理论部分，第 6~9 章为专题问题介绍部分。第 1 章主要介绍 CT 成像技术的概况并阐述投影和反投影的概念；第 2 章主要介绍图像重建算法的基础，包括傅里叶重建、中心切片定理、反投影滤波算法等。第 3 章主要介绍扇形束的数据重排与重建算法。第 4 章主要介绍锥形束 CT 图像重建中具有里程碑意义的经典算法：FDK 算法、Grangeat 算法、Katsevich 算法及 BPF 算法。第 5 章主要介绍迭代重建算法中的两大基本类型：代数重建算法和统计重建算法。第 6 章主要介绍扫描角度不完全时提高重建精度的热点方法。第 7 章主要介绍对兴趣区重建时各种数据截断情况下的重建算法。第 8 章主要介绍对扫描视野进行纵向和横向扩展时的重建算法。第 9 章介绍重建算法的并行加速技术，着重介绍了基于多核 CPU 和 GPU 的加速方法。全书内容的布局、编写分工由闫镔教授负责，李磊负责所有内容的汇总和定稿。各章节作者如下：

第 1 章　引言 (闫镔，李磊)

第 2 章　平行束图像重建 (闫镔，李磊)

第 3 章　扇形束图像重建 (闫镔，李磊)

第 4 章　锥形束图像重建算法 (闫镔，李磊)

第 5 章　迭代重建算法 (闫镔，李磊)

第 6 章　不完全角度重建算法 (王林元，张瀚铭)

第 7 章　局部重建算法 (汪先超，韩玉)

第 8 章　扩大视野重建算法 (韩玉，李磊)

第 9 章　图像重建并行加速技术 (张峰，李汉宁)

本书中的许多思想、原理和实例部分来源于前人的著作和研究论文，借此机会，作者向这些对本领域作出贡献的学者们表示感谢。感谢唐孝威院士、包尚联教授、韩中庚教授不辞辛劳审阅了本书，给出了富有见解的建议和意见。感谢李建新教授、胡国恩教授在作者从事图像重建研究过程中给予的支持和帮助。课题组的研究生李守鹏、王超、蔡爱龙等先后参与了 CT 图像重建相关课题的研究工作，为本书提供了不少素材，研究生张翔负责本书的校对工作，付出了大量时间和精力，在此一并感谢。此外，感谢国家 863 计划项目 (2012AA011603) 和国家自然科学基金项目 (61372172) 对本书出版的支持。

CT 图像重建伴随 CT 技术历经了几十年的发展，研究论文和成果成千上万。尽管作者希望精益求精，但限于作者的见识，不足之处在所难免，望读者不吝赐教，批评指正。

作　者

2013 年 3 月 4 日于郑州

目　　录

第 1 章 引   言

1.1 CT 成像技术概述

图像有多种含义，其中最常见的定义是指各种图形和影像的总称。在日常生活中图像是必不可少的组成部分。俗话说"百闻不如一见"。据统计，至少有 80% 的外界信息经图像或视频 (也可以看作连续播放的图像) 获得。很多时候图像带给我们的信息量远比语言能够描述的要多得多。

这里主要讨论图像生成的过程，也就是成像过程。提到成像，我们日常生活中接触最多的就是可见光成像，利用可见光在物体上的反射获得物体表面的颜色、纹理、明暗等信息。眼睛就是我们在生活中使用最多的可见光成像系统。实际上，不单是可见光，大多数的物质波都可以用于成像，比如，红外成像、生物发光 (bioluminescence) 成像、荧光 (fluorescence) 成像、THz 波成像、超声波成像、X 射线成像、计算机断层成像 (computed tomography，CT)、背散射成像、正电子发射断层成像 (positron emission tomography，PET)、单光子发射计算机断层成像 (single photon emission computed tomography，SPECT)、核磁共振成像。所成的图像就是物质波和被成像物质相互作用结果的可视化。显然，不同的物质波与被成像物质的相互作用是不同的，因此，各种成像模态所成像的结果也是不同的，它反映了检测物体对该物质波所具有的某种特性的分布。

本书主要讨论 X 射线成像技术中的基本理论。1895 年，德国科学家伦琴在进行阴极射线管实验时发现了 X 射线，这种射线能够穿透物体，并能使胶片感光。三天后，伦琴的夫人偶然看到了手的 X 射线影像，从此开创了用 X 射线进行医学诊断的放射学——X 射线摄影术，也开创了工程技术与医学相结合的纪元。X 射线首先被应用于医学诊断，继而又在工业领域得到广泛应用，对人类历史和科技发展产生了深远影响。1901 年，伦琴因此获得首次颁发的诺贝尔物理学奖。

虽然 X 射线摄影术在诊断和检测方面起了划时代的作用，除了之后出现的超声检测方法以外，X 射线摄影术是应用最为广泛的一种检测技术，但是它的缺点也是十分明显的，对三维物体进行成像得到的物体内部的图像是二维的，在深度方向上的信息重叠在一起，一方面，无法判断具体的位置信息，另一方面，降低了对比度。

能不能利用叠加的信息恢复出物体内部的三维信息呢？只有一幅投影信息显然是不行的，那么利用多个角度的投影信息是否可行呢？断层成像，也就是通过对物体进行不同角度的射线投影测量而获取物体横截面信息的成像技术应运而生。

所谓断层成像 (tomography)，来源于希腊单词 "tomos"，表示对物体的横断面进行成像。断层成像的概念最早由挪威物理学家 Abel 在 1826 年针对轴对称物体的横截面信息恢复而提出。

奥地利数学家 Radon 在 1917 年发展了 Abel 的思想，使成像对象扩展到任意

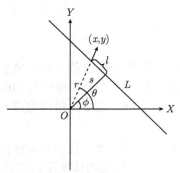

图 1.1.1　直线及其极坐标表示

形状的二维截面 (Radon，1917)。Radon 提出了投影图像重建的基本数学理论，为 CT 技术建立了数学理论基础。他指出任何物体均可用无限多个投影来表示；反之，如果知道无限多个投影，便可重建出该物体对象。从数学上证明了某种物理参量 (如一个切面衰减系数的分布) 的二维分布函数，由该函数在其定义域内的所有线积分完全确定。如图 1.1.1 所示，二维平面内一条直线 L，原点到 L 垂线的长度为 s，垂线与 X 轴的夹角是 ϕ，对于直线上的一点 (x,y) 可以用极坐标表示为 (r,θ)。Radon 证明了下述定理：

若已知函数 $f(x,y)=\hat{f}(r,\theta)$ 沿直线 L 的线积分为

$$p = \int_L f(x,y)\mathrm{d}l = \int_L \hat{f}(r,\theta)\mathrm{d}l$$

$$= \int_{-\infty}^{\infty} \hat{f}\left(\sqrt{s^2+l^2},\ \phi+\arctan\frac{l}{r}\right)\mathrm{d}l \quad\text{—— Radon 变换}$$

则

$$\hat{f}(r,\theta) = \frac{1}{2\pi^2}\int_0^{\pi}\int_{-\infty}^{\infty}\frac{1}{r\cos(\theta-\phi)-l}\frac{\partial p}{\partial l}\mathrm{d}l\mathrm{d}\phi \quad\text{——Radon 反变换}$$

Radon 变换就是实际的射线投影 p，Radon 反变换就是根据投影 p 重建图像 $\hat{f}(r,\theta)$。可惜，此公式在发表后五十多年，直至 20 世纪 70 年代初才被发现。

由于 70 年代以前尚未发现 Radon 的论文，当代投影图像精确重建的数学方法是由美国物理学家 Cormack (1963) 确立的。1963 年，Cormack 首先提出用物体的多方向投影重建断层图像的代数计算方法，基本解决了投影图像重建的数学问题。1972 年，英国 EMI 公司工程师 Hounsfield 研制成功第一台临床用的 CT 扫描装置 (Hounsfield，1973)，首次为一名妇女诊断出脑部的囊肿，取得了世界上第一张 CT 照片。

CT 的问世在放射学界引起了爆炸性的轰动，被认为是继伦琴发现 X 射线后，工程界对放射学诊断的又一划时代的贡献。鉴于 Hounsfield 和 Cormack 对 CT

研制工作的开创性杰出贡献，1979 年，诺贝尔生理学或医学奖破例授予两位没有专门医学经历的科学家。从此，放射诊断进入 CT 时代。CT 技术被公认为 20 世纪后期最伟大的科技成果之一。不但给医学诊断带来革命性的影响，还成功地应用于无损检测、逆向工程和材料组织分析等工业领域。

(1) 在医学诊断领域，CT 技术作为一种高性能的无损诊断技术，已在医学成像领域确立了不可动摇的地位。

(2) 在工业无损检测领域，"明察秋毫"，已成为汽车、飞机、导弹、电子器件等工业产品的缺陷检测和质量控制的有力手段。

(3) 农林业方面，已开展植物根系的生长、树木的年轮测定等应用。

(4) 地球物理方面，可用于地球资源勘探 (岩心的煤、石油的含量分析)、地震预测预报、地质构造分析、考古等领域。

针对不同应用，也可以利用不同的能量波和粒子束，比如超声、微波、γ 射线、质子、中子、电子等与目标相互作用的信息来重建图像，因此超声 CT、荧光 CT、弹性波 CT、SPECT、PET、微波 CT 也相继问世。应该指出，各类 CT 的功能是相互补充而不是相互替代的。在本书中，除非特殊声明，所指 CT 均指 X 射线透射 CT。

虽然这些应用看起来各不相同，小到用电子显微镜得来的数据重建出噬菌体的分子结构，大到利用送往地球大气层外的火箭所采集的数据重建出超新残星的结构，但它们有着共同的数学基础和计算基础，本书就是讨论这些基础。

CT 技术指利用 X 射线穿透物体的衰减信息进行重建来获得物体的断层图像信息的技术。从理论上讲，是一个从投影重建图像的反问题，因此重建算法是 CT 的核心理论和基础算法。

图像重建算法主要可以分为两类：一类是以 Radon 变换为理论基础的解析类重建算法，另一类是以解方程为主要思想的迭代类重建算法。

解析类重建算法从 Radon 变换开始，经过几十年的发展，已形成一套严密和完整的理论体系。根据扫描重建形式的不同，又可以分为二维图像重建和三维图像重建。

在二维图像重建算法中，傅里叶中心切片定理是理论基础。基于该定理进行不同的数学变换，可以得到平行束投影下的两种图像重建方法：直接傅里叶重建算法和滤波反投影算法。滤波反投影是目前最受学术界推崇且在业界广泛应用的图像重建算法，从本质上说它是 Radon 逆变换公式在图像重建中的具体应用。扇形束投影重建算法在平行束投影的基础上，经过适当加权修正或采用数据重排的方式，进行滤波反投影重建。

在三维图像重建算法中，分为近似图像重建算法和精确图像重建算法。近似图像重建算法中以 Feldkamp-Davis-Kress (FDK) 算法 (Feldkamp et al.，1984) 为代表，FDK 算法是 Feldkamp 等在 1984 年提出的第一个实用且众所周知的圆轨迹滤波反投影三维图像重建算法。该算法对小锥角的锥束投影进行适当的近似和修正,采用二维扇束方法进行处理,计算形式简单,便于硬件并行加速,因此在目前锥束 CT 系统中得到广泛应用,并扩展到螺旋轨迹和其他自由轨迹下的 FDK 重建算法。但是对于大锥角情况,算法的近似误差较大。1998 年,Turbell 等提出的 PI 方法是一种近似性能较好且适用于长物体重建的螺旋锥束重建算法 (Turbell et al., 1998),后来还派生出了一些改进的算法,如 PI-slant 算法 (Turbell, 1999)、PI-2D 算法 (Turbell et al., 2000) 等。

　　三维图像精确重建算法方面,Kirillov 于 1961 年给出了锥束几何复值函数的逆变换公式 (Kirillov, 1961)。基于 Kirillov 的工作,Tuy,Smith,Grangeat 在 20 世纪 80 年代分别提出了三种锥束精确重建算法 (垂直双圆或圆加直线扫描模式等),其中 Grangeat 类型的算法 (Grangeat, 1991; Clack et al., 1994; Tam, 1995; Schaller et al., 2000) 由于数学上比较简单,计算机易于实现而成为研究的热点。该方法将锥束投影数据转换为三维 Radon 数据,重排数据之后进行三维 Radon 逆变换,得到精确重建结果。此外,Tuy 还给出了三维精确重建的充要条件,即 Tuy 条件:每个与重建物体相交的平面都和射线源扫描轨迹至少有一个交点。这是 CT 发展史上的一个重要成果,它给人们寻找精确扫描方式提供了重要的先验条件。随后,Defrise,Clack 等统一了上述的三种算法,提出了更加一般的算法 (Defrise et al., 1994)。Kudo 和 Saito (1994) 改进了 Grangeat 类型的算法,避免了数据重排,且对扫描轨迹具有很好的适应性。

　　但是,上述三维精确重建算法都隐含着一个条件,即锥束必须覆盖整个物体,不能解决投影截断 (如长物体螺旋锥束扫描) 的重建问题。在螺旋锥束 CT 重建算法发展过程中,真正具有里程碑意义的成果是 2002~2004 年 Katsevich 提出的螺旋锥束精确重建算法及其广义算法,基于 Katsevich 的研究成果,一系列基于标准螺旋锥束扫描和非标准螺旋锥束扫描的算法被提出 (Katsevich, 2002a, 2002b, 2004, 2006)。其中最有代表性的是 Zou 等 (2004a, 2004b, 2004c) 提出的螺旋反投影滤波 (BPF) 重建算法,该算法成功解决了由沿探测器方向截断投影进行 CT 精确重建的问题。随后该方法也被成功应用到了扇束和平行束的情况。显然,该方法可以用于局部 CT 重建。

　　解析重建算法的优点是重建速度快;缺点是抗噪声性能较差,对数据的完备性要求较高。

　　迭代重建算法基本思想是由测量的投影数据建立一组未知向量的代数方程式,通过方程组求解未知图像向量。迭代重建算法分为代数迭代重建算法和统计迭代重建算法两大类,代数迭代重建中典型的算法有代数重建算法 (代数重建技术,algebraic reconstruction technique,以下简称 ART 算法)(Gordon et al., 1970)、联合代数重建法 (联合代数重建技术,simultaneous algebraic reconstruction technique, 以下简称 SART 算法)(Andersen et al., 1984) 等。统计迭代重建以优化理论为基础, 从投影测量过程的随机性观点出发, 把图像重建看成是一个参数估计问题, 通过设计合理的目标函数寻求使目标函数达到最优值的参数向量。典型的算法有期望最大 (EM) 法 (Dempster et al., 1977)、最小范数法 (Herman et al., 1976; Artzy et al., 1979)、最大后验概率算法 MAP (Wernecke et al., 1977) 等。迭代算法的优点是抗噪声性能强, 可加入先验知识, 对数据的完备性要求不高; 缺点是计算量大, 重建速度慢, 在实际系统中较少使用。

1.2 投　　影

在重建算法的研究过程中模拟投影数据是必不可少的一部分, 一方面可以避免实测投影数据的误差, 为后继 CT 重建算法提供理想的投影数据; 另一方面也可以根据需要有选择地模拟失真如探测器偏移、旋转、响应不一致、射线源偏移等的投影数据, 然后再使用这些模拟出来的数据研究适宜的重建算法对断层图像进行重建。

前面我们已经讲了, CT 是通过具有一定能量和穿透能力的射线 (如 X 射线、γ射线等) 与物体的相互作用信息而成像的。当一定能量的 X 射线穿过物体时, 由于产生光电效应、康普顿效应及电子对效应等物理过程, 总的体现是: 一部分射线被物质吸收, 使得射线强度发生衰减。CT 成像主要考虑物体对射线的吸收衰减作用。

如图 1.2.1 所示, 当一束经过准直的足够窄的单能 X 射线 (强度为 I_0) 穿过被测物体后, 该射线束的强度 I 与通过材料的密度、厚度、成分以及射线束的原始能量有密切关系。当射线穿过均匀物质时, 其强度是按指数规律衰减, 遵循 Lambert-Beer 定律:

$$I = I_0 e^{-\mu l} \tag{1.2.1}$$

其中, l 为射线穿过物质的直线长度; μ 为被测物质的线性衰减系数。μ 由被检物质的物理性质以及射线束的能量决定, 如果物质的等效原子序数用 Z 表示, 密度用 ρ 表示, 射线的能量用 E 表示, 则线性衰减系数 μ 的写法应该是 $\mu(E, Z, \rho)$。在

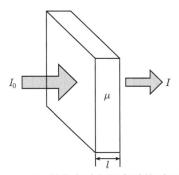

图 1.2.1　X 射线穿过相同衰减物质示意图

这里，为了简化模型，仅考虑单能 X 射线的情况。μ 是有量纲的，量纲一般记作 mm^{-1}。图 1.2.2 为美国国家标准与技术研究院 (National Institute of Standards and Technology, NIST) 提供的空气的 X 射线质量衰减系数。

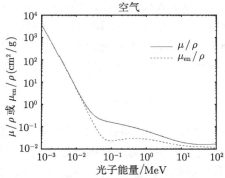

图 1.2.2　NIST 提供的空气的 X 射线质量衰减系数

　　同时，射线的强度 I 可以通过探测器进行定量测量得到。空气的 μ 值几乎为零，因此在穿过空气的路径上 $(\text{e}^0 = 1)$，X 射线的强度几乎没有改变。物体的长度 l 也可以测量得到，因此，经过简单的数学运算就可以得到线性衰减系数 $\mu = \dfrac{\ln (I_0/I)}{l}$，从而获得被测物体的物理属性。

　　若多个物体分段均匀，各段物体的线性衰减系数分别为 $\mu_1, \mu_2, \cdots, \mu_N$，如图 1.2.3 所示，相应的线段长度分别为 $l_1, l_2, \cdots, l_N$，则

$$I = I_0 \text{e}^{-(\mu_1 l_1 + \mu_2 l_2 + \cdots + \mu_N l_N)} \tag{1.2.2}$$

上式可化为

$$-\sum_{j=1}^{N} \mu_j l_j = \ln (I/I_0) \tag{1.2.3}$$

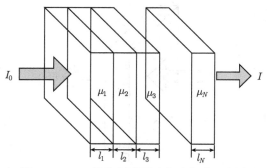

图 1.2.3　X 射线穿过不同衰减物质示意图

更一般地 (如图 1.2.4 所示)，如果物体在 x-y 平面内都不均匀，衰减系数分布为 $f(x,y)$。在某一方向沿某一路径 L 的射线强度变化为

$$I = I_0 \mathrm{e}^{-\int_L f(x,y)\mathrm{d}l} \tag{1.2.4}$$

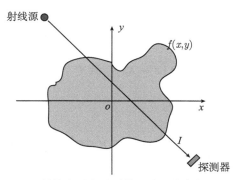

图 1.2.4　X 射线穿过衰减系数分布不均匀物体的示意图

经过取负对数后，记为 p，称为射线穿透物体后的投影，它是一个可通过测量得到的物理量，它的物理意义就是物质在该能量射线下的衰减系数沿直线 L 方向的线积分：

$$p = \int_L f(x,y)\mathrm{d}l = \ln\left(\frac{I_0}{I}\right) \tag{1.2.5}$$

为了体会投影的概念，给出几个例子。首先讨论二维平行射线束下的投影。

例 1.2.1　假设物体为二维 x-y 平面中的一个均匀圆盘，圆盘的圆心在坐标原点，圆盘的衰减系数函数为常数 ρ。

显然，各角度下的投影是一样的，可以选择一个最易计算的角度。如图 1.2.5，可得物体的各角度投影为

$$p_\theta(s) = \begin{cases} 2\rho\sqrt{R^2 - s^2}, & |s| < R \\ 0, & |s| \geqslant R \end{cases} \tag{1.2.6}$$

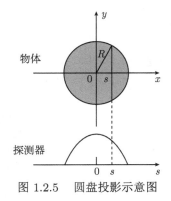

图 1.2.5　圆盘投影示意图

例 1.2.2　假设在二维 x-y 平面中只有一个理想的点目标，坐标为 (x_0, y_0) 点的衰减系数非零，物体的衰减系数分布函数为 $f(x,y) = \delta(x - x_0, y - y_0)$，此时我们来讨论如何求解物体的投影值 $p_\theta(s)$。

$\delta(x)$ 不是普通函数，是广义函数，它的定义为

$$\int_{-\infty}^{\infty} f(x)\delta(x)\mathrm{d}x = f(0) \tag{1.2.7}$$

它的主要性质:

(1) $\displaystyle\int_{-\infty}^{\infty} f(x)\delta(x-x_0)\mathrm{d}x = f(x_0)$。

(2) $\delta(ax-x_0) = \dfrac{1}{|a|}\delta\left(x-\dfrac{x_0}{a}\right)$,　$\delta(-x) = \delta(x)$。

(3) $\delta(g(x)) = \displaystyle\sum_n \dfrac{1}{|g'(\lambda_n)|}\delta(x-\lambda_n)$, 其中 λ_n 为 $g(x)$ 的零点。

相应的二维 $\delta(x,y)$ 的定义为

$$\int_{-\infty}^{\infty}\int_{-\infty}^{\infty} f(x,y)\delta(x,y)\mathrm{d}x\mathrm{d}y = f(0,0)$$

$\delta(x,y)$ 的性质与 $\delta(x)$ 的类似。

图解法: 在任意角度 θ 下, $p_\theta(s)$ 只在 $s = x_0\cos\theta + y_0\sin\theta$ 时有值为 1, 其他点上均为 0, 所以

$$p_\theta(s) = \begin{cases} 1, & s = x_0\cos\theta + y_0\sin\theta \\ 0, & s \neq x_0\cos\theta + y_0\sin\theta \end{cases}$$

由上述结论可知:

(1) 因为在任意角度 θ 下, $p_\theta(s)$ 只在 $s = x_0\cos\theta + y_0\sin\theta$ 时有值为 1, 将 $p_\theta(s)$ 按 θ 从 0° 到 180° 排列在一起, 即可得二维图像 $p(\theta,s)$, 而在 $p(\theta,s)$ 中只有 $s = x_0\cos\theta + y_0\sin\theta = \sqrt{x_0^2+y_0^2}\sin(\theta+\psi)$ 处有值。位置 s 是角度 θ 的正弦函数, 从二维图像 $p(\theta,s)$ 可以看到一个正弦曲线。所以也把 $p(\theta,s)$ 称为正弦图 (sinogram 或 sino 图), 如图 1.2.6。

当 $(x_0,y_0) = (0,0)$ 时, sino 图如图 1.2.7 所示。

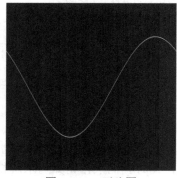

图 1.2.6　正弦图

图 1.2.7　特殊情况的 sino 图

(2) 可以推广至一般情况，求任意二维分布 $f(x,y)$ 的投影。

对于任意一点 (x,y)，它的衰减系数为 $f(x,y)$，这一点在角度 θ 下的投影值为 $f(x,y)\delta(x\cos\theta + y\sin\theta - s)$，那么整个 x-y 平面内所有点的投影值的累加就是最终的 $f(x,y)$ 的投影

$$p_\theta(s) = \int_{-\infty}^{\infty}\int_{-\infty}^{\infty} f(x,y)\delta(x\cos\theta + y\sin\theta - s)\mathrm{d}x\mathrm{d}y \qquad (1.2.8)$$

例 1.2.3　图 1.2.8 中 $f(x,y)$ 的投影值 $p(s,\theta)$ 该如何求解？

首先，我们考虑变换坐标系：即从 x-y 坐标系变换为 s-t 坐标系，则投影公式就可以变得很简单，即

$$p_\theta(s) = \int_{-\infty}^{\infty} f_{st}(s,t)\mathrm{d}t$$

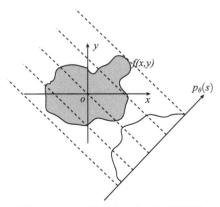

图 1.2.8　二维分布 $f(x,y)$ 的投影

下面介绍原坐标系和旋转坐标系之间的关系。

如图 1.2.9 所示，原坐标系和旋转坐标系之间有如下关系：

$$s = x\cos\theta + y\sin\theta$$
$$t = -x\sin\theta + y\cos\theta \tag{1.2.9}$$

$$\begin{bmatrix} s \\ t \end{bmatrix} = \begin{bmatrix} \cos\theta & \sin\theta \\ -\sin\theta & \cos\theta \end{bmatrix} \begin{bmatrix} x \\ y \end{bmatrix} \tag{1.2.10}$$

$$\begin{bmatrix} x \\ y \end{bmatrix} = \begin{bmatrix} \cos\theta & -\sin\theta \\ \sin\theta & \cos\theta \end{bmatrix} \begin{bmatrix} s \\ t \end{bmatrix} \tag{1.2.11}$$

投影表达式可以写成

$$p_\theta(s) = \int_{-\infty}^{\infty} f_{st}(s,t)\mathrm{d}t = \int_{-\infty}^{\infty} f_{xy}(s\cos\theta - t\sin\theta, s\sin\theta + t\cos\theta)\mathrm{d}t \tag{1.2.12}$$

将二重积分转为一重积分，推导计算更简单。下面两个公式是等价的：

$$p_\theta(s) = \int_{-\infty}^{\infty} \int_{-\infty}^{\infty} f(x,y)\delta\left(x\cos\theta + y\sin\theta - s\right)\mathrm{d}x\mathrm{d}y \tag{1.2.13}$$

$$p_\theta(s) = \int_{-\infty}^{\infty} f(s\cos\theta - t\sin\theta, s\sin\theta + t\cos\theta)\mathrm{d}t \tag{1.2.14}$$

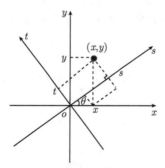

图 1.2.9 原坐标系和旋转坐标系示意图

证明过程如下：由 (1.2.9) 知

$$\begin{cases} x = s\cos\theta - t\sin\theta \\ y = s\sin\theta + t\cos\theta \end{cases} \tag{1.2.15}$$

计算 Jacobi 行列式

$$|J| = \begin{vmatrix} \dfrac{\partial x}{\partial s} & \dfrac{\partial x}{\partial t} \\ \dfrac{\partial y}{\partial s} & \dfrac{\partial y}{\partial t} \end{vmatrix} = \begin{vmatrix} \cos\theta & -\sin\theta \\ \sin\theta & \cos\theta \end{vmatrix} = 1 \tag{1.2.16}$$

故

$$\mathrm{d}x\mathrm{d}y = \mathrm{d}s\mathrm{d}t \tag{1.2.17}$$

因此

$$
\begin{aligned}
p_\theta(s) &= \int_{-\infty}^{\infty}\int_{-\infty}^{\infty} f(x,y)\delta(x\cos\theta + y\sin\theta - s)\mathrm{d}x\mathrm{d}y \\
&= \int_{-\infty}^{\infty}\int_{-\infty}^{\infty} f\left(s'\cos\theta - t, s'\sin\theta + t\cos\theta\right)\delta\left(s' - s\right)\mathrm{d}x\mathrm{d}y \\
&= \int_{-\infty}^{\infty} f(s\cos\theta - t\sin\theta, s\sin\theta + t\cos\theta)\mathrm{d}t \tag{1.2.18}
\end{aligned}
$$

得证。

投影的计算机实现

(1) 像素或体素驱动方式。

将像素或者体素看作位于其中心的质点，遍历各像素或体素，计算各质点在特定角度下的投影坐标，在相应的探测单元内进行累加。如图 1.2.10 所示。

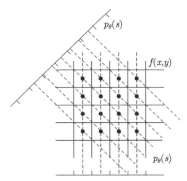

图 1.2.10　体素驱动求投影示意图

由公式 (1.2.13) 可知投影的离散公式为

$$p_\theta(s) = \sum_y \sum_x f(x,y)\delta([x\cos\theta + y\sin\theta] - s)\Delta x \Delta y \tag{1.2.19}$$

投影曲线会产生明显的毛刺，这是离散化产生的误差。这显然与实际不符，等效于不均匀采样，如图 1.2.11 所示。

在 MATLAB 中的 Radon 变换函数中的实现方法是这样的。将 $f(x,y)$ 中的像素分为四个子像素，分别为 $(x-0.25, y-0.25)$, $(x-0.25, y+0.25)$, $(x+0.25, y-0.25)$, $(x+0.25, y+0.25)$，每个子像素的大小是原像素的 1/4。这样将图像分辨率从 1

提高到 0.5，即每个相邻子像素的水平、垂直都相差 0.5，从而使 $p_\theta(s)$ 的值更加连续，曲线更加平滑，如图 1.2.12 所示。

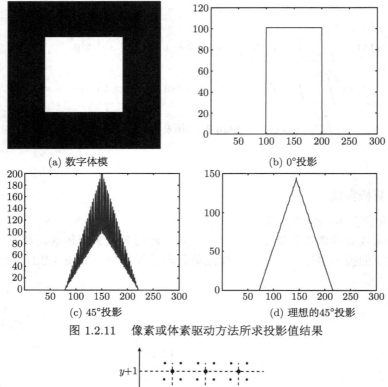

(a) 数字体模

(b) 0°投影

(c) 45°投影

(d) 理想的45°投影

图 1.2.11　　像素或体素驱动方法所求投影值结果

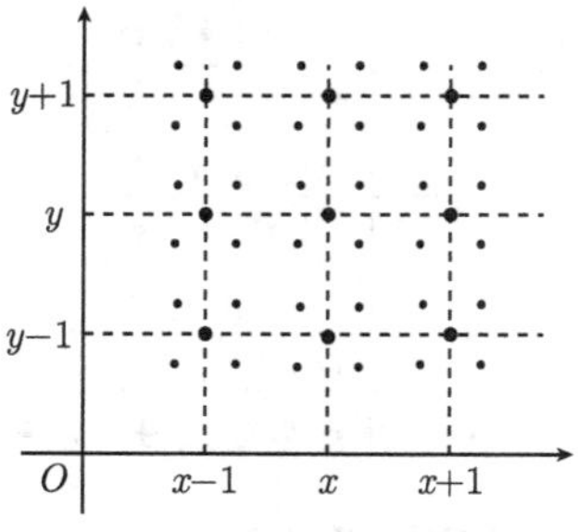

图 1.2.12　　每个像素分成 4 个子像素

　　还有一种方法，在进行投影值累加时，不采用四舍五入的方法，而是采用线性插值的方法将像素值按照与相邻探测单元的距离进行线性加权的方式。

　　(2) 射线驱动方式。

$$p_\theta(s) = \int_{-\infty}^{\infty} f(s\cos\theta - t\sin\theta, s\sin\theta + t\cos\theta)\mathrm{d}t \qquad (1.2.20)$$

$$p_\theta(s) = \sum_t f(s\cos\theta - t\sin\theta, s\sin\theta + t\cos\theta)\Delta t \qquad (1.2.21)$$

遍历探测器上每个探元所接收的射束,对该射束所经历的像素进行累加从而完成该射束在物体空间上的直线积分运算。这里介绍三种射线驱动方式下的投影数值计算方法:Siddon 方法、等距采样法和辛普森积分法。

① Siddon 方法。

Siddon 方法的基本思想是采用最邻近点插值法,加权累加射束所通过的体素值来计算直线积分,其中求和中的各加权因子是射束在每个体素空间的交线长度,如图 1.2.13 所示。

② 等距采样法。

基本思想是将射束方向上的积分区域等分为若干个分点,用插值法计算各等分点的衰减值,通过累加这些在沿射束方向上等距点的值,并与等分线段的长度(步长 h)进行加权,便可得到这条射束的投影值。步长 h 反映了采样的疏密程度,用于调节在图像质量和计算速度之间取得一个折中的计算方案,如图 1.2.14 所示。

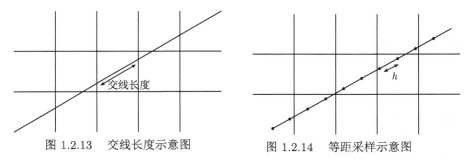

图 1.2.13　交线长度示意图　　　　图 1.2.14　等距采样示意图

③ 辛普森积分法。

在等距采样法中,当步长 h 趋向无穷小时,可以认为各等距点构成了连续的体空间数据,加权累加和就是连续体空间数据的直线积分,如图 1.2.15 所示。根据体素空间内沿某一给定直线上的采样点属性值随直线参数呈三次多项式规律变化这一性质,可将直线积分过程简化分解为以下两个步骤。

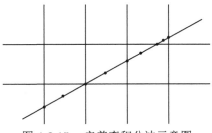

图 1.2.15　辛普森积分法示意图

(a) 通过对体素数据进行三线性插值来构建连续的体空间数据 (三次多项式分段函数).

(b) 在连续体空间计算直线积分:

$$\int_a^b f(x)\mathrm{d}x \approx \frac{b-a}{6}\left[f(a)+4f\left(\frac{a+b}{2}\right)+f(b)\right]$$

通过给定在积分区间两个端点和中点处的函数值来数值化地逼近计算函数的定积分. 对于三次多项式函数, 辛普森积分公式证明是精确的.

Siddon 方法计算速度较快, 但采用的最邻近插值法存在较大的计算误差. 等距采样法可通过调整步长参数 h, 获得较高的投影图像质量, 但需要耗费较长的计算时间. 辛普森积分法求取直线积分是等距采样法的理论极限, 计算精度更高, 计算量更小, 计算速度更快.

射线驱动方式较好地保证了投影数据采样的均匀性. 但即便是这样, 我们也应该清楚真实的探测器上探元输出的投影其实应该是这样的, 对于二维图像来说, 应该是个面积分, 而不是线积分.

实际上, 我们使用的 X 射线源都不是单能的, 而是连续能谱的, 因此, 探测器所测量到的射线强度为

$$I = \int_{E_{\min}}^{E_{\max}} I_0(E)\mathrm{e}^{-\int_L \mu(x,y,E)\mathrm{d}l}\mathrm{d}E \tag{1.2.22}$$

由此也可看出, 实际的 CT 系统与我们所用的模型之间的差异导致了种种 CT 伪影的产生. 那么如何解决这种差异? 两种思路: 一种思路是进行数据校正, 使数据尽可能满足数学模型的要求; 另一种思路是改进模型, 使模型更贴近真实数据. 目前大多数工作仍然集中于前者, 对数据进行校正. 对于后者, 随着能谱 CT 概念的提出, 已逐渐成为研究的热点和发展的趋势.

1.3 反 投 影

投影重建图像是 CT 的核心理论和基础算法. 现在的任务是如何通过实际测量的投影数据, 得到物体内部的衰减系数的分布 $f(x,y)$, 即通常所说的 CT 图像. 利用不同材料物理属性不同来达到内部结构的区分.

通过扫描得到的投影数据如下式关系:

$$p_\theta(s) = \int_{-\infty}^{\infty}\int_{-\infty}^{\infty} f(x,y)\delta\left(x\cos\theta + y\sin\theta - s\right)\mathrm{d}x\mathrm{d}y \tag{1.3.1}$$

$$p_\theta(s) = \int_{-\infty}^{\infty} f(s\cos\theta - t\sin\theta, s\sin\theta + t\cos\theta)\mathrm{d}t \tag{1.3.2}$$

那么怎样利用投影数据重建图像呢？

假设在二维 x-y 平面中只有一个理想的点目标，坐标为 (x_0, y_0) 点的衰减系数非零，物体的衰减系数分布函数 $f(x, y) = \delta(x - x_0, y - y_0)$，我们在前面已经求出了目标的投影值 $p_\theta(s) = \begin{cases} 1, & s = x_0 \cos\theta + y_0 \sin\theta \\ 0, & s \neq x_0 \cos\theta + y_0 \sin\theta \end{cases}$。现在的任务是已知这组从不同角度获得的投影数据 $p_\theta(s)$，如何重建出 $f(x, y)$ 的分布。这个任务包括两方面：一是位置，二是数值。

在每个角度 θ，投影数据都有一个高度为 1 的脉冲，这个脉冲是投影"路径"上所有数值的总和。图像重建就是这个脉冲的数值重新分布到原来的投影路径上。那么怎么重新分布呢？哪里分多些，哪里分少些呢？不知道的前提下，我们只能均匀回抹。在对多个探测角度重复上述操作后，基于线性叠加的效果，在原来点目标的位置就可得到一个高高的脉冲，如图 1.3.1 所示。

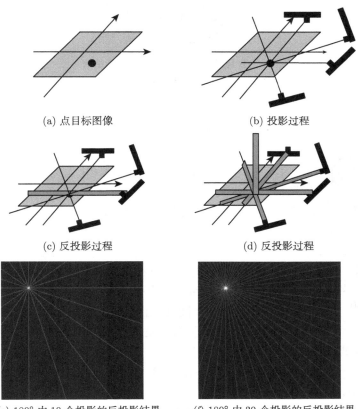

(a) 点目标图像　　　　　　(b) 投影过程

(c) 反投影过程　　　　　　(d) 反投影过程

(e) 180° 内 10 个投影的反投影结果　　(f) 180° 内 30 个投影的反投影结果

(g) 180° 内 90 个投影的反投影结果   (h) 180° 内 180 个投影的反投影结果

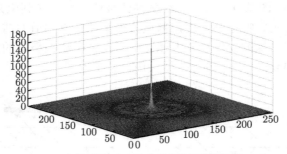

(i) 180° 内 180 个投影的反投影结果

图 1.3.1   反投影过程及结果

这个操作我们称为反投影。反投影的数学表达式如下：

$$b(x, y) = \int_0^\pi p(s, \theta)|_{s = x\cos\theta + y\sin\theta} \mathrm{d}\theta \quad (1.3.3)$$

注意，反投影并不是投影运算的逆运算。用数学语言说，反投影算子不是投影算子的逆算子。仅仅靠反投影是不能重建图像的，这也就是我们在反投影公式中没有写 $f(x,y)$，而是写 $b(x,y)$ 的原因。

图 1.3.1 呈现出星状伪影。所谓伪影 (artifact) 指的是原图像中没有的，由于数据或重建算法的错误或误差造成的图案。

图 1.3.2   2×2 矩阵在 0° 和 90° 下的投影

下面看一个例子。对 2×2 矩阵，进行 0° 和 90° 的投影，获得投影数据，如图 1.3.2 所示。

利用这些投影数据进行反投影。得到如图 1.3.3 所示的结果。

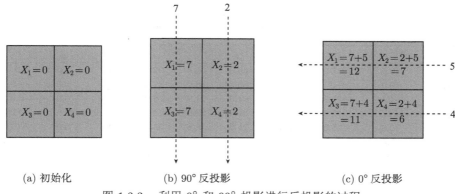

(a) 初始化 (b) 90° 反投影 (c) 0° 反投影

图 1.3.3　利用 0° 和 90° 投影进行反投影的过程

反投影的问题：

(1) 数值是不对的。应该为零的地方，因为反投影过程，变成非零值。因为反投影过程中只有加，没有减，因此重建的像素值一旦变成正值，就变不回零了。

(2) 位置次序也是不对的。原始图像中，4 的位置上是图像的最大值。而反投影后的图像，最大值出现在 3 的地方。大小次序也与原始图像不同。

下面我们使用数字体模来检验反投影重建的效果。常用的数字体模有 Shepp-Logan 体模。分为二维 (2D) 体模和三维 (3D) 体模，分别由大小不同、密度不同的椭圆或椭球组成，如图 1.3.4 和表 1.3.1 所示。

(3) 直接利用投影数据进行反投影生成的图像，边缘模糊不清。如图 1.3.5 所示。

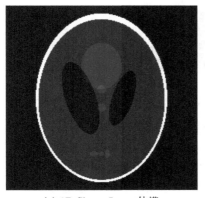
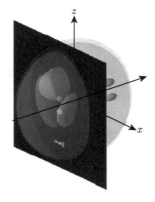

(a) 2D Shepp-Logan体模 (b) 3D Shepp-Logan体模

图 1.3.4　Shepp-Logan 体模及其参数表

表 1.3.1

椭球编号	中心/cm			半轴长/mm			角度/(°)		值
	x	y	z	x	y	z	θ	ϕ	
1	0.0	0.0	0.0	69.0	90.0	92.0	0.0	0.0	2.0
2	0.0	0.0	−1.84	66.24	88.0	87.4	0.0	0.0	−0.98
3	−22.0	−25.0	0.0	41.0	21.0	16.0	72.0	0.0	−0.02
4	22.0	−25.0	0.0	31.0	22.0	11.0	−72.0	0.0	−0.02
5	0.0	−25.0	35.0	21.0	35.6	25.0	0.0	0.0	0.01
6	0.0	−25.0	10.0	4.6	4.6	4.6	0.0	0.0	0.01
7	−8.0	−25.0	−60.5	4.6	2.0	2.3	0.0	0.0	0.01
8	6.0	−25.0	−60.5	4.6	2.0	2.3	90.0	0.0	0.01
9	6.0	6.25	−10.5	5.6	10.0	4.0	90.0	0.0	0.02
10	0.0	62.5	10.0	5.6	10.0	5.6	0.0	0.0	−0.02
11	0.0	−25.0	−10.0	4.6	4.6	4.6	0.0	0.0	0.01
12	0.0	−25.0	−60.5	2.3	2.3	2.3	0.0	0.0	0.01

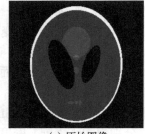 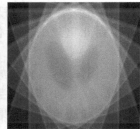 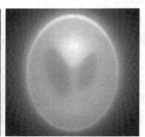

(a) 原始图像   (b) 10个投影的反投影结果   (c) 30个投影的反投影结果

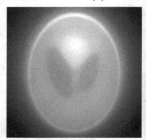 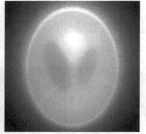

(d) 90个投影的反投影结果   (e) 360个投影的反投影结果

图 1.3.5   利用不同个数投影对 Shepp-Logan 体模进行反投影的结果

例 1.3.1   把 "投影"→"反投影重建" 看作一个以原像为输入,重建后的图像为输出的成像系统,求系统的点扩展函数 (point spread function,PSF)。

我们评价一个成像系统的优劣,常用点扩展函数这一概念。

在一维线性系统中表征系统可用冲激响应 $h(t)$,即冲激函数 $\delta(t)$ 过系统后的零状态响应。

$$h(t) = L\left[\delta(t)\right]$$

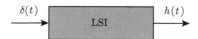

若该系统为线性时不变 (LSI) 系统，则有

$$L\left[a\delta(t - t_0)\right] = ah(t - t_0) \tag{1.3.4}$$

当 $\delta(x, y)$ 作用于一个二维线性系统时，所得的冲激响应定义为该系统的点扩展函数 $h(x, y)$。

$$h(x, y) = L\left[\delta(x, y)\right] \tag{1.3.5}$$

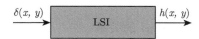

若该系统为线性位移不变系统，则有

$$L\left[a\delta(x - x_0, y - y_0)\right] = ah(x - x_0, y - y_0) \tag{1.3.6}$$

不难理解，任一 $f(x, y)$ 都可以表示为位于不同点处 δ 函数的加权和

$$f(x, y) = \iint f(\xi, \eta)\delta(x - \xi, y - \eta)\mathrm{d}\xi\mathrm{d}\eta \tag{1.3.7}$$

将 $f(x,y)$ 输入点扩展函数为 $h(x, y)$ 的线性位移不变的系统后得到的响应

$$
\begin{aligned}
g(x, y) &= L[f(x, y)] \\
&= L\left[\iint f(\xi, \eta)\delta(x - \xi, y - \eta)\mathrm{d}\xi\mathrm{d}\eta\right] \\
&= \iint f(\xi, \eta)L[\delta(x - \xi, y - \eta)]\mathrm{d}\xi\mathrm{d}\eta \\
&= \iint f(\xi, \eta)h(x - \xi, y - \eta)\mathrm{d}\xi\mathrm{d}\eta \\
&= f(x, y) * *h(x, y)
\end{aligned}
\tag{1.3.8}
$$

因此，对于线性位移不变系统，响应 $g(x, y)$ 是输入函数 $f(x, y)$ 与系统的点扩展函数 $h(x, y)$ 的卷积。

对于任一成像系统，若其点扩展函数为 δ 函数，即

$$h(x, y) = \delta(x, y) \tag{1.3.9}$$

称这一系统为理想系统，因为输入为冲激函数时，输出也是冲激函数。当输入为 $f(x,y)$ 时，$g(x,y) = f(x,y) ** \delta(x,y) = f(x,y)$，即输出图像忠实地再现原图像。反之，若 $h(x,y) \neq \delta(x,y)$，则该系统是非理想的，函数底部必然扩展成裙边，这就是扩展函数的含义所在。我们可根据 $h(x,y)$ 接近 $\delta(x,y)$ 的程度来判别成像的质量。这是评价系统的重要参数。

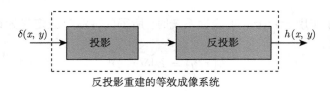

反投影重建的等效成像系统

下面来讨论 $h(x,y)$ 与 $\delta(x,y)$ 的关系。

前面已经讲过投影公式：

$$p_\theta(s) = \int_{-\infty}^{\infty} \int_{-\infty}^{\infty} f(x,y)\delta(x\cos\theta + y\sin\theta - s)\mathrm{d}x\mathrm{d}y \tag{1.3.10}$$

对于 $f(x,y) = \delta(x - x_0, y - y_0)$，有 $p_\theta(s) = \delta(x_0\cos\theta + y_0\sin\theta - s)$。

对于 $f(x,y) = \delta(x,y)$，有 $p_\theta(s) = \delta(s)$。

反投影公式为

$$b(x,y) = \int_0^\pi p_\theta(s)|_{s=x\cos\theta+y\sin\theta}\mathrm{d}\theta \tag{1.3.11}$$

将 $p_\theta(s) = \delta(s)$ 代入上式，可得

$$h(x,y) = \int_0^\pi \delta(s)|_{s=x\cos\theta+y\sin\theta}\mathrm{d}\theta \tag{1.3.12}$$

$$h(x,y) = \int_0^\pi \delta(x\cos\theta + y\sin\theta)\mathrm{d}\theta \tag{1.3.13}$$

在积分函数中，θ 为自变量。根据冲激函数性质，有

$$\delta(g(x)) = \sum_n \frac{1}{|g'(\lambda_n)|}\delta(x - \lambda_n) \tag{1.3.14}$$

其中 λ_n 为 $g(x)$ 的零点。令

$$g(\theta) = x\cos\theta + y\sin\theta = r\cos(\theta - \psi)$$

其中 $r = \sqrt{x^2 + y^2}$，$\cos\psi = \dfrac{x}{r}$，$\sin\psi = \dfrac{y}{r}$。令 $g(\theta) = r\cos(\theta - \psi) = 0$，求 $g(\theta)$ 的零点得

$$\lambda_1 = \frac{\pi}{2} + \psi, \quad \lambda_2 = -\frac{\pi}{2} + \psi, \quad \lambda_3 = \frac{3\pi}{2} + \psi, \quad \lambda_4 = -\frac{3\pi}{2} + \psi$$

而 $g'(\theta) = -r\sin(\theta - \psi)$，因此

$$\delta\left(g\left(\theta\right)\right) = \sum_n \frac{1}{|g'\left(\lambda_n\right)|}\delta(\theta - \lambda_n)$$

$$|g'(\lambda_n)| = \frac{1}{|-r|} = \frac{1}{r}$$

$$\delta\left(g\left(\theta\right)\right) = \frac{1}{r}\sum_n \delta\left(\theta - \lambda_n\right)$$

$$h(x,y) = \int_0^\pi \delta(g(\theta))\mathrm{d}\theta = \frac{1}{r}\int_0^\pi \sum_{n=1}^4 \delta(\theta - \lambda_n)\mathrm{d}\theta$$

$\lambda_1, \lambda_2, \lambda_3, \lambda_4$ 最小相差为 π，所以 $\lambda_1, \lambda_2, \lambda_3, \lambda_4$ 中只有一个在 0 到 π 之间，

$$h(x,y) = \frac{1}{r} = \frac{1}{\sqrt{x^2 + y^2}} \tag{1.3.15}$$

由此可见，相应于反投影算法的系统，它的点扩展函数不是 δ 函数，系统不是理想的。虽然在 $r = 0$ 处能反映原图是点目标的情况，但在 $r \neq 0$ 处，像素值不等于 0。上式定量地描述了反投影重建算法星状伪影的本质。

由前面的分析，若原像为 $f(x,y)$，则将原像经过投影后再进行反投影算法得到的重建图像为

$$g(x,y) = f(x,y) ** h(x,y) \tag{1.3.16}$$

例 1.3.2 若 $f(x,y) = \delta(x,y) + \delta(x-1,y-1)$，则经过投影再反投影后重建的图像为

$$g(x,y) = [\delta(x,y) + \delta(x-1,y-1)] ** \frac{1}{\sqrt{x^2 + y^2}} \tag{1.3.17}$$

$$g(x,y) = \frac{1}{\sqrt{x^2 + y^2}} + \frac{1}{\sqrt{(x-1)^2 + (y-1)^2}} \tag{1.3.18}$$

从剖线图 1.3.6 上，我们也可以看出，一般图像 $f(x,y)$，由于非零值点的反投影结果的极限值可以看作自身与 PSF 卷积后进行叠加的结果，所以每个点的反投影值会受到其他所有非零点的值的影响，必然偏离真值。

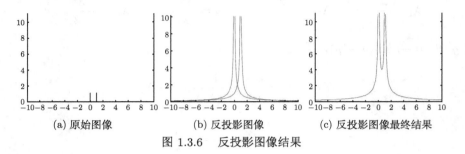

(a) 原始图像   (b) 反投影图像   (c) 反投影图像最终结果

图 1.3.6   反投影图像结果

1.4   本 章 小 结

本章主要介绍了 CT 成像的物理基础和图像重建的数学基础。首先，从物质波成像引出 X 射线成像技术。然后在平行投影几何中阐释物体函数二维 Radon 变换的具体参数形式，并以此引出 CT 成像技术，对 CT 重建算法进行了分类概述。最后，对 CT 成像及重建中的关键技术投影和反投影做了详细介绍，对投影的物理基础和数学表达做了举例说明，介绍了直接反投影重建方法，详细分析了该方法产生重建伪影的原因。

第 2 章　平行束图像重建

平行束图像重建是 CT 图像重建中最基础和发展最早的一类问题 (Natterer, 1986)，也是最重要的一类问题。平行束图像重建基本理论是整个 CT 图像重建的理论基础，通过平行束重建方法的学习，对于深刻理解图像重建基本方法有着重要意义。本章对平行束图像重建涉及的基本理论和基本方法做了详细的介绍。读者可从平行束的重建方法中对图像重建有较为深刻的认识，这对于后续扩展内容的学习有着较为重要的指导意义。

2.1　基础知识——傅里叶变换

平行束图像重建可以从信号或信息处理的角度去理解，在展开重建理论之前对傅里叶变换 (Fourier transform) (Bracewell, 1986) 作一概要介绍，对于时间域连续信号和离散信号而言，傅里叶变换定义略有不同。连续域的一维傅里叶变换对：

$$F(\omega) = \int_{-\infty}^{\infty} f(t) e^{-j\omega t} dt \tag{2.1.1}$$

$$f(t) = \frac{1}{2\pi} \int_{-\infty}^{\infty} F(\omega) e^{j\omega t} d\omega \tag{2.1.2}$$

记为 $f(t) \xleftrightarrow{F} F(\omega)$，其中 ω 是角频率，上式也可以表述为

$$f(t) = \int_{-\infty}^{\infty} F(2\pi\omega) e^{j2\pi\omega t} d\omega$$

离散域的一维傅里叶变换对：

$$F[k] = \sum_{n=0}^{N-1} f[n] e^{-2\pi i n k/N} \tag{2.1.3}$$

$$f[n] = \frac{1}{N} \sum_{k=0}^{N-1} F[k] e^{2\pi i n k/N} \tag{2.1.4}$$

记为 $f(n) \xleftrightarrow{F} F(k)$，两者之间的关系：$f[n] = f(n\tau)$，$\tau$ 为采样间隔。

由采样定理可知，时域采样会造成信号频谱的周期延拓，频域的延拓周期为

$\dfrac{2\pi}{\tau}$，即 $F(\omega) = F\left(\omega + m\dfrac{2\pi}{\tau}\right), m = 0, \pm 1, \pm 2, \cdots$。如图 2.1.1 所示，对同一信号以不同采样频率做离散化，就对应了不同的频率的周期延拓。

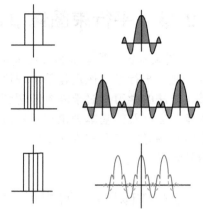

图 2.1.1　时域采样及其对应的频域图

频域和时域具有对称关系，频域采样会造成时域信号的周期延拓。如图 2.1.2 所示，若频域以 Ω_0 为采样角频率进行采样，即 $F[k] = F(k\Omega_0)$，那么时域延拓的周期为 $\dfrac{2\pi}{\Omega_0}$，即

$$f(t) = f\left(t + m\dfrac{2\pi}{\Omega_0}\right)$$

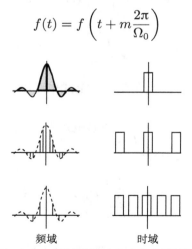

频域　　　　　　　　时域

图 2.1.2　时域采样及其对应的频域图

对于时域、频域都离散的情况，如图 2.1.3，设信号在 $[0, T]$ 区间内非零，时域采样 N 个点，采样间隔为 $\tau = \dfrac{T}{N}$，则信号的频域发生周期延拓，频率延拓的周

期为 $\dfrac{1}{\tau} = \dfrac{N}{T}$。必须注意的是，被采样的信号的截止频率必须满足 $F_m \leqslant \dfrac{N}{2T}$，否则会发生混叠。频域采样时为了不使时域信号因为周期延拓而产生时域的混叠，则必须有 $F_0 = \dfrac{\Omega_0}{2\pi} = \dfrac{1}{T} = \dfrac{2F_m}{N}$，即在频域的频带内采样 N 个点。

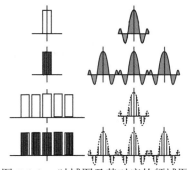

图 2.1.3 时域图及其对应的频域图

若采样间隔为 τ，对非零区间有限的时域信号采样 N 个点，则生成离散时间信号对应的离散频域的频率采样间隔为 $F_0 = \dfrac{1}{N\tau}$，其最高频率为 $\dfrac{N}{2}F_0 = \dfrac{1}{2\tau}$，最高角频率为 $\dfrac{N}{2}\Omega_0 = \dfrac{\pi}{\tau}$，那么

$$f[n] = f(n\tau) = f\left(n\tau + m\frac{2\pi}{\Omega_0}\right)$$

$$= f(n\tau + mN\tau) = f((n+mN)\tau) = f[n+mN] \tag{2.1.5}$$

$$F[k] = F(k\Omega_0) = F\left(k\Omega_0 + m\frac{2\pi}{\tau}\right) = F\left(k\frac{2\pi}{N\tau} + m\frac{2\pi}{\tau}\right)$$

$$= F\left((k+mN)\frac{2\pi}{N\tau}\right) = F[k+mN] \tag{2.1.6}$$

由此可见，时域和频域的离散化带来时域和频域的周期化。在计算时只考虑一个周期即可，相关公式推导如下。

连续域的一维傅里叶变换对：

$$F(\omega) = \int_{-\infty}^{\infty} f(t)\mathrm{e}^{-\mathrm{j}\omega t}\mathrm{d}t \tag{2.1.7}$$

$$f(t) = \frac{1}{2\pi}\int_{-\infty}^{\infty} F(\omega)\mathrm{e}^{\mathrm{j}\omega t}\mathrm{d}\omega \tag{2.1.8}$$

由采样条件 $f[n]=f(n\tau)$，$F[k]=F(k\Omega_0)$，$\Omega_0=\dfrac{2\pi}{N\tau}$，可得离散化傅里叶变换关系：

$$F[k]=F(k\Omega_0)=\sum_{n=0}^{N-1}f(n\tau)\mathrm{e}^{-\mathrm{j}k\frac{2\pi}{N\tau}n\tau}\tau=\tau\sum_{n=0}^{N-1}f[n]\mathrm{e}^{-\mathrm{j}\frac{2\pi kn}{N}} \tag{2.1.9}$$

$$f[n]=f(n\tau)=\frac{1}{2\pi}\sum_{k=0}^{N-1}F(k\Omega_0)\mathrm{e}^{\mathrm{j}k\frac{2\pi}{N\tau}n\tau}\frac{2\pi}{N\tau}=\frac{1}{N\tau}\sum_{k=0}^{N-1}F[k]\mathrm{e}^{\mathrm{j}\frac{2\pi kn}{N}} \tag{2.1.10}$$

由于正反变换都存在一个 τ 的因子，可设 $F'[k]=\dfrac{1}{\tau}F[k]$，或在计算时取 $\tau=1$，即可得离散域的一维傅里叶变换对：

$$F[k]=\sum_{n=0}^{N-1}f[n]\mathrm{e}^{-2\pi\mathrm{i}nk/N} \tag{2.1.11}$$

$$f[n]=\frac{1}{N}\sum_{k=0}^{N-1}F[k]\mathrm{e}^{2\pi\mathrm{i}nk/N} \tag{2.1.12}$$

一维信号的卷积定义为

$$f(t)*g(t)=\int_{-\infty}^{\infty}f(\tau)g(t-\tau)\mathrm{d}\tau=\int_{-\infty}^{\infty}f(t-\tau)g(\tau)\mathrm{d}\tau \tag{2.1.13}$$

如图 2.1.4 所示，时域一个门函数其离散傅里叶变换 (discrete Fourier transform, DFT) 可以利用快速傅里叶变换 (fast Fourier transform, FFT) 计算得到，图中为了形象化展示方便，将中心峰值移动到图中央位置。若傅里叶变换的算子记为 F，则傅里叶卷积定理 (时域卷积对应频域乘积，频域卷积对应时域乘积) 可用下面公式表述成

$$F(f(t)*g(t))=F(f(t))\times F(g(t)) \tag{2.1.14}$$

离散傅里叶变换的每一点都对应着相应频率分量在原信号中的振幅和相位，一些特殊点的傅里叶变换的物理意义可以认为：

$F[0]$ 代表离散函数的平均值 (常称为直流分量)，$F[0]=\dfrac{1}{N}\sum\limits_{n=0}^{N}f[n]$。

$F[1]$ 代表 1 个循环/序列长度。令 $F[1]=1$，其他 $F[n]=0$，可得

$$f[n]=\mathrm{e}^{\mathrm{j}\frac{2\pi n}{N}}=\cos\left(\frac{2\pi n}{N}\right)+\mathrm{j}\sin\left(\frac{2\pi n}{N}\right),\quad n=0,1,2,\cdots,N-1 \tag{2.1.15}$$

在处理离散信号时，有时为了提高频域分辨率，需要对较短信号做较大长度的傅里叶变换，通过补零技术可以实现这样的变换。

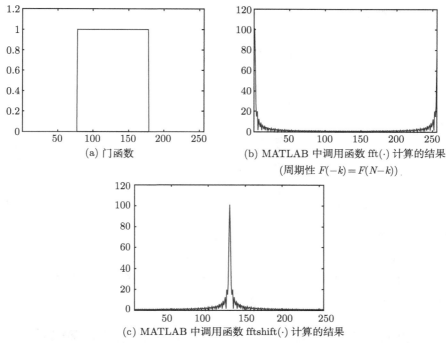

(a) 门函数

(b) MATLAB 中调用函数 fft(·) 计算的结果

(周期性 $F(-k) = F(N-k)$)

(c) MATLAB 中调用函数 fftshift(·) 计算的结果

图 2.1.4   门函数在 MATLAB 中调用函数 fft(·) 和 fftshift(·) 的计算结果

设 $\{f[n]; n = 0, 1, \cdots, N-1\}$ 补零产生 $\{f'[n]; n = 0, 1, \cdots, 2N-1\}$，即

$$f'[n] = \begin{cases} f[n], & n = 0, 1, \cdots, N-1 \\ 0, & n = N, N+1, \cdots, 2N-1 \end{cases} \tag{2.1.16}$$

则

$$F'[k] = \sum_{n=0}^{2N-1} f'[n]\mathrm{e}^{-2\pi \mathrm{i} nk/2N} = \sum_{n=0}^{N-1} f[n]\mathrm{e}^{-2\pi \mathrm{i} nk/2N} = F'\left(k\frac{2\pi}{2N\tau}\right) \tag{2.1.17}$$

对比

$$F[k] = \sum_{n=0}^{N-1} f[n]\mathrm{e}^{-2\pi \mathrm{i} nk/N} = \sum_{n=0}^{N-1} f[n]\mathrm{e}^{-2\pi \mathrm{i} nk/N} = F\left(k\frac{2\pi}{N\tau}\right) \tag{2.1.18}$$

根据以上的论述和推导，可得到如下结论：

(1) 时域信号进行补 0 扩展可以提高频域分辨率；

(2) 如果要对不同长度的序列的傅里叶变换进行比较或运算时，必须将序列补 0 至相同序列长度，从而使它们的变换处于相同频域分辨率上。

相应的二维傅里叶变换为连续域：

$$F(u,v) = \int_{-\infty}^{\infty} \int_{-\infty}^{\infty} f(x,y) \mathrm{e}^{-\mathrm{j}2\pi(ux+vy)} \mathrm{d}x \mathrm{d}y \qquad (2.1.19)$$

$$f(x,y) = \int_{-\infty}^{\infty} \int_{-\infty}^{\infty} F(u,v) \mathrm{e}^{\mathrm{j}2\pi(ux+vy)} \mathrm{d}u \mathrm{d}v \qquad (2.1.20)$$

离散域：

$$F(u,v) = \sum_{m=0}^{M-1} \sum_{n=0}^{N-1} f(m,n) \mathrm{e}^{-\mathrm{j}2\pi\left(\frac{um}{M}+\frac{vn}{N}\right)} \qquad (2.1.21)$$

$$f(m,n) = \frac{1}{MN} \sum_{m=0}^{M-1} \sum_{n=0}^{N-1} F(u,v) \mathrm{e}^{\mathrm{j}2\pi\left(\frac{um}{M}+\frac{vn}{N}\right)} \qquad (2.1.22)$$

二维傅里叶变换许多性质与一维相同，读者可以自行扩展和证明。

与一维傅里叶变换一样，二维傅里叶变换也具有相应的物理意义，如图 2.1.5 所示，一般在处理二维图像时，傅里叶变换是较常采用的几种分析手段之一。对于一幅图像而言，图像的总体轮廓对应着较低的频率分量，而图像的细节或者波

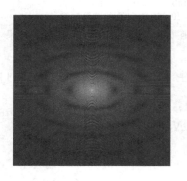
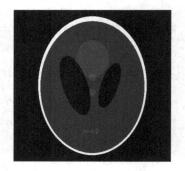
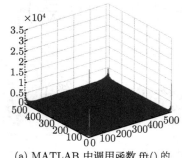
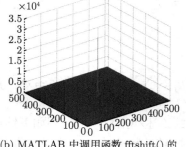

(a) MATLAB 中调用函数 fft() 的计算结果　　(b) MATLAB 中调用函数 fftshift() 的计算结果

图 2.1.5　MATLAB 中调用函数 fft(·) 和 fftshift(·) 的计算结果对比

动剧烈的成分对应着较高的频率分量。如图 2.1.6 所示，若将二维频域内的部分数据设为零，那么直接利用逆变化作图像恢复时，图像中会因丢失相应频率成分而发生失真变换。具体而言，低频成分的损失会导致图像整体轮廓的丢失，而高频成分的损失会导致图像细节生动性的缺失。

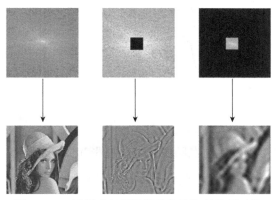

图 2.1.6 低频或高频数据丢失的恢复结果对比

2.2 傅里叶中心切片定理

由第 1 章的介绍我们知道，投影 $p_\theta(s)$ 和分布函数 $f(x,y)$ 在时域上的数学关系可用一维线积分 (Deans, 1983) 来描述。时域的线积分给寻找如何从投影重建图像的方法带来了麻烦。那么，能否在变换域上找到投影与图像之间更简单的数学关系呢？或者说图像的投影空间和傅里叶空间是否存在某种特殊关系呢？从下面的推导可以看出这个问题的回答是肯定的。

$p_\theta(s)$ 的傅里叶变换记为 $S_\theta(\omega)$，则由傅里叶变换定义可知

$$S_\theta(\omega) = \int_{-\infty}^{\infty} p_\theta(s) \mathrm{e}^{-\mathrm{j}\omega s} \mathrm{d}s \tag{2.2.1}$$

将 $p_\theta(s)$ 的定义式

$$p_\theta(s) = \int_{-\infty}^{\infty}\int_{-\infty}^{\infty} f(x,y)\delta\left(x\cos\theta + y\sin\theta - s\right)\mathrm{d}x\mathrm{d}y \tag{2.2.2}$$

代入可得

$$S_\theta(\omega) = \int_{-\infty}^{\infty}\int_{-\infty}^{\infty}\int_{-\infty}^{\infty} f(x,y)\delta\left(x\cos\theta + y\sin\theta - s\right)\mathrm{d}x\mathrm{d}y\mathrm{e}^{-\mathrm{j}\omega s}\mathrm{d}s \tag{2.2.3}$$

交换积分次序可得

$$S_\theta(\omega) = \int_{-\infty}^{\infty} \int_{-\infty}^{\infty} \int_{-\infty}^{\infty} f(x,y) \delta\left(x\cos\theta + y\sin\theta - s\right) \mathrm{e}^{-\mathrm{j}\omega s} \mathrm{d}s \mathrm{d}x \mathrm{d}y \qquad (2.2.4)$$

利用冲激函数定义得

$$S_\theta(\omega) = \int_{-\infty}^{\infty} \int_{-\infty}^{\infty} f(x,y) \mathrm{e}^{-\mathrm{j}\omega(x\cos\theta + y\sin\theta)} \mathrm{d}x \mathrm{d}y \qquad (2.2.5)$$

整理后得

$$S_\theta(\omega) = \int_{-\infty}^{\infty} \int_{-\infty}^{\infty} f(x,y) \mathrm{e}^{-\mathrm{j}(x\omega\cos\theta + y\omega\sin\theta)} \mathrm{d}x \mathrm{d}y \qquad (2.2.6)$$

由二维傅里叶变换定义式可知

$$F(u,v) = \int_{-\infty}^{\infty} \int_{-\infty}^{\infty} f(x,y) \mathrm{e}^{-\mathrm{j}2\pi(ux+vy)} \mathrm{d}x \mathrm{d}y \qquad (2.2.7)$$

对比上面两个公式可以发现，在频域空间，投影和图像的频谱存在如下关系：

$$S_\theta(\omega) = F(\omega\cos\theta, \omega\sin\theta) \qquad (2.2.8)$$

这就是中心切片定理。还可以表达为

$$S_\theta(\omega) = F(u,v)|_{u=\omega\cos\theta, v=\omega\sin\theta} \qquad (2.2.9)$$

或

$$S(\omega, \theta) = F_{\mathrm{polar}}(w, \theta) \qquad (2.2.10)$$

如图 2.2.1 所示，图像在角度 θ 上的投影值 $p_\theta(s)$ 的一维傅里叶变换 $S_\theta(\omega)$ 在频点 ω 处的值为图像 $f(x,y)$ 的二维傅里叶变换 $F(u,v)$ 中 $\sqrt{u^2+v^2} = \omega$，$\dfrac{v}{u} = \tan\theta$ 处的值，即投影一维傅里叶变换 $S_\theta(\omega)$ 是图像在二维傅里叶变换 $F(u,v)$ 平面上水平夹角为 θ 的射线上的值。

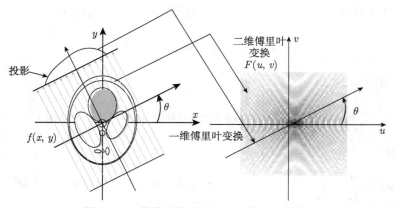

图 2.2.1　物体和投影所对应的傅里叶变换

2.3　平行束重建算法

2.3.1　直接傅里叶重建算法

由中心切片定理 $S_\theta(\omega) = F(\omega\cos\theta, \omega\sin\theta)$ 可知，如果探测器绕物体旋转至少 180°，得到投影 $\{p_\theta(s)\}$，就可得到 $\{S_\theta(\omega)\}$，即可知图像的二维傅里叶变换空间中各个角度上的频域值，就能得到完整的傅里叶变换函数 $F(u,v)$。如图 2.3.1 所示，一旦 $F(u,v)$ 为已知函数，原图像函数 $f(x,y)$ 就可以通过二维傅里叶逆变换恢复重建出来 (Kak et al., 1998)。这种重建算法就是直接傅里叶重建算法。

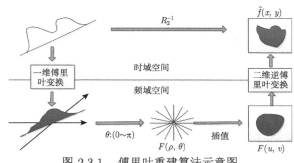

图 2.3.1　傅里叶重建算法示意图

直接傅里叶重建算法是基于中心切片定理的一种最直观的重建算法，也是研究最早的一类算法，该方法存在以下一些特点：

(1) 需要将辐射线上的点插值到方形网格上，即如图 2.3.2 所示。理论上需要插值 $N \times N$ 个点，然后进行傅里叶反变换。由于笛卡儿坐标系上的频点值大部分是通过插值得到的，反变换后可能会导致解不稳定。

(2) 在实际应用中，只能采集到有限数目的投影，从而仅获得频域中有限条径向线上的采样点，由于放射状结构，在径向线上等距分布的采样点的密度离中心越远越稀疏，内插误差也就越大，即图像的高频段误差明显比低频段要大，而高频信息代表的是图像的细节信息，从而造成了某种程度的图像退化，如震铃效应等。

(3) 算法需要等待所有投影完成后才能内插重建，不利于并行化操作，时间延迟较大。

(4) 直接傅里叶重建算法的最大优点是算法各环节的计算复杂度不超过 $O(N^2 \cdot \log N)$。

2.3.2　滤波反投影算法

滤波反投影 (filtered back projection，FBP) 算法是目前广泛应用的图像重建算法之一。FBP 算法是通过参数变换和重新确定积分限来实现的。

$$f(x,y) = \int_{-\infty}^{\infty} \int_{-\infty}^{\infty} F(u,v) \mathrm{e}^{\mathrm{j}2\pi(ux+vy)} \mathrm{d}u \mathrm{d}v \qquad (2.3.1)$$

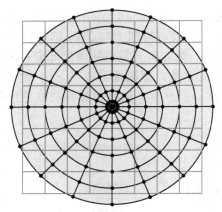

图 2.3.2　投影数据的傅里叶变换结果示意图

将直角坐标系 (u,v) 转化为极坐标系 (ω,θ)。令

$$\begin{cases} u = \omega \cos\theta \\ v = \omega \sin\theta \end{cases}$$

则

$$|J| = \begin{vmatrix} \dfrac{\partial u}{\partial \omega} & \dfrac{\partial u}{\partial \theta} \\ \dfrac{\partial v}{\partial \omega} & \dfrac{\partial v}{\partial \theta} \end{vmatrix} = \begin{vmatrix} \cos\theta & -\omega\sin\theta \\ \sin\theta & \omega\cos\theta \end{vmatrix} = \omega, \quad \mathrm{d}u\mathrm{d}v = \omega\mathrm{d}\omega\mathrm{d}\theta$$

$$f(x,y) = \int_0^{2\pi} \int_0^{\infty} F_{\mathrm{polar}}(\omega,\theta) \mathrm{e}^{\mathrm{j}2\pi\omega(x\cos\theta + y\sin\theta)} \omega\mathrm{d}\omega\mathrm{d}\theta \qquad (2.3.2)$$

$$f(x,y) = \int_0^{\pi} \int_0^{\infty} F_{\mathrm{polar}}(\omega,\theta) \mathrm{e}^{\mathrm{j}2\pi\omega(x\cos\theta + y\sin\theta)} \omega\mathrm{d}\omega\mathrm{d}\theta$$

$$+ \int_{\pi}^{2\pi} \int_0^{\infty} F_{\mathrm{polar}}(\omega,\theta) \mathrm{e}^{\mathrm{j}2\pi\omega(x\cos\theta + y\sin\theta)} \omega\mathrm{d}\omega\mathrm{d}\theta \qquad (2.3.3)$$

$$f(x,y) = \int_0^{\pi} \int_0^{\infty} F_{\mathrm{polar}}(\omega,\theta) \mathrm{e}^{\mathrm{j}2\pi(x\cos\theta + y\sin\theta)} \omega\mathrm{d}\omega\mathrm{d}\theta$$

$$+ \int_0^{\pi} \int_0^{\infty} F_{\mathrm{polar}}(\omega,\theta+\pi) \mathrm{e}^{\mathrm{j}2\pi(x\cos(\theta+\pi) + y\sin(\theta+\pi))} \omega\mathrm{d}\omega\mathrm{d}\theta \qquad (2.3.4)$$

$$F_{\text{polar}}(\omega, \theta + \pi) = F_{\text{polar}}(-\omega, \theta) \tag{2.3.5}$$

$$f(x, y) = \int_0^\pi \int_0^\infty F_{\text{polar}}(\omega, \theta)\, \mathrm{e}^{\mathrm{j}2\pi\omega(x\cos\theta + y\sin\theta)} \omega \mathrm{d}\omega \mathrm{d}\theta$$
$$+ \int_0^\pi \int_0^\infty F_{\text{polar}}(-\omega, \theta)\mathrm{e}^{-\mathrm{j}2\pi\omega(x\cos\theta + y\sin\theta)} \omega \mathrm{d}\omega \mathrm{d}\theta \tag{2.3.6}$$

$$f(x, y) = \int_0^\pi \int_0^\infty F_{\text{polar}}(\omega, \theta)\, \mathrm{e}^{\mathrm{j}2\pi\omega(x\cos\theta + y\sin\theta)} \omega \mathrm{d}\omega \mathrm{d}\theta$$
$$+ \int_0^\pi \int_{-\infty}^0 F_{\text{polar}}(\omega, \theta)\mathrm{e}^{-\mathrm{j}2\pi\omega(x\cos\theta + y\sin\theta)} (-\omega) \mathrm{d}\omega \mathrm{d}\theta \tag{2.3.7}$$

$$f(x, y) = \int_0^\pi \int_{-\infty}^\infty F_{\text{polar}}(\omega, \theta)\, \mathrm{e}^{\mathrm{j}2\pi\omega(x\cos\theta + y\sin\theta)} |\omega| \mathrm{d}\omega \mathrm{d}\theta \tag{2.3.8}$$

由中心切片定理 $S_\theta(\omega) = F(\omega\cos\theta, \omega\sin\theta)$ 或 $S(\omega, \theta) = F_{\text{polar}}(w, \theta)$ 可得

$$f(x, y) = \int_0^\pi \int_{-\infty}^\infty S_\theta(\omega)\, \mathrm{e}^{\mathrm{j}2\pi\omega(x\cos\theta + y\sin\theta)} |\omega| \mathrm{d}\omega \mathrm{d}\theta \tag{2.3.9}$$

$|\omega|$ 是换积分变量产生的雅可比因子，就形式而言构成了一种对投影数据作"高通滤波"的效果。令 $q_\theta(s) = \displaystyle\int_{-\infty}^\infty S_\theta(\omega) |\omega| \mathrm{e}^{\mathrm{j}2\pi\omega s} \mathrm{d}\omega$，即对投影进行滤波，滤波器 $H(\omega) = |\omega|$ 称为斜坡滤波器。因此

$$f(x, y) = \int_0^\pi q_\theta(s)|_{s = x\cos\theta + y\sin\theta} \mathrm{d}\theta \tag{2.3.10}$$

上式描述了二维平行束投影的滤波反投影重建过程，即先对各个视角 θ 的投影数据进行滤波，然后反投影累加来计算函数 $f(x,y)$。$q_\theta(s)$ 表示投影角度为 θ 的滤波投影数据，其滤波算子在频域空间由 $|\omega|$ 来表示。

如对 $q_\theta(s)$ 进行不同的数学变形，将导致不同的物理解释，对应于不同的滤波反投影重建算法，一般分为两类：卷积反投影算法和 Radon 逆变换反投影算法。

(1) 卷积反投影算法。设 $H(\omega) = |\omega|$，对应的一维傅里叶反变换函数为 $h(s) = \displaystyle\int_{-\infty}^\infty |\omega| \mathrm{e}^{\mathrm{j}2\pi\omega s} \mathrm{d}\omega$，滤波后的数据为 $q_\theta(s)$，根据傅里叶变换理论，频域乘积等价于时域卷积。

由 $q_\theta(s) = \displaystyle\int_{-\infty}^\infty S_\theta(\omega) |\omega| \mathrm{e}^{\mathrm{j}2\pi\omega s} \mathrm{d}\omega$ 可得

$$q_\theta(s) = \int_{-\infty}^\infty \left[\int_{-\infty}^\infty P_\theta(t)\, \mathrm{e}^{-\mathrm{j}2\pi\omega t} \mathrm{d}t \right] |\omega| \mathrm{e}^{\mathrm{j}2\pi\omega s} \mathrm{d}\omega$$

$$= \int_{-\infty}^{\infty} \int_{-\infty}^{\infty} P_\theta(t) |\omega| \, \mathrm{e}^{\mathrm{j}2\pi\omega(s-t)} \mathrm{d}\omega \mathrm{d}t$$

$$= \int_{-\infty}^{\infty} P_\theta(t) h(s-t) \mathrm{d}t \tag{2.3.11}$$

即对投影进行卷积滤波

$$q_\theta(s) = P_\theta(s) * h(s) \tag{2.3.12}$$

对滤波数据进行反投影，得

$$f(x,y) = \int_0^\pi q_\theta(s)|_{s=x\cos\theta+y\sin\theta} \mathrm{d}\theta \tag{2.3.13}$$

采用卷积法来计算滤波投影数据，数值计算模型简单，计算稳定可靠，因此，目前商用 CT 系统中几乎毫无例外地采用了卷积反投影重建算法。

(2) Radon 逆变换反投影算法。将斜坡滤波器的传递函数分解成求导运算和求希尔伯特变换两部分：

$$H(\omega) = |\omega| = \mathrm{j}2\pi\omega \times \frac{1}{\mathrm{j}2\pi} \mathrm{sgn}\omega \tag{2.3.14}$$

其中 $\mathrm{j} = \sqrt{-1}$，$\mathrm{sgn}(\omega) = \begin{cases} 1, & \omega > 0 \\ 0, & \omega = 0 \\ -1, & \omega < 0 \end{cases}$ 为符号函数。

这里要用到傅里叶变换的两个性质：

性质 1　在傅里叶变换域 (ω 域) 内乘以 $\mathrm{j}2\pi\omega$ 相当于在空间域 (s 域) 中求导数

$$f(t) = \int_{-\infty}^{\infty} F(\omega) \, \mathrm{e}^{\mathrm{j}2\pi\omega t} \mathrm{d}\omega \tag{2.3.15}$$

$$\frac{\mathrm{d}f(t)}{\mathrm{d}t} = \frac{\mathrm{d}}{\mathrm{d}t} \int_{-\infty}^{\infty} F(\omega) \mathrm{e}^{\mathrm{j}2\pi\omega t} \mathrm{d}\omega = \int_{-\infty}^{\infty} \mathrm{j}2\pi\omega F(\omega) \mathrm{e}^{\mathrm{j}2\pi\omega t} \mathrm{d}\omega \tag{2.3.16}$$

性质 2　函数 $-\mathrm{jsgn}\omega$ 的傅里叶反变换是 $\frac{1}{\pi s}$。

令 $f(t)$ 的傅里叶变换为 $F(\omega)$，$f(t)$ 的希尔伯特变换 (Hahn, 1996) 为 $g(t) = Hf$，$g(t)$ 的傅里叶变换为 $G(\omega)$，则有 $G(\omega) = -\mathrm{jsgn}\omega F(\omega)$。

在空间域上，希尔伯特变换等价定义为一个卷积积分。卷积核为 $h(t) = \frac{1}{\pi t}$，则 $g(t) = h(t) * f(t) = \mathrm{p.v.} \int_{-\infty}^{\infty} f(\tau) \frac{1}{\pi(t-\tau)} \mathrm{d}\tau$，其中 p.v. 表示广义积分的积分

主值。

希尔伯特变换性质：

(1) 傅里叶变换可以把一个实值函数变换成复值函数，而希尔伯特变换只能把一个实值函数变换成另一个实值函数。

(2)$H(Hf) = -f$。

(3) 一个实值函数与其希尔伯特变换是正交的，

$$\int_{-\infty}^{\infty} f(t)g(t)\mathrm{d}t = 0 \tag{2.3.17}$$

(4) 希尔伯特变换是个全通滤波器，并且有 $\pm 90°$ 的相位移动。

我们会在感兴趣区域重建专题中详细介绍有限希尔伯特变换及应用。因此，

$$Q_\theta(\omega) = S_\theta(\omega)\,|\omega| = S_\theta(\omega)\mathrm{j}2\pi\omega \times \frac{1}{\mathrm{j}2\pi}\mathrm{sgn}\omega \tag{2.3.18}$$

$$q_\theta(s) = \frac{\mathrm{d}p_\theta(s)}{\mathrm{d}s} * \frac{1}{2\pi^2 s} = \int_{-\infty}^{\infty} \frac{\mathrm{d}p_\theta(t)}{\mathrm{d}t}\frac{1}{2\pi^2(s-t)}\mathrm{d}t \tag{2.3.19}$$

所以可得

$$f(x,y) = \int_0^\pi \int_{-\infty}^{\infty} \frac{\mathrm{d}p_\theta(t)}{\mathrm{d}t}\frac{1}{2\pi^2(x\cos\theta + y\sin\theta - t)}\mathrm{d}t\mathrm{d}\theta \tag{2.3.20}$$

这就是 Radon 反变换公式，也是 DHB(derivative-Hilbert transform-back projection, 求导-希尔伯特变换-反投影) 算法。当然也可以先进行希尔伯特变换，再求导，然后进行反投影的运算。还可以先求导，再反投影，然后逐行做一维希尔伯特变换。

2.3.3 滤波算子

滤波是滤波反投影算法中一个非常重要的部分，滤波器的选取对重建图像的质量影响非常大，本节将推导滤波器公式并给出几种不同类型的滤波器。

1. 斜坡滤波器

滤波反投影算法的实现，理论上要求滤波器 $H(\omega) = |\omega|$ (再次强调，这里的 ω 是空间频率，量纲是 L^{-1})，这是个无限频带的滤波函数，由于 $\int_{-\infty}^{\infty} |\omega|^2\,\mathrm{d}\omega \to \infty$，根据佩利维纳准则，这一理想滤波器是不可实现的。我们来看一下理想滤波器的空域表示 $h(s) = \int_{-\infty}^{\infty} |\omega|\,\mathrm{e}^{\mathrm{j}2\pi\omega s}\mathrm{d}\omega$。

前面已经讲了，滤波器可分为两部分，

$$H(\omega) = |\omega| = \text{j}2\pi\omega \times \frac{1}{\text{j}2\pi}\text{sgn}\omega$$

$$\frac{1}{\pi s} \leftrightarrow -\text{jsgn}\omega$$

$$\frac{1}{2\pi}\frac{\text{d}}{\text{d}s}\left(\frac{1}{\pi s}\right) \leftrightarrow |\omega| = \text{j}2\pi\omega \times \frac{1}{\text{j}2\pi}\text{sgn}\omega$$

于是

$$h(s) = \frac{1}{2\pi}\frac{\text{d}}{\text{d}s}\left(\frac{1}{\pi s}\right) = \begin{cases} -\dfrac{1}{2\pi^2 s^2}, & s \neq 0 \\ h(0), & s = 0 \end{cases} \tag{2.3.21}$$

由 $|\omega| = \displaystyle\int_{-\infty}^{\infty} h(s)\,\text{e}^{-\text{j}2\pi\omega s}\text{d}s$ 可得 $\displaystyle\int_{-\infty}^{\infty} h(s)\,\text{d}s = 0$；由 $h(s) = \displaystyle\int_{-\infty}^{\infty} |\omega|\,\text{e}^{\text{j}2\pi\omega s}\text{d}\omega$ 可得 $h(0) = \displaystyle\int_{-\infty}^{\infty} |\omega|\,\text{d}\omega \to \infty$，即 $h(s)$ 在 $s = 0$ 处无界，无法实现。

但是考虑到实际成像的具体过程，投影数据的高频分量幅度相对很小，且探测器在接收 X 射线时 (即投影过程) 有平均作用，相当于低通滤波，因此可以假设投影数据的最高截止频率为 f_m，于是可以得到滤波函数

$$H(\omega) = |\omega|\,\text{rect}\left(\frac{\omega}{2f_m}\right) = \begin{cases} |\omega|, & |\omega| \leqslant f_m \\ 0, & \text{其他} \end{cases} \tag{2.3.22}$$

斜坡滤波器频域形式如图 2.3.3 所示，时域如图 2.3.4 所示。实际上，在物体尺寸有限的情况下，投影数据分布在有限范围内，因而严格说来，其频带是无限的，但若物体的密度在空间变化平稳，则高频分量确实不大。根据奈奎斯特采样准则，探测器的探元尺寸 (也就是采样间隔) τ 应满足 $\tau < \dfrac{1}{2f_m}$ 或 $\tau = \dfrac{1}{2f_m}$，取 $\tau = \dfrac{1}{2f_m}$，只要采样间隔足够小，则完全有理由认为截止频率 f_m 之外的分量足够小，即

$$h(s) = \frac{1}{2\tau^2}\sin c\left(\frac{\pi s}{\tau}\right) - \frac{1}{4\tau^2}\sin c^2\left(\frac{\pi s}{2\tau}\right) \tag{2.3.23}$$

其中，$\sin c\,(x) = \dfrac{\sin(x)}{x}$。

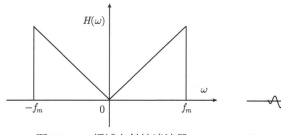

图 2.3.3 频域上斜坡滤波器

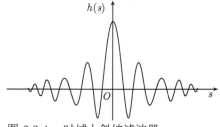

图 2.3.4 时域上斜坡滤波器

由于投影数据的采样区间长度是 τ，因此只需要知道函数 $h(s)$ 在投影图像上采样点的离散取值。

$$h(n\tau) = \frac{1}{2\tau^2} \sin c\,(n\pi) - \frac{1}{4\tau^2} \sin c^2\left(\frac{\pi n}{2}\right) \tag{2.3.24}$$

$$h[n] = h(n\tau) = \begin{cases} \dfrac{1}{4\tau^2}, & n = 0 \\ 0, & n\ \text{为偶数} \\ \dfrac{-1}{(n\pi\tau)^2}, & n\ \text{为奇数} \end{cases} \tag{2.3.25}$$

上式是用卷积实现滤波反投影算法中常用的滤波函数形式之一，时域离散化图形如图 2.3.5 所示。频域加窗首先由 Bracewell 引入，离散形式由印度学者 Ramachandran 和 Lakshminarayanan 提出，故也称为 R-L 滤波器。该式形式简单实用，用它重建图像，轮廓清晰。缺点是有 Gibbs 现象，表现为明显的振荡响应。理想的矩形窗是产生 Gibbs 现象的根源所在。

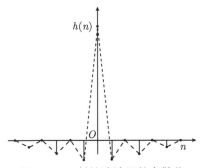

图 2.3.5 斜坡滤波器的离散化

2. S-L 滤波器

为了缓解振荡效应，并更好地补偿 $S_\theta(\omega)$ 在 $|\omega| = \dfrac{1}{2\tau}$ 处的混迭，设法使

$|\omega| = \dfrac{1}{2\tau}$ 处的幅值压低，可通过选取适宜的窗函数来达到，例如可选取 sin$c$ 函数作为窗函数，于是

$$H_{\text{S-L}}(\omega) = |\omega| \sin c \left(\frac{\omega \pi}{2 f_m} \right) \text{rect} \left(\frac{\omega}{2 f_m} \right) = \left| \frac{2 f_m}{\pi} \sin \left(\frac{\omega \pi}{2 f_m} \right) \right|, \quad -f_m \leqslant \omega \leqslant f_m$$

$$(2.3.26)$$

$$h_{\text{S-L}}(s) = \frac{1}{2} \left(\frac{4 f_m}{\pi} \right)^2 \frac{1 - 4 f_m s \sin \left(2 \pi f_m s \right)}{1 - \left(4 f_m s \right)^2} \tag{2.3.27}$$

相应的离散化采样序列为

$$h[n] = \frac{-2}{\pi^2 \tau^2 \left(4 n^2 - 1 \right)}, \quad n = 0, \pm 1, \pm 2, \cdots \tag{2.3.28}$$

上式是由 Shepp-Logan 提出的，因此也称为 S-L 滤波器，图 2.3.6~图 2.3.8 分别展示了频域、时域及时域离散化的图形。当然，也可以根据不同的应用需求加不同的窗函数，比如汉宁 (Hanning)、汉明 (Hanming)、布莱克曼 (Blackman) 窗等。

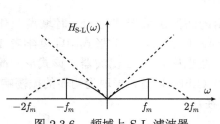

图 2.3.6   频域上 S-L 滤波器

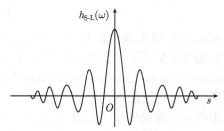

图 2.3.7   时域上 S-L 滤波器

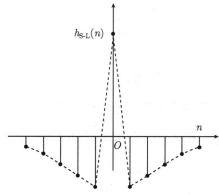

图 2.3.8   S-L 滤波器的离散化

2.4 反投影滤波重建算法

反投影完成了图像重建中最艰巨的工作，它把从不同角度测得的投影数据变成了一幅图像。这个图像与我们想要得到的图像相差不多，只是模糊了一些，如图 2.4.1 所示，对于一个理想的冲击函数 $\delta(x,y)$，经过反投影后变成了一个具有拖边的模糊的图像，这并不是我们最终想要的目标图像。我们的目标是使我们的成像系统达到理想系统，即使等效成像系统的冲激响应满足 $h(x,y) = \delta(x,y)$。已知投影-反投影所组成的成像系统的冲激响应为 $h(x,y) = \dfrac{1}{\sqrt{x^2+y^2}}$。

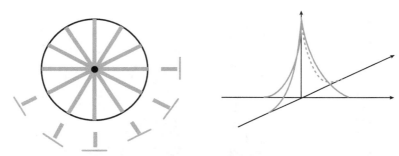

图 2.4.1 δ 函数反投影及重建的结果

由信号与系统中系统设计的知识，如图 2.4.2 所示，直接反投影并能得到目标图像，但是，如果添加一个"图像恢复"系统，我们可以将模糊的图像恢复成目标图像。所以从这个想法出发，我们可以在反投影后加一个滤波器，使整个系统达到理想。

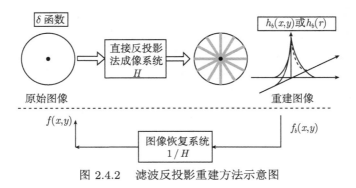

图 2.4.2 滤波反投影重建方法示意图

设滤波器的冲激响应为 $q(x,y)$，相应的频域分布为 $Q(\xi,\eta)$，有 $Q(\xi,\eta) = F_2[q(x,y)]$。我们要求

$$\frac{1}{\sqrt{x^2 + y^2}} * * q(x, y) = \delta(x, y) \tag{2.4.1}$$

对上式取二维傅里叶变换，得

$$\frac{1}{\sqrt{\xi^2 + \eta^2}} \cdot q(\xi, \eta) = 1 \tag{2.4.2}$$

即二维滤波器的频域分布为 $Q(\xi, \eta) = \sqrt{\xi^2 + \eta^2} = \rho$；对一幅 Shepp-Logan 体模，在 $0°$ 到 $180°$ 范围内均匀采集 360 帧投影，反投影后进行二维滤波的重建结果，如图 2.4.3 所示。

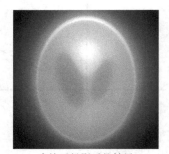 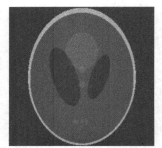

直接反投影后的结果　　　　　　　　　零频点移中后滤波取实部的结果

图 2.4.3　直接反投影和反投影滤波的重建结果

2.5　本　章　小　结

本章主要介绍了平行束图像重建基本理论。平行束的 CT 图像重建的基础是中心切片定理，无论是直接傅里叶重建，抑或是滤波反投影重建算法，它们都是从中心切片定理出发推导具体重建算法实施形式。基于反投影滤波的重建算法从 Radon 逆变换的角度推导了另外一种重建算法形式。

本章展示了平行束重建算法的设计和推导基本方法。应该指出，重建算法的推导是相对灵活的，不同的推导方式会有不同的重建算法。应该说，重建算法之间是各有优劣的，算法的运用和评价应针对具体应用的不同而定。

第 3 章　扇形束图像重建

第 2 章我们讨论了平行束的 CT 成像问题。平行束 CT 在实现上要使用准直的点光源和点探测器，通过平移旋转来完成 CT 数据扫描，而这种扫描方式的特点是采集速度慢，射线利用率低，机械精度要求高。而扇形束 CT 成像在日常应用中更为常见，下面我们将介绍扇形束的图像重建算法。

3.1　扇形束成像的几何描述

随着射线源和探测器的发展，人们提出了一种提高数据采集速度和效率的途径，即采用单射线源多探测器的几何结构，这样，射线利用率得到提高，圆周扫描采集时只需要旋转，避免运动方式的改变，机械复杂程度降低，因此，这种几何结构得到了广泛的应用。最初采用的是扇形束射线源和条形探测器的结构，并一直沿用至今。

扇形束 CT 的几何结构和平行束 CT 的几何结构的比较，如图 3.1.1 所示。

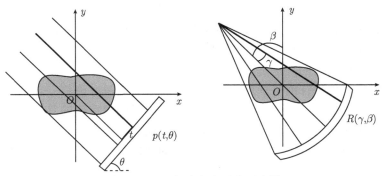

图 3.1.1　平行束和扇形束示意图

扇形束 CT 根据应用领域和扫描模式的不同，在具体实现上分成两种：一种是直线型条形探测器 (图 3.1.2)，另一种是弧线型条形探测器 (图 3.1.3)(Gullberg，1979)。

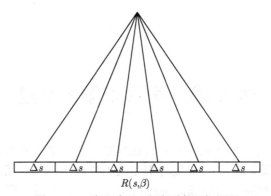

图 3.1.2　扇形束 + 直线型条形探测器

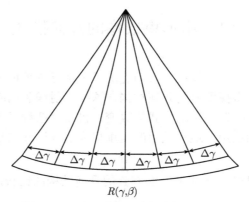

图 3.1.3　扇形束 + 弧线型条形探测器

　　对于直线型条形探测器，我们总是假设数据采样点是等间距的，相邻采样点之间的距离是 Δs。对于弧线型条形探测器，我们总是假设数据采样点是等夹角的，相邻采样点之间的夹角是 $\Delta \gamma$。

　　由于射束不再平行而呈扇形，故其重建算法需重新讨论。

　　对于平行束成像，由中心切片定理，推导出了图像重建的算法。对于扇形束成像，没有相对应的中心切片定理，只能用其他的办法来推导扇形束的图像重建算法，即把扇形束的成像问题转化成平行束的成像问题，把平行束图像重建的算法修正后应用于解决扇形束的成像问题。

3.2　数据重排算法

　　对于扇形束重建算法，一个直观的方法就是把所有的扇形束射线放在一起进行数据重排，把相互平行的射线分成一组，这样就把扇形束的成像问题简化为平

行束的成像问题 (Horn, 1978; Natterer, 1993)。

等角度扇形束射线与平行束射线的对应关系如图 3.2.1 所示。

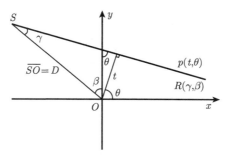

图 3.2.1　等角度扇形束射线与平行束射线的对应关系图

由图 3.2.1 可得，坐标满足下列关系：

$$\theta = \gamma + \beta \tag{3.2.1}$$

$$t = D\sin\gamma \tag{3.2.2}$$

其中 D 为射线源到旋转中心的距离。即当上面两个关系满足时，这两个成像系统所测的数据是相同的：

$$p(t, \theta) = R(\gamma, \beta) \tag{3.2.3}$$

等间距扇形束射线与平行束射线的对应关系如图 3.2.2 所示。

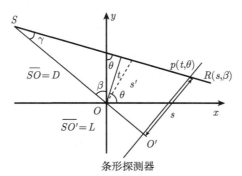

条形探测器

图 3.2.2　等间距扇形束射线与平行束射线的对应关系图

由图 3.2.2 可得，坐标满足下列关系：

$$\theta = \gamma + \beta = \beta + \arctan\frac{s}{L} \tag{3.2.4}$$

$$\frac{t}{s'} = \frac{L}{\sqrt{s^2 + L^2}}, \quad \frac{s'}{D} = \frac{s}{L} \tag{3.2.5}$$

$$t = \frac{Ls'}{\sqrt{s^2 + L^2}} = \frac{Ds}{\sqrt{s^2 + L^2}} \qquad (3.2.6)$$

其中 D 为射线源到旋转中心的距离，L 为射线源到探测器的距离。

有时为方便起见，过原点构建一个与探测器平行的虚拟探测器，投影只需进行尺度缩放，即 $s = \dfrac{s'L}{D}$，$R'(s', \beta) = R\left(\dfrac{s'L}{D}, \beta\right)$，表示的是同一投影。

由图 3.2.3 可得，坐标满足下列关系：

$$\theta = \gamma + \beta = \beta + \arctan\frac{s'}{D} \qquad (3.2.7)$$

$$\frac{t}{s'} = \frac{D}{\sqrt{s'^2 + D^2}} \qquad (3.2.8)$$

$$t = \frac{Ds'}{\sqrt{s'^2 + D^2}} \qquad (3.2.9)$$

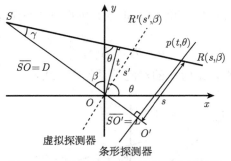

图 3.2.3   加入虚拟探测器的对应关系图

当上面的关系满足时，这两个成像系统所测的数据是相同的：

$$p(t, \theta) = R(s, \beta) \qquad (3.2.10)$$

在扇形束数据重排成为平行束数据的形式以后，就可以用平行束图像重建算法来重建图像了，如 FBP 算法：

$$f(x, y) = \int_0^\pi \int_{-t_m}^{t_m} p(t, \theta)\, h(x\cos\theta + y\sin\theta - t)\mathrm{d}t\mathrm{d}\theta \qquad (3.2.11)$$

因为数据重排时，需要进行坐标转换，这就需要做插值运算。插值运算会引入误差，因此数据重排算法有时结果不够精确。

在平行束旋转 360° 扫描中，每一条投影射线都被测了两次：

$$p(t, \theta) = p(-t, \theta + \pi) \tag{3.2.12}$$

所以，成像时，只需采集 180° 的数据即可。

同样地，当扇形束旋转 360° 时，每条投影射线也都被测到了两次，如图 3.2.4 所示。

由等腰三角形等几何性质，可得

$$R(\gamma, \beta) = R(-\gamma, \beta + 2\gamma + \pi) \tag{3.2.13}$$

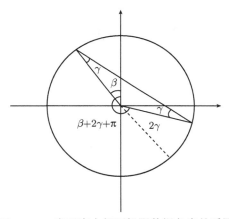

图 3.2.4　扇形束中相同投影数据角度关系图

3.3　扇形束重建算法

基于上述数据重排的分析，可以利用数据重排中得到的坐标之间的对应关系将平行束重建算法转换为扇形束重建算法。扇形束的探测器分为两类：一类是针对平面探测器的，而另一类是针对弧形曲面探测器的 (Horn, 1979)。对于平面探测器，假定其数据采样点是等间距的，而对于弧形曲面探测器，则假定其数据采样点是等夹角的。根据探测器的几何形状不同，扇形束成像发展出了两类图像重建算法。这两种重建算法也可以通过引入适当的权函数进行互相转换 (Chen, 2003; Dennerlein et al., 2007)。

3.3.1　等角度扇形束重建算法

设射线源 S 到旋转中心 (即原点) 的距离为 D，$\overline{SO} = D$，对物体进行等角度扇形束扫描，得到投影数据 $R(\gamma, \beta)$，其中，射线源 S 与旋转中心 O 连线与纵轴的夹角为 β，射线与中心线 SO 的夹角为 γ。

已知平行束重建算法为

$$f(x,y) = \int_0^\pi \int_{-t_m}^{t_m} p(t,\theta) h(x\cos\theta + y\sin\theta - t)\mathrm{d}t\mathrm{d}\theta \tag{3.3.1}$$

其中，$p(t,\theta)$ 为有限非零区间，当 $|t| > t_m$ 时，$p(t,\theta) = 0$。

令 $x = r\cos\varphi$，$y = r\sin\varphi$，则 $x\cos\theta + y\sin\theta = r\cos(\theta - \varphi)$，将上式转换为极坐标形式为

$$f(r,\varphi) = \frac{1}{2} \int_0^{2\pi} \int_{-t_m}^{t_m} p(t,\theta) h(r\cos(\theta - \varphi) - t)\,\mathrm{d}t\mathrm{d}\theta \tag{3.3.2}$$

利用 $\theta = \gamma + \beta$，$t = D\sin\gamma$，将平行束的变量替换成扇形束的变量。

$$|J| = \begin{vmatrix} \dfrac{\partial s}{\partial \gamma} & \dfrac{\partial s}{\partial \beta} \\ \dfrac{\partial \theta}{\partial \gamma} & \dfrac{\partial \theta}{\partial \beta} \end{vmatrix} = \begin{vmatrix} D\cos\gamma & 0 \\ 1 & 1 \end{vmatrix} = D\cos\gamma \tag{3.3.3}$$

$$\mathrm{d}t\mathrm{d}\theta = |J|\,\mathrm{d}\gamma\mathrm{d}\beta = D\cos\gamma\mathrm{d}\gamma\mathrm{d}\beta \tag{3.3.4}$$

$$f(r,\phi) = \frac{1}{2} \int_{-\gamma}^{2\pi-\gamma} \int_{-\arcsin(t_m/D)}^{\arcsin(t_m/D)} p(D\sin\gamma, \beta+\gamma)$$
$$\cdot h(r\cos(\beta+\gamma-\varphi) - D\sin\gamma)D\cos\gamma\mathrm{d}\gamma\mathrm{d}\beta \tag{3.3.5}$$

因为 $-\gamma$ 到 $2\pi-\gamma$ 已经覆盖了物体的整个 $360°$，所以等效于从 0 到 2π 进行积分。$\arcsin(t_m/D)$ 等效于扇形束的最大幅角 γ_m，而 $p(D\sin\gamma, \beta+\gamma) = R(\gamma,\beta)$，因此可得扇形束图像重建算法：

$$f(r,\varphi) = \frac{1}{2} \int_0^{2\pi} \int_{-\gamma_m}^{\gamma_m} R(\gamma,\beta) h(r\cos(\beta+\gamma-\varphi) - D\sin\gamma) D\cos\gamma\mathrm{d}\gamma\mathrm{d}\beta \tag{3.3.6}$$

但是上述公式对 γ 的积分不是卷积的形式。

要重建 C 点 (r,φ) 的数值 $f(r,\varphi)$，设 SC 与 SO 的夹角为 γ'，SC 长度为 D'，如图 3.3.1 所示。

$$r\cos(\beta+\gamma-\varphi) - D\sin(\gamma)$$
$$= r\cos(\beta-\varphi)\cos(\gamma) - r\sin(\beta-\varphi)\sin(\gamma) - D\sin(\gamma)$$

$$= D' \sin(\gamma') \cos(\gamma) - [r \sin(\beta - \varphi) + D] \sin(\gamma)$$

$$= D' \sin(\gamma') \cos(\gamma) - D' \cos(\gamma') \sin(\gamma)$$

$$= D' \sin(\gamma' - \gamma) \tag{3.3.7}$$

则扇形束图像重建算法可以表示为

$$f(r, \varphi) = \frac{1}{2} \int_0^{2\pi} \int_{-\gamma_m}^{\gamma_m} R(\gamma, \beta) h\left(D' \sin(\gamma' - \gamma)\right) D \cos \gamma \mathrm{d}\gamma \mathrm{d}\beta \tag{3.3.8}$$

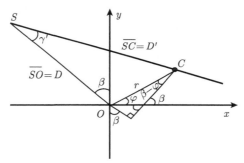

图 3.3.1   等角扇形束下重建点 C 的几何关系图

斜坡滤波器卷积核的性质：

$$h(g(t)) = \frac{t^2}{g(t)^2} h(t) \tag{3.3.9}$$

$$h(t) = \int_{-\infty}^{\infty} |\omega| \mathrm{e}^{\mathrm{j}2\pi\omega t} \mathrm{d}\omega \tag{3.3.10}$$

$$h(g(t)) = \int_{-\infty}^{\infty} |\omega| \mathrm{e}^{\mathrm{j}2\pi\omega g(t)} \mathrm{d}\omega$$

$$= \frac{t^2}{g(t)^2} \int_{-\infty}^{\infty} \left| \frac{g(t)\omega}{t} \right| \mathrm{e}^{\frac{\mathrm{j}2\pi\omega g(t)t}{t}} \mathrm{d}\left(\frac{g(t)\omega}{t}\right)$$

$$\overset{\hat{\omega} = \frac{g(t)\omega}{t}}{=\!=\!=\!=\!=} \frac{t^2}{g(t)^2} \int_{-\infty}^{\infty} |\hat{\omega}| \mathrm{e}^{\mathrm{j}2\pi\hat{\omega} t} \mathrm{d}\hat{\omega}$$

$$= \frac{t^2}{g(t)^2} h(t) \tag{3.3.11}$$

$$h(D' \sin(\gamma)) = \frac{\gamma^2}{(D' \sin(\gamma))^2} h(\gamma) \tag{3.3.12}$$

因此可得扇形束的滤波反投影算法：

$$f(r,\varphi)=\frac{1}{2}\int_0^{2\pi}\int_{-\gamma_m}^{\gamma_m}R\left(\gamma,\beta\right)\frac{(\gamma'-\gamma)^2}{(D'\sin(\gamma'-\gamma))^2}h\left(\gamma'-\gamma\right)D\cos\gamma\mathrm{d}\gamma\mathrm{d}\beta \quad (3.3.13)$$

注意，斜坡滤波器卷积核的性质：$h(g(t))=\dfrac{t^2}{g(t)^2}h(t)$，只有在频域积分区间为无限时才成立。若对斜坡滤波器进行加窗，变成有限带宽的函数，则该等式不成立。

3.3.2　等间距扇形束重建算法

设射线源 S 到旋转中心 O（即原点）的距离为 D，$\overline{SO}=D$，L 为射线源到探测器的距离，对物体进行等间距扇形束扫描，得到投影数据 $R(s,\beta)$，其中，射线源 S 与旋转中心 O 连线与 y 轴的夹角为 β。

已知平行束重建算法为

$$f(x,y)=\int_0^{\pi}\int_{-t_m}^{t_m}p\left(t,\theta\right)h\left(x\cos\theta+y\sin\theta-t\right)\mathrm{d}t\mathrm{d}\theta \quad (3.3.14)$$

$p(t,\theta)$ 为有限非零区间，当 $|t|>t_m$ 时，$p(t,\theta)=0$。

令 $x=r\cos\varphi$，$y=r\sin\varphi$，则 $x\cos\theta+y\sin\theta=r\cos\left(\theta-\varphi\right)$，将上式转换为极坐标形式为

$$f\left(r,\varphi\right)=\frac{1}{2}\int_0^{2\pi}\int_{-t_m}^{t_m}p\left(t,\theta\right)h\left(r\cos\left(\theta-\varphi\right)-t\right)\mathrm{d}t\mathrm{d}\theta \quad (3.3.15)$$

利用上节得到的等间距扇形束射线与平行束射线的对应关系 $\theta=\beta+\arctan\dfrac{s}{L}$，$t=\dfrac{Ds}{\sqrt{s^2+L^2}}$，将平行束的变量替换成扇形束的变量，

$$|J|=\begin{vmatrix}\dfrac{\partial t}{\partial s}&\dfrac{\partial t}{\partial \beta}\\\dfrac{\partial \theta}{\partial s}&\dfrac{\partial \theta}{\partial \beta}\end{vmatrix}=\begin{vmatrix}\dfrac{DL^2}{(L^2+s^2)^{3/2}}&0\\\dfrac{\partial \theta}{\partial s}&1\end{vmatrix}=\frac{DL^2}{(L^2+s^2)^{3/2}} \quad (3.3.16)$$

$$\mathrm{d}t\mathrm{d}\theta=|J|\,\mathrm{d}s\mathrm{d}\beta=\frac{DL^2}{(L^2+s^2)^{3/2}}\mathrm{d}s\mathrm{d}\beta \quad (3.3.17)$$

$$f(r,\varphi)=\frac{1}{2}\int_{-\arctan(s/L)}^{2\pi-\arctan(s/L)}\int_{-s_m}^{s_m}\left(\frac{Ds}{\sqrt{s^2+L^2}},\beta+\arctan(s/L)\right)$$

$$\times h\left(r\cos\left(\beta+\arctan(s/L)-\varphi\right)-\frac{Ds}{\sqrt{s^2+L^2}}\right)\frac{DL^2}{(L^2+s^2)^{3/2}}\mathrm{d}s\mathrm{d}\beta$$

$$(3.3.18)$$

因为 $-\arctan(s/L)$ 到 $2\pi-\arctan(s/L)$ 已经覆盖了物体的整个 $360°$，所以等效于从 0 到 2π 进行积分。而 $p\left(\dfrac{Ds}{\sqrt{s^2+L^2}},\beta+\arctan(s/L)\right)=R\left(s,\beta\right)$，因此可得扇形束图像重建算法：

$$f\left(r,\varphi\right)=\frac{1}{2}\int_0^{2\pi}\int_{-s_m}^{s_m}R\left(s,\beta\right)h\left(r\cos(\beta+\arctan(s/L)-\varphi)-\frac{Ds}{\sqrt{s^2+L^2}}\right)$$
$$\times\frac{DL^2}{(L^2+s^2)^{3/2}}\mathrm{d}s\mathrm{d}\beta$$

$$(3.3.19)$$

但是上述公式对 s 的积分不是卷积的形式。

要重建 C 点 (r,φ) 的数值 $f(r,\varphi)$，设 SC 在探测器上的投影坐标为 s'，SC 长度为 D'，如图 3.3.2 所示。

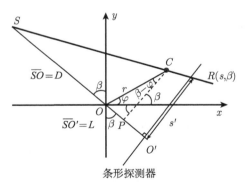

图 3.3.2　等间距扇形束下重建点 C 的几何关系图

由图 3.3.2 可知，$r\cos\left(\beta-\varphi\right)=\overline{CP}=\dfrac{D+\overline{OP}}{L}s'$，$r\sin\left(\beta-\varphi\right)=\overline{OP}$，设 $U=\dfrac{D+\overline{OP}}{L}$，则

$$r\cos\left(\beta+\arctan(s/L)-\varphi\right)-\frac{Ds}{\sqrt{s^2+L^2}}$$

$$=r\cos\left(\beta-\varphi\right)\cos\left(\arctan(s/L)\right)-r\sin\left(\beta-\varphi\right)\sin\left(\arctan(s/L)\right)-\frac{Ds}{\sqrt{s^2+L^2}}$$

$$= r\cos\left(\beta - \varphi\right)\frac{L}{\sqrt{s^2 + L^2}} - r\sin\left(\beta - \varphi\right)\frac{s}{\sqrt{s^2 + L^2}} - \frac{Ds}{\sqrt{s^2 + L^2}}$$

$$= r\cos\left(\beta - \varphi\right)\frac{L}{\sqrt{s^2 + L^2}} - \left(r\sin\left(\beta - \varphi\right) + D\right)\frac{s}{\sqrt{s^2 + L^2}}$$

$$= \frac{s'UL}{\sqrt{s^2 + L^2}} - \frac{sUL}{\sqrt{s^2 + L^2}} \tag{3.3.20}$$

则扇形束图像重建算法可以表示为

$$f\left(r, \varphi\right) = \frac{1}{2}\int_0^{2\pi}\int_{-s_m}^{s_m} R\left(s, \beta\right) h\left(\left(s' - s\right)\frac{UL}{\sqrt{s^2 + L^2}}\right)\frac{DL^2}{\left(L^2 + s^2\right)^{3/2}}\mathrm{d}s\mathrm{d}\beta \tag{3.3.21}$$

其中，$s' = \dfrac{Lr\cos\left(\beta - \varphi\right)}{D + r\sin\left(\beta - \varphi\right)}$。

根据斜坡滤波器卷积核的性质有

$$h\left(g(t)\right) = \frac{1}{g(t)^2}h\left(t\right)$$

$$h\left(\frac{sUL}{\sqrt{s^2 + L^2}}\right) = \frac{s^2}{\dfrac{\left(sUL\right)^2}{s^2 + L^2}}h\left(s\right) = \frac{s^2 + L^2}{\left(UL\right)^2}h\left(s\right) \tag{3.3.22}$$

可得扇形束的滤波反投影算法：

$$f\left(r, \varphi\right) = \frac{1}{2}\int_0^{2\pi}\int_{-s_m}^{s_m} R\left(s, \beta\right) h\left(s' - s\right)\frac{D}{U^2\left(L^2 + s^2\right)^{1/2}}\mathrm{d}s\mathrm{d}\beta \tag{3.3.23}$$

其中，$U = \dfrac{D + r\sin\left(\beta - \varphi\right)}{L}$，射线源 S 到旋转中心 O (即原点) 的距离为 D，$\overline{SO} = D$，射线源到探测器的距离为 L。

由于 U 与 s 无关，因此，扇形束的滤波反投影算法也可写成

$$f\left(r, \varphi\right) = \frac{1}{2}\int_0^{2\pi}\frac{1}{U^2}\int_{-s_m}^{s_m} R\left(s, \beta\right) h\left(s' - s\right)\frac{D}{\left(L^2 + s^2\right)^{1/2}}\mathrm{d}s\mathrm{d}\beta \tag{3.3.24}$$

其中

$$U = \frac{D + r\sin\left(\beta - \varphi\right)}{L}, \quad s' = \frac{Lr\cos\left(\beta - \varphi\right)}{D + r\sin\left(\beta - \varphi\right)} = \frac{r\cos\left(\beta - \varphi\right)}{U}$$

若采用虚拟探测器的形式，则

$$f\left(r,\varphi\right) = \frac{1}{2}\int_0^{2\pi}\frac{1}{U^2}\int_{-s_m}^{s_m} R'\left(s',\beta\right)h\left(s''-s'\right)\frac{D}{(D^2+s'^2)^{1/2}}\mathrm{d}s'\mathrm{d}\beta \qquad (3.3.25)$$

其中

$$U = \frac{D + r\sin\left(\beta-\varphi\right)}{D},\quad s'' = \frac{Dr\cos\left(\beta-\varphi\right)}{D+r\sin\left(\beta-\varphi\right)} = \frac{r\cos\left(\beta-\varphi\right)}{U}$$

同样，若对斜坡滤波器进行加窗，变成有限带宽的函数，则关系式 $h\left(g(t)\right) = \frac{t^2}{g(t)^2}h\left(t\right)$ 就不再成立。

3.4 本章小结

本章对 CT 成像中的扇形束成像作了介绍。扇形束的图像重建算法可以由平行束的重建算法经过变量代换来得到。根据探测器的几何形状不同，扇形束的重建算法也分为两类，两种算法也可以通过适当的权函数进行相互转换。到此，两种二维图像的重建问题已经介绍完毕，而下一章我们将讨论三维图像的成像问题。

第 4 章　锥形束图像重建算法

锥束 X 射线源和平板探测器的出现给 CT 重建带来了革命性的变化。相对于传统 CT 的扇形束光源，锥束 X 射线源具有射线利用率高、采集效率高等优点，对于减少辐射剂量和提高重建效率，具有重要意义；同时利用三维重建算法可以得到三维的体数据，解决了传统二维重建层间分辨率低的问题 (包尚联，2004；庄天戈，1992；张朝宗等，2009)。下面主要介绍四种有代表性的经典的锥束投影重建算法。

4.1　FDK 重建算法

FDK 重建算法是基于锥形光束、圆形轨迹扫描和完全数据条件下一种快速近似算法 (Feldkamp et al.，1984)。FDK 算法简洁高速，在很多已有的 CT 系统中都有应用。FDK 重建算法是在完整数据条件下迄今为止国际上公认最有效的三维滤波反投影重建算法。

4.1.1　FDK 重建算法的推导

如图 4.1.1 所示，对于任意非中心平面的投影 P_θ，其关于 $\hat{z}$ 轴一个小角度的旋转 $\delta\theta$ 和对应于 $\hat{k}$ 轴的旋转 $\delta\theta'$，它们对应一个近似相等的弧长，因此有

$$\delta\theta'\sqrt{d_s^2 + Z^2} = \delta\theta R \tag{4.1.1}$$

这里 d_s 表示光源到旋转中心的距离，Z 表示中心平面和非中心平面的旋转中心之间的距离。

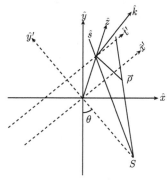

图 4.1.1　中心平面和非中心平面示意图

坐标系统 $\hat{z}$ 旋转，$\hat{x}'$ 和 $\hat{y}'$ 表示旋转后新坐标系，向量 $\hat{t}$ 和中心平面平行。向量 $\hat{k}$ 是非中心平面的旋转轴，即 $\hat{k} = \hat{s} \times \hat{t}$。$S$ 表示光源，$\vec{\rho}$ 为非中心平面中的一个向量。

对于非中心平面中任意一点 $r(x, y, z)$，可以表示为

$$r = \vec{\rho} + Z\hat{z} \tag{4.1.2}$$

显然有

$$\vec{\rho} \cdot \hat{k} = 0 \tag{4.1.3}$$

下面计算非中心平面对应的投影对于 r 的重建密度贡献为

$$\delta f(r) = \delta\theta' \frac{d'^2}{(d' + \vec{\rho} \cdot \hat{s})^2} P_\theta^* \left(\frac{d_s r \cdot \hat{x}'}{d_s + r \cdot \hat{y}'}, \frac{d_s z}{d_s + r \cdot \hat{y}'} \right) \tag{4.1.4}$$

其中 $d' = \sqrt{d_s^2 + Z^2}$，P_θ^* 表示投影数据加权滤波后的值。

由图 4.1.1 可知

$$\frac{\vec{\rho} \cdot \vec{s}}{r \cdot \hat{y}'} = \frac{d_s}{d'} \tag{4.1.5}$$

将 (4.1.1) 和 (4.1.5) 代入 (4.1.4) 得

$$\delta f(r) = \delta\theta \frac{d_s}{(d_s + r \cdot \hat{y}')^2} P_\theta^* \left(\frac{d_s r \cdot \hat{x}'}{d_s + r \cdot \hat{y}'}, \frac{d_s z}{d_s + r \cdot \hat{y}'} \right) \tag{4.1.6}$$

利用 (4.1.4) 将所有角度下的投影值对 r 的贡献叠加起来得到最终的 FDK 算法的重建公式

$$f(r) = \int_0^{2\pi} \frac{d_s}{(d_s + r \cdot \hat{y}')^2} P_\theta^* \left(\frac{d_s r \cdot \hat{x}'}{d_s + r \cdot \hat{y}'}, \frac{d_s z}{d_s + r \cdot \hat{y}'} \right) d\theta \tag{4.1.7}$$

从以上推导可以看出，FDK 算法是将二维 FBP 算法推广到三维，在中心平面是精确重建，在非中心平面是一种近似重建。

4.1.2 滤波窗函数

考虑到光源的硬化和散射，不可避免地在实际采集的投影数据中含有噪声，因此，这里需要设计一种滤波器，压制噪声，提高重建质量。

1. 滤波窗函数的设计思想

设理想滤波器的单位脉冲响应为 $h_d(n)$，则

$$H_d(e^{j\omega}) = \sum_{n=-\infty}^{\infty} h_d(n)\,e^{-jn\omega} \tag{4.1.8}$$

$$h_d(n) = \frac{1}{2\pi}\int_{-\infty}^{\infty} H_d(e^{j\omega})\,e^{jn\omega}\,d\omega \tag{4.1.9}$$

若 $H_d(e^{j\omega})$ 给定，即可求得 $h_d(n)$。但所求得的 $h_d(n)$ 为无限长且非因果。因此，要得到一个 "因果的有限长的滤波器 $h(n)$"，最直接的方法是截断 $h_d(n)$，即用一个窗函数 $w(n)$ 对 $h_d(n)$ 进行加窗处理，也就是 $h(n)=h_d(n)w(n)$。选择窗函数的形状和长度是窗函数设计的关键。

最简单的方法是用一长为 N 的矩形窗截断 $h_d(n)$，

$$w(n) = R_N(n) \tag{4.1.10}$$

矩形窗截断后滤波器的频率响应为

$$H_d(e^{j\omega}) = \sum_{n=0}^{N-1} h_d(n)e^{-jn\omega} \tag{4.1.11}$$

上式为有限项，N 越大，误差越小。但对矩形窗截断还存在 Gibbs 效应，这将使滤波器的特性很差。

Gibbs 效应是数字滤波器由截断近似及频谱突跳产生的，它所产生的泄漏效应使得主频段内的能量泄漏出来，从而造成高频段滤波的结果出现了低频段的信号，并且伴有相位上的改变。它不仅不能有效地抑制干扰，而且还可能使通频带内信号的频率产生畸变，因此必须采取有效措施进行消除。

为了消除 Gibbs 效应，取得较好频率特性，一般采用其他类型的窗函数 $w(n)$，对 $h_d(n)$ 进行加窗处理。

2. 常用窗函数

(1) 三角形窗 (bartlett window)。三角形窗函数表达式为

$$w(n) = \begin{cases} \dfrac{2n}{N-1}, & 0 \leqslant n \leqslant \dfrac{N-1}{2} \\ 2-\dfrac{2n}{N-1}, & \dfrac{N-1}{2} < n < N-1 \end{cases} \tag{4.1.12}$$

主瓣宽度为 $4\pi/N$。

(2) Hanning 窗, 又称升余弦窗。Hanning 窗时域函数表达式为

$$w(n) = \frac{1}{2}\left[1 - \cos\left(\frac{2n\pi}{N-1}\right)\right]R_N(n) \tag{4.1.13}$$

频域幅度响应为

$$W(\omega) = 0.5W_R(\omega) + 0.25\left[W_R\left(\omega - \frac{2\pi}{N-1}\right) + W_R\left(\omega + \frac{2\pi}{N-1}\right)\right] \tag{4.1.14}$$

$W(\omega)$ 是三项矩形窗的幅度响应 $W_R(\omega)$ 的位移加权和, 它使旁瓣互相抵消, 能量更集中在主瓣, 但主瓣宽度比矩形窗的主瓣加宽了一倍, 为 $8\pi/N$。

(3) Hamming 窗, 又称改进的升余弦窗。Hamming 窗时域函数表达式为

$$w(n) = \left[0.54 - 0.46\cos\left(\frac{2n\pi}{N-1}\right)\right]R_N(n) \tag{4.1.15}$$

频域幅度响应为

$$W(\omega) = 0.54W_R(\omega) + 0.23\left[W_R\left(\omega - \frac{2\pi}{N-1}\right) + W_R\left(\omega + \frac{2\pi}{N-1}\right)\right] \tag{4.1.16}$$

同 Hanning 窗的主瓣宽度 $8\pi/N$ 相同, 但旁瓣幅度更小, 旁瓣峰值小于主瓣峰值的 1%, 可将 99.963% 的能量集中在窗谱的主瓣内。

(4) Blackman 窗, 又称二阶升余弦窗。Blackman 窗时域函数表达式为

$$w(n) = \left[0.42 + 0.5\cos\left(\frac{2n\pi}{N-1}\right) + 0.08\cos\left(\frac{4n\pi}{N-1}\right)\right]R_N(n) \tag{4.1.17}$$

其窗函数中包含余弦的二次谐波分量, 幅度响应为

$$W(\omega) = 0.42W_R(\omega) + 0.25\left[W_R\left(\omega - \frac{2\pi}{N-1}\right) + W_R\left(\omega + \frac{2\pi}{N-1}\right)\right]$$
$$+ 0.04\left[W_R\left(\omega - \frac{4\pi}{N-1}\right) + W_R\left(\omega + \frac{4\pi}{N-1}\right)\right] \tag{4.1.18}$$

通过加入余弦的二次谐波分量, 可进一步降低旁瓣, 但其主瓣宽度变为 $12\pi/N$。

(5) Kaiser 窗。Kaiser 窗时域函数表达式为

$$w(n) = \frac{I_0(\beta\sqrt{1 - [1 - 2n/(N-1)]^2})}{I_0(\beta)}, \quad 0 \leqslant n < N \tag{4.1.19}$$

其中 β 是一个可选参数，用来选择主瓣宽度和旁瓣衰减之间的交换关系，$I_0(\cdot)$ 是第一类修正零阶贝塞尔函数

$$I_0 = 1 + \sum_{k=1}^{\infty}\left[\frac{1}{k!}\left(\frac{\pi}{2}\right)^k\right]^2 \tag{4.1.20}$$

一般取 15~25 项就可满足精度要求。

4.1.3　FDK 重建算法的离散实现

下面来研究下 FDK 重建算法的离散计算公式。在锥束成像几何系统中，设平板探测器的成像矩阵为 $N \times N$（N 为偶数），像元尺寸为 d，每个像素以 $(m,n) \in [0:N-1] \times [0:N-1]$ 来标识。

按照上述标记法，探测器的离散采样点坐标为

$$u_d = (m - N/2 + 0.5)d \tag{4.1.21}$$

$$v_d = (n - N/2 + 0.5)d \tag{4.1.22}$$

其中 0.5 的加数是使采样平移到每个探测元的中心位置。

在锥束三维成像的投影采样过程中，设等角 $\Delta\theta$ 地采样了 $\theta_{\max}$ 幅投影数据。用 $i_\theta \in [0:\theta_{\max}-1]$ 来表示每幅投影数据的索引，很显然有

$$\theta_i = i_\theta \cdot \Delta\theta = \frac{2\pi i_\theta}{\theta_{\max}}, \quad i_\theta \in [0:\theta_{\max}-1] \tag{4.1.23}$$

定义离散函数 $P_{d3D}:[0:N-1] \times [0:N-1] \times [0:\theta_{\max}-1] \to R$ 是整数索引 (m,n,i_θ) 到三维投影 $P_{3D}(u_d,v_d,\theta_i)$ 离散值的一个映射，

$$P_{d3D}(m,n,i_\theta) = P_{3D}(u_d,v_d,\theta_i) \tag{4.1.24}$$

设重建对象的离散坐标系为 (x,y,z)，其中 $x \in [0:N-1]$，$y \in [0:N-1]$，$z \in [0:N-1]$。重建对象的原点坐标为 $\left(\frac{N}{2},\frac{N}{2},\frac{N}{2}\right)$。

通过重建体素点 (x,y,z) 的射线与探测器的交点为

$$\left(\frac{d_s(x\cos\theta_i + y\sin\theta_i)}{d_s - x\sin\theta_i + y\cos\theta_i}, \frac{d_s z}{d_s - x\sin\theta_i + y\cos\theta_i}\right) \tag{4.1.25}$$

一般都处于亚像素位置。为了获取该点的图像数据，通常采用最近邻近点法、双线性插值法、双三次插值法和 B 样条插值法等。最近邻近点法的计算公式最简单，速

度最快，但对重建结果带来的误差较大；双三次插值法和 B 样条插值法的计算公式
较为复杂，具有很好的重建效果，但计算速度慢；而双线性插值法的计算形式比较简
单，重建效果良好，且计算速度较快，是目前各种重建算法经常采用的一种插值算
法。为了公式简单，这里采用最近邻近点法来描述探测器在交点处的数据，设 (p,q)
为最近邻近点，则有

$$p = \left[\frac{d_s(x\cos\theta_i + y\sin\theta_i)}{d_s - x\sin\theta_i + y\cos\theta_i} + 0.5 \right]_{\text{int}} \tag{4.1.26}$$

$$q = \left[\frac{d_s z}{d_s - x\sin\theta_i + y\cos\theta_i} + 0.5 \right]_{\text{int}} \tag{4.1.27}$$

其中 $[\cdot]_{\text{int}}$ 表示圆整操作。

基于上述离散化的变量表示，FDK 重建算法可写成

$$\mu(x,y,z) = \frac{2\pi d}{\phi_{\max}} \sum_{i_\phi=0}^{\phi_{\max}-1} \left\{ \frac{d_s^2}{(d_s - x\sin\theta_i + y\cos\theta_i)^2} \right.$$

$$\left. \times \sum_{m=0}^{N-1} \frac{d_s}{\sqrt{d_s^2 + u_d^2 + (qd)^2}} P_{d3D}[m,q,i_\theta] h(pd - md) \right\} \tag{4.1.28}$$

FDK 锥束重建算法的本质是把锥束数据近似地用扇形束数据近似重建，使用
的是在不同平面中的准扇形束重建。采用的关键步骤或者说核心技术是用 X 射线
倾斜角的余弦乘以锥束投影数据。FDK 重建算法的误差大小与锥角有关，小角度
锥角情况下 (一般小于 5°) 的近似重建结果是可以接受的。在实际应用中，FDK
重建算法还存在两点不足：一是要求被重建物体必须包含在一个球形区域内；二
是要求 X 射线源的扫描轨迹为圆形。

4.2 Grangeat 重建算法

在锥束三维重建中，FDK 重建算法具有简单、有效、快速等优点，被广泛
应用于实际 CT 系统，但是它只能近似重建物体，仅对小锥角的系统适用。随着
三维图像重建应用领域的拓展，人们对图像重建质量的要求越来越高，近似重建
已经不能满足某些实际的需要，于是 Tuy，Smith，Grangeat 等相继研究并提出
了一些精确重建方法 (Tuy，1983；Smith，1985；Smith et al.，1992；Grangeat，
1991)。Clack 和 Defrise 指出，所有的精确重建方法在数学上是等价的 (Clack et
al.，1994)。这类算法具有相同的数学框架，通过中间函数来重建物体。锥束投影
数据被滤波，形成一个中间函数，然后对中间函数进行滤波和反投影，最终完成
重建。这里主要介绍 Grangeat 算法。

4.2.1　Grangeat 重建算法理论

设密度函数 $f(\vec{x})$ 是 $\Re^3$ 上实的可积函数，用来表示被重建的物体，它的支撑 Ω 是一个球心位于原点、半径为 R 的球，$\|x\| \leqslant R$。曲线 $\vec{\Phi}(\lambda)$ 位于 Ω 之外 $(\|\vec{\Phi}(\lambda)\| > R)$，有界、连续且处处可微，用来表示源点轨迹 ($\Lambda$ 是 λ 的取值范围)。$\vec{\Phi}(\lambda)$ 满足 Kirillov 精确重建条件，即空间中的所有平面与轨迹相遇。Kirillov 条件的数学描述是：对所有 $\vec{\xi} \in S^2$ ($\Re^3$ 中单位向量的集合) 和所有 $\rho \in \Re$，都存在 λ，使得 $\vec{\Phi}(\lambda) \cdot \vec{\xi} = \rho$ 成立。

锥束投影数据用函数 g 表示为

$$g(\lambda, \vec{\alpha}) = \int_0^\infty f(\vec{\Phi}(\lambda) + t\vec{\alpha})\mathrm{d}t \tag{4.2.1}$$

$f(\vec{x})$ 的三维 Radon 变换表示如下

$$r(\vec{\beta}, l) = \int_{\Re^3} f(\vec{x})\delta(\vec{x} \cdot \vec{\beta} - l)\mathrm{d}\vec{x} \tag{4.2.2}$$

其中 $\vec{\beta} \in S^2$，$l \in \Re$。Radon 变换表示 $f(\vec{x})$ 在与原点距离为 l 且与 $\vec{\beta}$ 垂直的平面上的积分。

精确重建算法具有相同的数学框架，这里先介绍精确重建的一般公式。对于任意复数 a 和 b，在 $\Lambda \times S^2$ 上定义

$$G(\lambda, \vec{\beta}) = \int_{S^2} g(\lambda, \vec{\alpha})[ah_R + bh_D](\vec{\alpha} \cdot \vec{\beta})\mathrm{d}\vec{\alpha} = \int_{S^2} g(\lambda, \vec{\alpha})h_1(\vec{\alpha} \cdot \vec{\beta})\mathrm{d}\vec{\alpha} \tag{4.2.3}$$

其中

$$h_R(t) = \int_{-\infty}^\infty |\omega|\mathrm{e}^{2\pi\mathrm{i}\omega t}\mathrm{d}\omega \tag{4.2.4}$$

$$h_D(t) = \mathrm{i}\int_{-\infty}^\infty \omega\mathrm{e}^{2\pi\mathrm{i}\omega t}\mathrm{d}\omega \tag{4.2.5}$$

$h_R(t)$ 是斜坡滤波器，$h_R(t)$ 的傅里叶变换是 $|\omega|$；$h_D(t)$ 是导数滤波器，$h_D(t) = \delta'(t)/2\pi$，$\delta(t)$ 是 Dirac delta 函数。定义以下函数：

$$h_1(t) = ah_R(t) + bh_D(t) \tag{4.2.6}$$

$$h_2(t) = ch_R(t) + dh_D(t) \tag{4.2.7}$$

$h_1(t)$ 和 $h_2(t)$ 分别是 $h_R(t)$ 和 $h_D(t)$ 的线性组合，且满足 $ac + bd = 1$。参数 (a, b, c, d) 的不同选取，就对应了各种不同的精确算法。

下面给出几个重要引理。

引理 4.2.1 若 $G(\lambda, \vec{\beta})$ 由 (4.2.3) 给出，那么

$$F(\vec{\beta}, \vec{\Phi}(\lambda) \cdot \vec{\beta}) = G(\lambda, \vec{\beta}) \tag{4.2.8}$$

其中 $F(\vec{\beta}, l)$ 为中间函数，定义如下

$$F(\vec{\beta}, l) = \int_{-\infty}^{\infty} r(\vec{\beta}, t)[ah_R - bh_D](l - t) = r(\vec{\beta}, l) * [ah_R - bh_D](l) \tag{4.2.9}$$

该引理描述了中间函数 $F(\vec{\beta}, l)$ 与 Radon 变换 $r(\vec{\beta}, t)$ 之间的关系。

引理 4.2.2

$$f(\vec{x}) = \frac{1}{2} \int_{S^2} r(\vec{\beta}, l) * h_R(l) * h_R(l) \Big|_{l = \vec{x} \cdot \vec{\beta}} \, \mathrm{d}\vec{\beta} \tag{4.2.10}$$

$$f(\vec{x}) = -\frac{1}{2} \int_{S^2} r(\vec{\beta}, l) * h_D(l) * h_D(l) \Big|_{l = \vec{x} \cdot \vec{\beta}} \, \mathrm{d}\vec{\beta} \tag{4.2.11}$$

该引理是典型的三维 Radon 反演公式。

引理 4.2.3 若

$$F^*(\vec{\beta}, l) = r(\vec{\beta}, l) * [ah_R - bh_D](l) * [ch_R + dh_D](l) \tag{4.2.12}$$

那么

$$f(\vec{x}) = \frac{1}{2(ac + bd)} \int_{S^2} F^*(\vec{\beta}, \vec{x} \cdot \vec{\beta}) \mathrm{d}\vec{\beta} \tag{4.2.13}$$

这里 c，d 是任意的复数。

由以上三个引理可知精确重建的一般公式如下：

(1) 从投影 g 计算 G。对于任意复数 a 和 b，

$$G(\lambda, \vec{\beta}) = \int_{S^2} g(\lambda, \vec{\alpha})[ah_R + bh_D](\vec{\alpha} \cdot \vec{\beta}) \mathrm{d}\vec{\alpha} \tag{4.2.14}$$

(2) 从 G 得到中间函数 F。对于所有的 $\vec{\beta}$ 和 l，

$$F(\vec{\beta}, l) = G(\lambda, \vec{\beta}) \tag{4.2.15}$$

这里 λ 是方程 $\vec{\Phi}(\lambda) \cdot \vec{\beta} = l$ 的解。

(3) 对 F 卷积得到 F^*。对任意使 $ac + bd = 1$ 的复数 c 和 d，

$$F^*(\vec{\beta}, l) = F(\vec{\beta}, l) * [ch_R + dh_D](l) \tag{4.2.16}$$

(4) 对 F^* 反投影得到 $f(\vec{x})$。

$$f(\vec{x}) = \frac{1}{2} \int_{S^2} F^*(\vec{\beta}, \vec{x} \cdot \vec{\beta}) \mathrm{d}\vec{\beta} \tag{4.2.17}$$

从精确重建的一般公式可以看出，各种精确重建方法可归结为"通过一个中间函数来重建物体"的数学形式。这个中间函数包含了锥束投影中的全部信息，与三维 Radon 变换密切相关。各种精确重建方法的主要区别在于 (a, b, c, d) 的取值不同，即滤波器的选取不同。Tuy 的精确重建方法选取 $(a, b, c, d) = \left(\frac{1}{2}, \frac{\mathrm{i}}{2}, 0, -2\mathrm{i} \right)$，Smith 的精确重建方法选取 $(a, b, c, d) = (1, 0, 1, 0)$，Grangeat 的精确重建方法选取 $(a, b, c, d) = \left(0, -2\pi, 0, -\frac{1}{2\pi} \right)$。下面详细介绍 Grangeat 的精确重建方法。

由于 $(a, b, c, d) = \left(0, -2\pi, 0, -\frac{1}{2\pi} \right)$，$h_1(t) = -2\pi h_D(t)$ 和 $h_2(t) = -\frac{1}{2\pi} h_D(t)$ 是两个导数滤波器，函数 G 为

$$G(\lambda, \vec{\beta}) = \int_{S^2} g(\lambda, \vec{\alpha})(-2\pi) h_D(\vec{\alpha} \cdot \vec{\beta}) \mathrm{d}\vec{\alpha} \tag{4.2.18}$$

中间函数即三维 Radon 变换的一阶导数为

$$F(\vec{\beta}, l) = r(\vec{\beta}, l) * (2\pi) h_D(l) = \frac{\partial}{\partial l} r(\vec{\beta}, l) \tag{4.2.19}$$

这里 $F(\vec{\beta}, \vec{\Phi}(\lambda) \cdot \vec{\beta}) = G(\lambda, \vec{\beta})$。最终重建公式为

$$\begin{aligned}
f(\vec{x}) &= \frac{1}{2} \int_{S^2} F(\vec{\beta}, l) * \left(-\frac{1}{2\pi} \right) h_D(l) \bigg|_{l = \vec{x} \cdot \vec{\beta}} \mathrm{d}\vec{\beta} \\
&= -\frac{1}{8\pi^2} \int_{S^2} \frac{\partial^2}{\partial l^2} r(\vec{\beta}, l) \bigg|_{l = \vec{x} \cdot \vec{\beta}} \mathrm{d}\vec{\beta}
\end{aligned} \tag{4.2.20}$$

Grangeat 重建公式是一个很好的结果，它不仅反映了 Grangeat 通过 Radon 变换的一阶导数进行重建的思想 (Grangeat，1991)，而且与三维 Radon 变换的反演公式相一致。

4.2.2　Grangeat 重建算法的具体实现

下面主要从 Grangeat 重建公式出发，推导、整理一个可实现的精确重建算法的具体步骤。

由公式 (4.2.5) 和 (4.2.20) 得

$$
\begin{aligned}
f(\vec{x}) &= \frac{1}{2}\int_{S^2}\int_{-R}^{R} F(\vec{\beta},l)\frac{-1}{2\pi}h_D(\vec{x}\cdot\vec{\beta}-l)\mathrm{d}l\mathrm{d}\vec{\beta} \\
&= \frac{-1}{4\pi^2}\int_{S^2/2}\int_{-R}^{R} F(\vec{\beta},l)[2\pi h_D(\vec{x}\cdot\vec{\beta}-l)]\mathrm{d}l\mathrm{d}\vec{\beta} \\
&= \frac{-1}{4\pi^2}\int_{S^2/2}\int_{-R}^{R} F(\vec{\beta},l)\delta'(\vec{x}\cdot\vec{\beta}-l)\mathrm{d}l\mathrm{d}\vec{\beta} \quad\quad (4.2.21)
\end{aligned}
$$

对于某一个固定方向 $\vec{\beta}$，忽略对 $\vec{\beta}$ 的依赖，令 $h(l)=F(\vec{\beta},l)\delta'(\vec{x}\cdot\vec{\beta}-l)$，且 $h(l)$ 在 $[-R,R]$ 之外为零，则 (4.2.21) 的内部积分为

$$
I = \int_{-R}^{R} F(\vec{\beta},l)\delta'(\vec{x}\cdot\vec{\beta}-l)\mathrm{d}l = \int_{-R}^{R} h(l)\mathrm{d}l \quad\quad (4.2.22)
$$

根据 $l=\vec{\Phi}(\lambda)\cdot\vec{\beta}$，对 (4.2.22) 作变量替换，把 l 上的积分改写为沿源点位置 λ 的积分。由于有 $M_\lambda(\vec{\beta})$ 个不同的 λ 值满足 $l=\vec{\Phi}(\lambda)\cdot\vec{\beta}$，因此 l 与 λ 不是一对一的。替换后的结果为

$$
I = \int_{\Lambda} |\vec{\Phi}'(\lambda)\cdot\vec{\beta}|\frac{1}{M_\lambda(\vec{\beta})}h(\vec{\Phi}(\lambda)\cdot\vec{\beta})\mathrm{d}\lambda \quad\quad (4.2.23)
$$

(4.2.23) 的被积函数中引入了因子 $1/M_\lambda(\vec{\beta})$，用来对贡献于每一平面的不同数目进行补偿。为了得到 $M_\lambda(\vec{\beta})$ 的表达式，考虑下面这个积分 ($l_0\in[-R,R]$)

$$
I' = \int_{-R}^{R}\delta(l-l_0)\mathrm{d}l = \int_{\Lambda}|\vec{\Phi}'(\lambda)\cdot\vec{\beta}|\frac{1}{M_\lambda(\vec{\beta})}\delta(\vec{\Phi}(\lambda)\cdot\vec{\beta}-l_0)\mathrm{d}\lambda \quad\quad (4.2.24)
$$

对于某一固定轨迹，平面 $(\vec{\beta},l_0)|_{l_0=\vec{\Phi}(\lambda)\cdot\vec{\beta}}$ 的 $M_\lambda(\vec{\beta})$ 是一个常量，故它可被提到积分号外面，由于 $I'=1$ (δ 函数的积分性质)，从 (4.2.24) 可推出

$$
M_\lambda(\vec{\beta}) = \int_{\Lambda} |\vec{\Phi}'(\lambda')\cdot\vec{\beta}|\delta(\vec{\Phi}(\lambda')\cdot\vec{\beta}-\vec{\Phi}(\lambda)\cdot\vec{\beta})\mathrm{d}\lambda' \quad\quad (4.2.25)
$$

(4.2.25) 即冗余函数 $M_\lambda(\vec{\beta})$ 的定义。

结合 (4.2.21) 和 (4.2.23)，(4.2.25) 可写成

$$
f(\vec{x}) = \frac{-1}{4\pi^2}\int_{S^2/2}\int_{\Lambda} |\vec{\Phi}'(\lambda)\cdot\vec{\beta}|\frac{1}{M_\lambda(\vec{\beta})}\delta'(\vec{x}\cdot\vec{\beta}-\vec{\Phi}(\lambda)\cdot\vec{\beta})F(\vec{\beta},\vec{\Phi}(\lambda)\cdot\vec{\beta})\mathrm{d}\lambda\mathrm{d}\vec{\beta}
$$

$$= \frac{-1}{4\pi^2} \int_\Lambda \int_{S^2/2} |\vec{\Phi}'(\lambda) \cdot \vec{\beta}| \frac{1}{M_\lambda(\vec{\beta})} \delta'((\vec{x} - \vec{\Phi}(\lambda)) \cdot \vec{\beta}) F(\vec{\beta}, \vec{\Phi}(\lambda) \cdot \vec{\beta}) \mathrm{d}\vec{\beta} \mathrm{d}\lambda$$

$$(4.2.26)$$

可以看出上式的运算包含一个数据冗余的处理过程，由于作除数的 $M_\lambda(\vec{\beta})$ 不连续，且存在一个 δ' 频率分布，相当于导数操作，使得 (4.2.18) 在数学上是不严密的，在算法的离散实现中会引起误差。因此，$M_\lambda(\vec{\beta})$ 需要光滑处理。

根据 δ' 的性质，公式 (4.2.26) 又可以写成

$$f(\vec{x}) = \frac{-1}{2\pi} \int_\Lambda \frac{1}{\|\vec{x} - \vec{\Phi}(\lambda)\|^2} \int_{S^2/2} h_\Delta \left(\frac{\vec{x} - \vec{\Phi}(\lambda)}{\|\vec{x} - \vec{\Phi}(\lambda)\|} \cdot \vec{\beta} \right)$$

$$\times \frac{|\vec{\Phi}'(\lambda) \cdot \vec{\beta}|}{M_\lambda(\vec{\beta})} F(\vec{\beta}, \vec{\Phi}(\lambda) \cdot \vec{\beta}) \mathrm{d}\vec{\beta} \mathrm{d}\lambda \qquad (4.2.27)$$

Grangeat 算法的实现主要分为以下四个步骤：

(1) 计算中间函数 F，把锥束投影转换成 Radon 变换的导数

$$r_\lambda^{(1)}(\vec{\beta}) = F(\vec{\beta}, \vec{\Phi}(\lambda) \cdot \vec{\beta}) = -2\pi \int_{S^2} g(\lambda, \vec{\alpha}) h_D(\vec{\alpha} \cdot \vec{\beta}) \mathrm{d}\vec{\alpha} \qquad (4.2.28)$$

(2) 处理数据冗余

$$r_\lambda^{(2)} = r_\lambda^{(1)} \frac{|\vec{\Phi}'(\lambda) \cdot \vec{\beta}|}{M_\lambda(\vec{\beta})} \qquad (4.2.29)$$

(3) 计算滤波后的锥束投影

$$g_\lambda^{(1)}(\vec{\alpha}) = \int_{S^2/2} h_D(\vec{\alpha} \cdot \vec{\beta}) r_\lambda^{(2)}(\vec{\beta}) \mathrm{d}\vec{\beta} \qquad (4.2.30)$$

(4) 三维加权反投影得到重建物体

$$f(\vec{x}) = \frac{-1}{2\pi} \int_\Lambda \frac{1}{\|\vec{x} - \vec{\Phi}(\lambda)\|^2} g_\lambda^{(1)} \left(\frac{\vec{x} - \vec{\Phi}(\lambda)}{\|\vec{x} - \vec{\Phi}(\lambda)\|} \right) \mathrm{d}\lambda \qquad (4.2.31)$$

4.3　Katsevich 重建算法

近几年，关于锥束 CT 精确重建的研究取得了一些重要的突破和创新成果。2002 年，Katsevich 首先提出了一种基于 FBP 形式的锥束螺旋 CT 精确重建算

法 (Katsevich，2002a，2002b，2004；Katsevich et al., 2004)。该算法很好地解决了长物体重建问题，在竖直方向上投影数据截断的情况下，该算法仍然能够精确地重建出被扫描部分的物体图像，并且由于该算法是 FBP 形式的，在重建速度上和迭代类重建算法相比具有很大的优势，Katsevich 为 CT 重建算法的发展提供了一个崭新的思路。

4.3.1 PI 线

首先，X，Y，Z 为空间直角坐标系的三个轴，O 为坐标原点。三维空间中的点用 $\vec{x} = (x_1, x_2, x_3)$ 表示。螺旋扫描轨迹描述如下

$$C = \left\{ y \in \Re^3 \middle| y_1 = R\cos(s), y_2 = R\sin(s), y_3 = \frac{sh}{2\pi} \right\}, \quad h > 0, \ R > 0 \quad (4.3.1)$$

其中 R 为螺旋线的半径，h 为螺旋线的螺距，s 为旋转的角度 (与 X 轴正向的夹角)。

集合 U 为一开集，严格位于螺旋线的内部，被扫描物体可用集合 $\bar{U}$ 来表示，且

$$\bar{U} \subseteq \left\{ \vec{x} \in \Re^3 \middle| x_1^2 + x_2^2 \leqslant r^2 \right\}, \quad 0 < r < R \quad (4.3.2)$$

PI 线为连接螺旋扫描轨迹上两射线源点之间的线段，见图 4.3.1，经过点 $\vec{x}$ 的 PI 线与螺旋线的两交点分别记为 $s_b = s_b(\vec{x})$，$s_t = s_t(\vec{x})$，不妨设 $s_t(\vec{x}) > s_b(\vec{x})$，且 $s_t(\vec{x}) - s_b(\vec{x}) < 2\pi$。

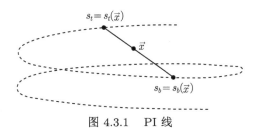

图 4.3.1   PI 线

Danielsson 等证明对于物体内的每一点都有且有唯一一条 PI 线通过 (Danielsson et al.，1997；Defrise et al.，2000)。对于被测物体内每一点，可以找到唯一一条 PI 线通过它，我们可以在这条 PI 线上重建该体素。

定理 4.3.1   对于螺旋线内部任意一点 $\vec{x}$，有且只有一条 PI 线经过此点。

证明   该命题等价于证明存在唯一的一组 s_b, s_t, t 使得

$$x_1 = Rt\cos s_b + R(1 - t)\cos s_t \quad (4.3.3)$$

$$x_2 = Rt\sin s_b + R(1 - t)\sin s_t \quad (4.3.4)$$

$$x_3 = \frac{h}{2\pi} t s_b + \frac{h}{2\pi} (1-t) s_t \tag{4.3.5}$$

其中，$0 < t < 1$，$0 < s_t - s_b < 2\pi$。令 $h_h = \dfrac{h}{2\pi}$，则有

$$x_3 = h_h t s_b + h_h (1-t) s_t \tag{4.3.6}$$

通过极坐标转换，得到 $(x_1, x_2, x_3) = (r \cos \zeta, r \sin \zeta, x_3)$，代入上式有

$$r \cos \zeta = Rt \cos s_b + R(1-t) \cos s_t \tag{4.3.7}$$

$$r \sin \zeta = Rt \sin s_b + R(1-t) \sin s_t \tag{4.3.8}$$

$$x_3 = h_h t s_b + h_h (1-t) s_t \tag{4.3.9}$$

由 (4.3.7) 和 (4.3.8) 可以得到

$$r \cos \zeta - Rt \cos s_b = R(1-t) \cos s_t \tag{4.3.10}$$

$$r \sin \zeta - Rt \sin s_b = R(1-t) \sin s_t \tag{4.3.11}$$

由 (4.3.10) 和 (4.3.11) 得到

$$t(x_1, x_2, s_b) = \frac{R^2 - r^2}{2R[R - r \cos(\zeta - s_b)]} \tag{4.3.12}$$

由 (4.3.10) 和 (4.3.11) 又可以得到

$$r \cos \zeta / R = t \cos s_b + (1-t) \cos s_t \tag{4.3.13}$$

$$r \sin \zeta / R = t \sin s_b + (1-t) \sin s_t \tag{4.3.14}$$

由 (4.3.13) 和 (4.3.14) 得到

$$\cos(s_t - s_b) = \left[\frac{r^2}{R^2} - t^2 - (1-t)^2 \right] \Big/ (2t - 2t^2) \tag{4.3.15}$$

从而有

$$\cos \left(\frac{s_t(x_1, x_2, s_b) - s_b}{2} \right) = \frac{r \sin(\zeta - s_b)}{\sqrt{R^2 + r^2 - 2Rr \cos(\zeta - s_b)}} \tag{4.3.16}$$

由螺旋线定义可知，螺旋扫描轨迹的函数表示形式具有连续可导性，可以推出 $s_t(x_0, y_0, s_b) \in C^1$，$t(x_0, y_0, s_b) \in C^1$。代入公式 (4.3.9) 得到

$$\hat{x}_3(x_1, x_2, s_b) = h_h s_b t(x_1, x_2, s_b) + h_h s_t(x_1, x_2, s_b)(1 - t(x_1, x_2, s_b)) \tag{4.3.17}$$

则上述命题成立等价于存在唯一的一组 s_b, s_t, t，使得

$$\hat{x}_3(x_1, x_2, s_b) = x_3 \tag{4.3.18}$$

由 $0 < s_t - s_b < 2\pi$ 可知，$\lim\limits_{s_b \to -\infty} \hat{x}_3(x_1, x_2, s_b) = -\infty < x_3$，$\lim\limits_{s_b \to \infty} \hat{x}_3(x_1, x_2, s_b) = \infty > x_3$，又 $\hat{x}_3(x_1, x_2, s_b)$ 为连续函数，则由根的存在性定理可知，$\hat{x}_3(x_1, x_2, s_b)$ 有解。

因为 $s_t(x_1, x_2, s_b) \in C^1$，$t(x_1, x_2, s_b) \in C^1$，则 $\hat{x}_3(x_1, x_2, s_b) \in C^1$。将公式 (4.3.13) 的两端对 s_b 求导，得到

$$\frac{\mathrm{d}(\hat{x}_3(x_1, x_2, s_b) - x_3)}{\mathrm{d}s_b} = h_h \left((s_b - s_t)\frac{\mathrm{d}t}{\mathrm{d}s_b} + t + (1 - t)\frac{\mathrm{d}s_t}{\mathrm{d}s_b} \right) \tag{4.3.19}$$

易知

$$\frac{\mathrm{d}t(x_1, x_2, s_b)}{\mathrm{d}s_b} = t \cot \frac{s_t - s_b}{2}, \quad \frac{\mathrm{d}s_t(x_1, x_2, s_b)}{\mathrm{d}s_b} = \frac{t}{1 - t} \tag{4.3.20}$$

将公式 (4.3.20) 代入公式 (4.3.19)，得到

$$\frac{\mathrm{d}(\hat{x}_3(x_1, x_2, s_b) - x_3)}{\mathrm{d}s_b} = 2h_h t \left(1 - \frac{s_t - s_b}{2} \cot \frac{s_t - s_b}{2} \right) > 0, \quad 0 < s_t - s_b < 2\pi \tag{4.3.21}$$

由公式 (4.3.21) 可知，$\hat{x}_3(x_1, x_2, s_b) - x_3$ 为单调递增函数，因此有且只有一组 (s_b, s_t, t) 使得 $\hat{x}_3(x_1, x_2, s_b) = x_3$，证毕。

4.3.2 Katsevich 重建算法理论

首先，X，Y，Z 为空间直角坐标系的三个轴，O 为坐标原点。螺旋线扫描轨迹定义如下：

$$C = \left\{ y \in \Re^3 \middle| y_1 = R\cos(s), y_2 = R\sin(s), y_3 = \frac{sh}{2\pi}, s \in \Re \right\} \tag{4.3.22}$$

其中，$R > 0$ 为螺旋线的半径，$h > 0$ 为螺旋线的螺距，s 为旋转的角度 (与 X 轴正向的夹角)。

物体 F 严格在螺旋线的内部，且

$$F \subseteq \left\{ \vec{x} \in \Re^3 | x_1^2 + x_2^2 \leqslant r^2 \right\}, \quad 0 < r < R \tag{4.3.23}$$

$$\Delta f(y, \beta) = \int_0^\infty f(y + t\beta)\mathrm{d}t, \quad \beta \in S^2 \tag{4.3.24}$$

其中，S^2 是位于 $\Re^3$ 空间中的单位球面，$\Delta f(y, \beta)$ 为射线源在 $y(s)$ 处，射线沿着 β 矢量方向时的投影数据。

$$\beta(s, \vec{x}) = \frac{\vec{x} - y(s)}{|\vec{x} - y(s)|}, \quad \vec{x} \in F, y(s) \in C \tag{4.3.25}$$

$$\Pi(\vec{x}, \zeta) = \{y \in \Re^3 | (y - \vec{x}) \cdot \zeta = 0\} \tag{4.3.26}$$

其中，$\Pi(\vec{x}, \zeta)$ 为过点 $\vec{x}$ 垂直于向量 ζ 的平面。

记 $I_{\mathrm{PI}}(\vec{x}) = [s_b(\vec{x}), s_t(\vec{x})]$，其中 $s_b(\vec{x})$ 和 $s_t(\vec{x})$ 为经过点 $\vec{x}$ 的 PI 线与螺旋线的两交点，即为 PI 线的根。用 $C_{\mathrm{PI}}(\vec{x}) = \{y(s) \in \Re^3 | s \in I_{\mathrm{PI}}(\vec{x})\}$ 表示穿过 $\vec{x}$ 的 PI 线两端点之间光源轨迹点的集合。定义以下集合：

$$\mathrm{Crit}(\vec{x}) = \{\zeta \in \Re^3 \backslash 0 | \Pi(\vec{x}, \zeta) \text{ 包含点 } y(s_b(\vec{x})) \text{ 和 } y(s_t(\vec{x})),$$

$$\text{或者 } \Pi(\vec{x}, \zeta) \text{ 与 } C_{\mathrm{PI}}(\vec{x}) \text{ 相切}\} \cup \{0\}$$

$$\Xi_1(\vec{x}) = \{\zeta \in \Re^3 | \zeta \notin \mathrm{Crit}(\vec{x}), \Pi(\vec{x}, \zeta) \text{ 与 } C_{\mathrm{PI}}(\vec{x}) \text{ 至少有一个交点}\}$$

$$\Xi_3(\vec{x}) = \Re^3 \backslash \{\Xi_1(\vec{x}) \cup \mathrm{Crit}(\vec{x})\}$$

$$\Xi_\psi(\vec{x}) = \{\zeta \in \Re^3 | \zeta = \lambda u(s, \vec{x}), s \in C_{\mathrm{PI}}(\vec{x}), \lambda \in \Re\}$$

$$\Re^3 = \mathrm{Crit}(\vec{x}) \cup \Xi_1(\vec{x}) \cup \Xi_3(\vec{x})$$

任取一函数 $\psi \in C^\infty([0, 2\pi])$，且满足

$$\psi(0) = 0, \quad 0 < \psi'(t) < 1, \quad t \in [0, 2\pi]$$

令

$$s_1 = \begin{cases} \psi(s_2 - s_0) + s_0, & s_0 \leqslant s_2 \leqslant s_0 + 2\pi \\ \psi(s_0 - s_2) + s_2, & s_0 - 2\pi \leqslant s_2 \leqslant s_0 \end{cases}$$

$$u(s_0, s_2) = \begin{cases} \dfrac{(y(s_1) - y(s_0)) \times (y(s_2) - y(s_0))}{|(y(s_1) - y(s_0)) \times (y(s_2) - y(s_0))|} \mathrm{sgn}(s_2 - s_0), & 0 < |s_2 - s_0| < 2\pi \\ \dfrac{y'(s_0) \times y''(s_0)}{|y'(s_0) \times y''(s_0)|}, & s_2 = s_0 \end{cases}$$

$$\tag{4.3.27}$$

其中，sgn 代表符号函数。

$\Pi(s_2)$ 为经过点 $y(s_0)$，$y(s_2)$，$y(s_1(s_0, s_2))$ 的平面。当 $s_2 = s_0$ 时，$\Pi(s_2)$ 为过点 $y(s_0)$，方位矢量平行于 $y'(s_0)$，$y''(s_0)$ 的平面。

下面是锥束螺旋 Katsevich 算法的重建公式及证明。

定理 4.3.2 对于函数 $f \in C_0^\infty(U)$，有

$$f(\vec{x}) = -\frac{1}{2\pi^2} \int_{I_{\mathrm{PI}}(\vec{x})} \frac{1}{|\vec{x} - y(s)|} \int_0^{2\pi} \frac{\partial}{\partial q} \Delta f(y(q), \Theta(s, \vec{x}, \gamma)) \bigg|_{q=s} \frac{\mathrm{d}\gamma}{\sin\gamma} \mathrm{d}s \quad (4.3.28)$$

其中 $e(s, \vec{x}) = \beta(s, \vec{x}) \times u(s, \vec{x})$，$\Theta(s, \vec{x}, \gamma) = \cos(\gamma)\beta(s, \vec{x}) + \sin(\gamma)e(s, \vec{x})$。

设 f 的傅里叶变换为

$$\hat{f}(\zeta) = \frac{1}{(2\pi)^n} \int_{\Re^n} f(\vec{x}) \mathrm{e}^{-\mathrm{j}\vec{x}\cdot\zeta} \mathrm{d}\vec{x} \quad (4.3.29)$$

f 的傅里叶逆变换为

$$\tilde{f}(\zeta) = \int_{\Re^n} f(\vec{x}) \mathrm{e}^{\mathrm{j}\vec{x}\cdot\zeta} \mathrm{d}\vec{x} \quad (4.3.30)$$

证明

$$\int_0^{2\pi} \frac{\partial}{\partial q} \Delta f(y(q), \Theta(s, \vec{x}, \gamma)) \bigg|_{q=s} \frac{\mathrm{d}\gamma}{\sin\gamma}$$

$$= \int_0^{2\pi} \frac{\partial}{\partial q} \int_0^\infty f(y(q) + t(\cos(\gamma)\beta(s, \vec{x}) + \sin(\gamma)e(s, \vec{x}))) \bigg|_{q=s} \frac{1}{t\sin\gamma} t\mathrm{d}t\mathrm{d}\gamma \quad (4.3.31)$$

令 $u = t(\cos(\gamma)\beta(s, \vec{x}) + \sin(\gamma)e(s, \vec{x}))$，代入 (4.3.31) 得

$$\int_0^{2\pi} \frac{\partial}{\partial q} \Delta f(y(q), \Theta(s, \vec{x}, \gamma)) \bigg|_{q=s} \frac{\mathrm{d}\gamma}{\sin\gamma}$$

$$= \int_{\Re^2} \frac{\partial}{\partial q} f(y(q) + u) \bigg|_{q=s} \frac{\mathrm{d}u}{u \cdot e(s, \vec{x})}$$

$$= \int_{\Re^2} \frac{\partial}{\partial q} \left[\frac{1}{(2\pi)^3} \int_{\Re^3} \tilde{f}(\zeta) \mathrm{e}^{-\mathrm{j}\zeta\cdot(y(q)+u)} \mathrm{d}\zeta \right] \bigg|_{q=s} \frac{\mathrm{d}u}{u \cdot e(s, \vec{x})}$$

$$= \frac{1}{(2\pi)^3} \int_{\Re^3} \tilde{f}(\zeta) \int_{\Re^2} \frac{\partial}{\partial q} \mathrm{e}^{-\mathrm{j}\zeta\cdot(y(q)+u)} \bigg|_{q=s} \frac{1}{u \cdot e(s, \vec{x})} \mathrm{d}u\mathrm{d}\zeta \quad (4.3.32)$$

假定 $\zeta_1 \times \beta(s, \vec{x}) = \zeta_2 \times e(s, \vec{x}) = 0$，代入 (4.3.32) 得到

$$\int_0^{2\pi} \frac{\partial}{\partial q} \Delta f(y(q), \Theta(s, \vec{x}, \gamma)) \bigg|_{q=s} \frac{\mathrm{d}\gamma}{\sin\gamma}$$

$$= \frac{1}{(2\pi)^3} \int_{\Re^3} \tilde{f}(\zeta)(-\mathrm{j}\zeta \cdot y'(s)) \mathrm{e}^{-\mathrm{j}\zeta\cdot y(s)} \int_{\Re^2} \mathrm{e}^{-\mathrm{j}\zeta\cdot u} \frac{1}{u \cdot e(s, \vec{x})} \mathrm{d}u\mathrm{d}\zeta \quad (4.3.33)$$

令 $u = u_1\beta(s,\vec{x}) + u_2 e(s,\vec{x})$，代入 (4.3.33) 得

$$\int_0^{2\pi} \frac{\partial}{\partial q} \Delta f(y(q), \Theta(s,\vec{x},\gamma))\Big|_{q=s} \frac{\mathrm{d}\gamma}{\sin\gamma}$$

$$= \frac{1}{(2\pi)^3} \int_{\Re^3} \tilde{f}(\zeta)(-\mathrm{j}\zeta \cdot y'(s))\mathrm{e}^{-\mathrm{j}\zeta \cdot y(s)} \int_{\Re} \mathrm{e}^{-\mathrm{j}\zeta \cdot u_1}\mathrm{d}u_1 \int_{\Re} \mathrm{e}^{-\mathrm{j}\zeta \cdot u_2}\mathrm{d}u_2\mathrm{d}\zeta$$

$$= \frac{1}{(2\pi)^3} \int_{\Re^3} \tilde{f}(\zeta)(-\mathrm{j}\zeta \cdot y'(s))\mathrm{e}^{-\mathrm{j}\zeta \cdot y(s)}[(2\pi\delta(\zeta_1))(-\mathrm{j}\pi\mathrm{sgn}(\zeta_2))]\mathrm{d}\zeta$$

$$= -\frac{2\pi^2}{(2\pi)^3} \int_{\Re^3} \tilde{f}(\zeta)(\zeta \cdot y'(s))\mathrm{e}^{-\mathrm{j}\zeta \cdot y(s)}\delta(\zeta_1)\mathrm{sgn}(\zeta_2)\mathrm{d}\zeta$$

$$= -\frac{1}{4\pi} \int_{\Re^3} \tilde{f}(\zeta)(\zeta \cdot y'(s))\mathrm{e}^{-\mathrm{j}\zeta \cdot y(s)}\delta(\zeta \cdot \beta(s,\vec{x}))\mathrm{sgn}(\zeta \cdot e(s,\vec{x}))\mathrm{d}\zeta$$

$$= -\frac{|\vec{x} - y(s)|}{4\pi} \int_{\Re^3} \tilde{f}(\zeta)(\zeta \cdot y'(s))\mathrm{e}^{-\mathrm{j}\zeta \cdot y(s)}\delta(\zeta \cdot (\vec{x} - y(s)))\mathrm{sgn}(\zeta \cdot e(s,\vec{x}))\mathrm{d}\zeta$$

$$(4.3.34)$$

考虑反投影公式

$$(Bf)(\vec{x}) = -\frac{1}{2\pi^2} \int_{I_{\mathrm{PI}}(\vec{x})} \frac{1}{|\vec{x} - y(s)|} \int_0^{2\pi} \frac{\partial}{\partial q} \Delta f(y(q), \Theta(s,\vec{x},\gamma))\Big|_{q=s} \frac{\mathrm{d}\gamma}{\sin\gamma}\mathrm{d}s$$

$$(4.3.35)$$

将 (4.3.34) 代入 (4.3.35) 得

$$(Bf)(\vec{x})$$

$$= -\frac{1}{2\pi^2} \int_{I_{\mathrm{PI}}(\vec{x})} \frac{1}{|\vec{x} - y(s)|}$$

$$\times \left[-\frac{|\vec{x} - y(s)|}{4\pi} \int_{\Re^3} \tilde{f}(\zeta)(\zeta \cdot y'(s))\mathrm{e}^{-\mathrm{j}\zeta \cdot y(s)}\delta(\zeta \cdot (\vec{x} - y(s)))\mathrm{sgn}(\zeta \cdot e(s,\vec{x}))\mathrm{d}\zeta \right]\mathrm{d}s$$

$$= -\frac{1}{(2\pi)^3} \int_{I_{\mathrm{PI}}(\vec{x})} \int_{\Re^3} \tilde{f}(\zeta)(\zeta \cdot y'(s))\mathrm{e}^{-\mathrm{j}\zeta \cdot y(s)}\delta(\zeta \cdot (\vec{x} - y(s)))\mathrm{sgn}(\zeta \cdot e(s,\vec{x}))\mathrm{d}\zeta\mathrm{d}s$$

$$= -\frac{1}{(2\pi)^3} \int_{\zeta \notin \mathrm{Crit}(\vec{x}) \cup \Xi_\Psi(\vec{x})} \tilde{f}(\zeta)\mathrm{e}^{-\mathrm{j}\zeta \cdot \vec{x}}\mathrm{d}\zeta$$

$$\cdot \int_{I_{\mathrm{PI}}(\vec{x})} (\zeta \cdot y'(s))\delta(\zeta \cdot (\vec{x} - y(s)))\mathrm{sgn}(\zeta \cdot e(s,\vec{x}))\mathrm{e}^{\mathrm{j}\zeta \cdot (\vec{x} - y(s))}\mathrm{d}s$$

$$= -\frac{1}{(2\pi)^3} \int_{\zeta \notin \mathrm{Crit}(\vec{x}) \cup \Xi_\Psi(\vec{x})} \tilde{f}(\zeta)\mathrm{e}^{-\mathrm{j}\zeta \cdot \vec{x}} \sum_{s_i \in I_{\mathrm{PI}}(\vec{x})} \mathrm{sgn}(\zeta \cdot y'(s_i))\mathrm{sgn}(\zeta \cdot e(s_i,\vec{x}))\mathrm{d}\zeta$$

$$= -\frac{1}{(2\pi)^3} \int_{\zeta \notin \mathrm{Crit}(\vec{x}) \cup \Xi_\Psi(\vec{x})} \tilde{f}(\zeta) \mathrm{e}^{-\mathrm{j}\zeta \cdot \vec{x}} \mathrm{d}\zeta$$

$$= -\frac{1}{(2\pi)^3} \int_{\Re^3} \tilde{f}(\zeta) \mathrm{e}^{-\mathrm{j}\zeta \cdot \vec{x}} \mathrm{d}\zeta$$

$$= f(\vec{x}) \tag{4.3.36}$$

证毕。

4.3.3 锥束螺旋 Katsevich 重建算法实现的几个关键问题

设 X，Y，Z 为空间直角坐标系的三个轴，O_0 为坐标原点。从射线源焦点作旋转轴中心线的垂线，该垂线与面阵探测器垂直相交，交点记为 O，此时 O 点恰为面阵探测器的中心。以 O 为原点，探测器横向为 U 轴、纵向为 V 轴建立探测器坐标系 UOV。射线源到探测器的距离为 D，探测器上某点的坐标可用 (u,v) 表示。如图 4.3.2 所示，矢量 d_3 垂直于面阵探测器，d_2 平行于面阵探测器的纵轴 V，d_1 平行于探测器的横轴 U。设射线源焦点与面阵探测器围绕物体作同步旋转，则

$$d_1 = (-\sin s, \cos s, 0), \quad d_2 = (0, 0, 1), \quad d_3 = (-\cos s, -\sin s, 0) \tag{4.3.37}$$

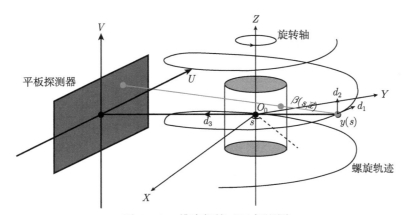

图 4.3.2 锥束螺旋 CT 投影图

锥束螺旋 Katsevich 重建算法的公式可以分解如下

$$f(\vec{x}) = -\frac{1}{2\pi^2} \int_{I_{\mathrm{PI}}(\vec{x})} \frac{1}{|\vec{x} - y(s)|} \Phi(s, \beta(s, \vec{x})) \mathrm{d}s \tag{4.3.38}$$

其中

$$\Phi(s, \beta(s, \vec{x})) = \int_0^{2\pi} \frac{\partial}{\partial q} \Delta f(y(q), \Theta(s, \vec{x}, \gamma)) \bigg|_{q=s} \frac{\mathrm{d}\gamma}{\sin \gamma} \tag{4.3.39}$$

既然 $e(s,\beta) \cdot \beta = 0$，$|e(s,\beta)| = 1$，则有

$$\beta = (\cos\theta, \sin\theta), \quad e(s,\beta) = (-\sin\theta, \cos\theta), \quad \beta, e(s,\beta) \in \Pi(s_2)$$

$$\Phi(s,\beta) = \int_0^{2\pi} \frac{\partial}{\partial q} Df(y(q), (\cos(\theta+\gamma), \sin(\theta+\gamma)))\Big|_{q=s} \frac{\mathrm{d}\gamma}{\sin\gamma} \tag{4.3.40}$$

锥束螺旋 Katsevich 重建算法实现的几个关键问题如下：

(1) 投影数据导数的推导。设螺旋锥束投影数据为 $g(s,u,v)$，有

$$\frac{\mathrm{d}}{\mathrm{d}s} g(s,u,v) = \frac{\partial g}{\partial s} + \frac{\partial g}{\partial u} \frac{\partial u}{\partial s} + \frac{\partial g}{\partial v} \frac{\partial v}{\partial s} \tag{4.3.41}$$

又

$$u = \frac{\Delta\beta \cdot d_1}{\beta \cdot d_3}, \quad v = \frac{\Delta\beta \cdot d_2}{\beta \cdot d_3} \tag{4.3.42}$$

则

$$\frac{\partial u}{\partial s} = \left(\frac{\Delta\beta \cdot d_1}{\beta \cdot d_3}\right)' = \frac{\Delta\beta \cdot d_1'}{\beta \cdot d_3} - \frac{\Delta\beta \cdot d_1 \beta \cdot d_3'}{(\beta \cdot d_3)^2} \tag{4.3.43}$$

$$\frac{\partial v}{\partial s} = \left(\frac{\Delta\beta \cdot d_2}{\beta \cdot d_3}\right)' = \frac{\Delta\beta \cdot d_2'}{\beta \cdot d_3} - \frac{\Delta\beta \cdot d_2 \beta \cdot d_3'}{(\beta \cdot d_3)^2} \tag{4.3.44}$$

而 $d_1' = d_3$，$d_3' = -d_1$，$d_2' = 0$，故

$$\frac{\partial u}{\partial s} = \frac{\Delta\beta \cdot d_3}{\beta \cdot d_3} + \frac{\Delta(\beta \cdot d_1)^2}{(\beta \cdot d_3)^2}, \quad \frac{\partial v}{\partial s} = \frac{\Delta\beta \cdot d_2 \beta \cdot d_1}{(\beta \cdot d_3)^2} \tag{4.3.45}$$

因此有

$$\frac{\partial u}{\partial s} = \frac{D^2 + u^2}{D}, \quad \frac{\partial v}{\partial s} = \frac{uv}{D} \tag{4.3.46}$$

代入求导公式得

$$\frac{\mathrm{d}}{\mathrm{d}s} g(s,u,v) = \left(\frac{\partial}{\partial s} + \frac{D^2 + u^2}{D} \frac{\partial}{\partial u} + \frac{uv}{D} \frac{\partial}{\partial v}\right) g(s,u,v) \tag{4.3.47}$$

记 $\dfrac{\mathrm{d}}{\mathrm{d}s} g(s,u,v)$ 为 $D_g(s,u,v)$，则

$$D_g(s,u,v) = \left(\frac{\partial}{\partial s} + \frac{D^2 + u^2}{D} \frac{\partial}{\partial u} + \frac{uv}{D} \frac{\partial}{\partial v}\right) g(s,u,v) \tag{4.3.48}$$

$D_g(s, u, v)$ 为投影数据 $g(s, u, v)$ 对旋转角度 s 求导后的数据。

(2) 滤波线方程的推导及滤波过程分解。由前面可知，令 $\psi(t) = t/2$ 即可满足函数 ψ 的条件，且有 $s_1 = (s + s_2)/2$，$s_1 \in [s - \pi + 0.5\Delta, s + \pi - 0.5\Delta]$，$s_2 \in [s - 2\pi + \Delta, s + 2\pi - \Delta]$，$\Delta = 2\arccos(r/R)$。

① 滤波线方程的推导。滤波线方程为由 $y(s)$，$y(s_1)$，$y(s_2)$ 决定的平面和探测器平面的交线。由于滤波函数满足线性不变性，不妨令 $s = 0$，则 $y(s)$，$y(s_1)$，$y(s_2)$ 表达如下

$$y(s) = (R, 0, 0)$$
$$y(s_1) = \left(R\cos(s_1), R\sin(s_1), \frac{hs_1}{2\pi} \right)$$
$$y(s_2) = \left(R\cos(2s_1), R\sin(2s_1), \frac{hs_1}{\pi} \right) \tag{4.3.49}$$

则由 $y(s)$，$y(s_1)$，$y(s_2)$ 所决定平面的法向量为

$$(y(s_1) - y(s)) \times (y(s_2) - y(s)) = 2R(1 - \cos s_1) \left(\frac{hs_1}{2\pi}\sin s_1, \frac{hs_1}{2\pi}\cos s_1, R\sin s_1 \right) \tag{4.3.50}$$

因此当 $s_1 \neq 0$ 时，由 $y(s)$，$y(s_1)$，$y(s_2)$ 决定的平面为

$$(x - y(s)) \cdot \left(\frac{hs_1}{2\pi}\sin s_1, \frac{hs_1}{2\pi}\cos s_1, R\sin s_1 \right) = 0 \tag{4.3.51}$$

该平面与探测器平面的交线可求出滤波线方程为

$$v = \frac{Dhs_1}{2\pi R} + \frac{hs_1\cot(s_1)}{2\pi R}u \tag{4.3.52}$$

特别地，当 $s_1 = 0$ 时，得到 $v = \dfrac{h}{2\pi R}u$。

综上，得到滤波线方程为

$$v = \frac{Dh(s_1 - s)}{2\pi R} + \frac{h(s_1 - s)\cot(s_1 - s)}{2\pi R} \tag{4.3.53}$$

滤波线用 $L(s_1)$ 表示，如图 4.3.3 所示。

② 滤波过程分解。当旋转角度 s 与矢量方向 β 确定时，由矢量 β 决定的射线与探测器平面的交点记为 P，该点在直角坐标系 UOV 上的坐标记为 (u, v)，则

存在一条滤波线 $L(s_1)$ 经过该点。选取 $L(s_1)$ 上另一点 P_1, 坐标记为 $(\tilde{u}, \tilde{v})$, 直线 OP 与直线 OP_1 的夹角为 γ, 见图 4.3.4, 有

$$|\sin \gamma| = \frac{|OP \times OP_1|}{|OP| \cdot |OP_1|} = \frac{\sqrt{(\tilde{u} - u)^2 D^2 + (\tilde{v} - v)^2 D^2 + (u\tilde{v} - \tilde{u}v)^2}}{|OP| \cdot |OP_1|}$$

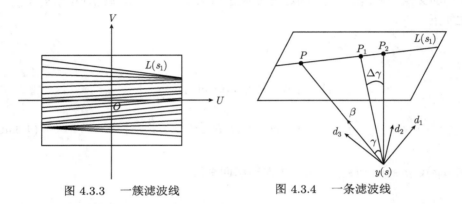

图 4.3.3   一簇滤波线   图 4.3.4   一条滤波线

又 (u, v) 和 $(\tilde{u}, \tilde{v})$ 构成的直线 $L(s_1)$ 满足滤波线方程, 故有

$$\sin \gamma = \frac{(\tilde{u} - u) D C_{s, s_1}}{|OP| \cdot |OP_1|} \tag{4.3.54}$$

当 s 与 s_1 固定时, C_{s, s_1} 为常量, 而且有

$$C_{s, s_1} = \sqrt{1 + \left(\frac{h(s_1 - s)}{2\pi R \sin(s_1 - s)}\right)^2}$$

假设点 $P_2 \in L(s_1)$ 离点 P_1 很近, 坐标记为 $(\tilde{\tilde{u}}, \tilde{\tilde{v}})$, 直线 OP_1 与直线 OP_2 的夹角为 $\Delta\gamma$, 则

$$\sin(\Delta\gamma) = \frac{(\tilde{\tilde{u}} - \tilde{u}) D C_{s, s_1}}{|OP_1| \cdot |OP_2|}$$

因此可得

$$\frac{\sin(\Delta\gamma)}{\sin \gamma} = \frac{(\tilde{\tilde{u}} - \tilde{u}) |OP|}{(\tilde{u} - u) |OP_2|} \tag{4.3.55}$$

当 $\Delta\gamma$ 很小时, 有 $\Delta\gamma \approx \sin(\Delta\gamma)$, 故

$$\frac{\mathrm{d}\gamma}{\sin \gamma} = \frac{\mathrm{d}\tilde{u} |OP|}{(\tilde{u} - u) |OP_1|} = \frac{\sqrt{D^2 + u^2 + v^2} \mathrm{d}\tilde{u}}{(\tilde{u} - u) \sqrt{D^2 + \tilde{u}^2 + \tilde{v}^2}} \tag{4.3.56}$$

滤波函数转变为

$$\Phi(s, u, v) = \int_{-\infty}^{\infty} D_g(s, \tilde{u}, \tilde{v}) \frac{\sqrt{D^2 + u^2 + v^2}}{D^2 + \tilde{v}^2(\tilde{u} - u) + \tilde{u}^2} \mathrm{d}\tilde{u} \qquad (4.3.57)$$

由上式看出，滤波过程可分解为以下几个步骤：

$$\Phi^{(1)}(s, u, v) = D_g(s, u, v) \frac{D}{\sqrt{D^2 + u^2 + v^2}} \qquad (4.3.58)$$

$$\Phi^{(2)}(s, u, v) = \int_{-\infty}^{\infty} \Phi^{(1)}(s, \tilde{u}, \tilde{v}) \frac{1}{\tilde{u} - u} \mathrm{d}\tilde{u} \qquad (4.3.59)$$

$$\Phi^{(3)}(s, u, v) = \frac{\sqrt{D^2 + u^2 + v^2}}{D} \Phi^{(2)}(s, u, v) \qquad (4.3.60)$$

③ 反投影中 PI 线求根的推导。由公式 (4.3.12) 和 (4.3.15) 可以推出

$$t(x_1, x_2, s_b) = \frac{R^2 - r^2}{2R[R - r\cos(\zeta - s_b)]} \qquad (4.3.61)$$

$$s_t(x_1, x_2, s_b) - s_b = 2\mathrm{arc}\cos\left(\frac{r_0 \sin(\zeta - s_b)}{\sqrt{R^2 + r_0^2 - 2Rr_0 \cos(\zeta - s_b)}}\right) \qquad (4.3.62)$$

结合公式 (4.3.3)，可以求出 PI 线与螺旋线的交点 s_b, s_t。

锥束螺旋 Katsevich 算法是首次提出的一种锥束螺旋滤波反投影精确重建算法，此算法弥补了 FDK 算法和 Grangeat 算法的缺点：首先，它是一种滤波反投影重建算法，因此重建效率较高；其次，它是一种精确重建算法，其理论的精确性保证了重建图像的质量较好。

4.4 BPF 重建算法

2004 年，美国芝加哥大学以潘晓川教授为首的课题组提出了基于反投影滤波 (backprojection filtration，BPF) 的 CT 精确重建算法 (Zou et al.，2004a，2004b，2004c；Pan et al.，2004)。该方法只需要理论上最少的投影数据就能够精确重建出物体的断层图像。BPF 重建算法是基于 PI 线的重建算法。当 PI 线的两个端点在物体支撑外时，BPF 重建算法能够精确重建出 PI 线上的 CT 图像。BPF 算法最重要的贡献在于成功地解决了从沿探测器方向截断的投影数据进行 CT 精确重建的问题。因此，通过 BPF 算法能够设计出针对目标的感兴趣区域成像策略，减少成像扫描及重建时间、辐照剂量和散射光子。

BPF 精确重建算法是继 Katsevich 算法以后的另一个重要的锥束 CT 精确重建算法。BPF 算法具有鲜明的数学和物理上的特点，该算法的数学证明和推导

自成体系，同时具有直观明了的物理概念支持。另外，该算法虽然是针对螺旋锥束 CT 提出的，但 BPF 算法本身的特点使得该算法能够方便直观地扩展到其他形式的锥束扫描轨道的 CT 精确重建中 (Noo et al.，2004)。2006 年，Yu 等将 BPF 重建算法扩展到锥束圆扫描轨迹的重建中 (Yu et al.，2005，2006)。

4.4.1　BPF 重建算法理论

我们定义光源轨迹和探测器配置关系。如图 4.4.1 所示，可以用一个随路径 s 变化的矢量函数 $\vec{r}_0(s)$ 来描述一般扫描轨迹，其隐式定义如下式：

$$\left|\frac{\vec{r}_0(s)}{\mathrm{d}s}\right| = 1 \tag{4.4.1}$$

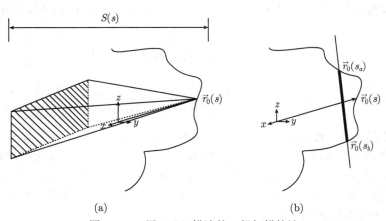

(a)　　　　　　　　　　　　　　　　　(b)

图 4.4.1　用 $\vec{r}_0(s)$ 描述的一般扫描轨迹

我们用 $S(s)$ 来代表轨迹上的点 s 到探测器平面的距离。右图与扫描轨迹相交于 s_a 和 s_b 的直线被定义为弦线。位于 $\vec{r}_0(s_a)$ 和 $\vec{r}_0(s_b)$ 间的弦线部分定义为弦线段 (用粗线段来表示)。注意扫描轨迹可以包含不可微分的有限数目的节点。

路径提供了一个可以把扫描轨迹上所有点标识出来的自然系数。以下的重建理论需要利用光源在某一位置的轨迹微分。用路径作系数可以避免出现坐标奇点和多值现象。对于探测器我们指定平板探测器，并且光源到探测器中点连线垂直于探测器平面。

如图 4.4.1 (b) 所示，弦线定义为与扫描轨迹分别相交于两点 $\vec{r}_0(s_a)$ 和 $\vec{r}_0(s_b)$ 的直线，不失一般性，可以假设 $s_a \leqslant s_b$，并且把 $s \in [s_a, s_b]$ 定义为扫描轨迹段。我们可以用

$$\vec{e}_c = \frac{\vec{r}(s_b) - \vec{r}(s_a)}{|\vec{r}(s_b) - \vec{r}(s_a)|} \tag{4.4.2}$$

表示弦线的方向。弦线上的任意一点 $\vec{r}$ 可以表示为

$$\frac{1}{2}\left[\vec{r}(s_b) + \vec{r}(s_a)\right] + x_c\vec{e}_c, \quad x_c \in \mathbb{R} \tag{4.4.3}$$

另外，定义弦线段为弦线 $\vec{r}_0(s_a)$ 和 $\vec{r}_0(s_b)$ 间的线段。弦线段上的任意一点可以表示为

$$\frac{1}{2}\left[\vec{r}(s_b) + \vec{r}(s_a)\right] + x_c\vec{e}_c, \quad x_c \in [-l, l] \tag{4.4.4}$$

这里 $l = \frac{1}{2}\left|\vec{r}(s_b) - \vec{r}(s_a)\right|$ 代表弦线段的一半长度。对于螺旋轨迹扫描来说路径 s 和旋转角度 λ 是线性关系。当 s_a 和 s_b 在一圈之内，这里的弦线和弦线段就可以分别理解为 PI 线和 PI 线段。

假设扫描轨迹满足以下两个条件：(i) 扫描轨迹和研究的图像支撑圆柱体不相交 (扫描轨迹与被重建的物体不相交)；(ii) $\vec{r}_0(s)$ 是连续的并且对路径 s 是分段可微的 (一阶)。

我们可以给出目标函数的锥束投影表达式：

$$D(\vec{r}_0(s), \vec{\beta}) = \int_0^\infty \mathrm{d}t f(\vec{r}_0(s) + t\vec{\beta}) \tag{4.4.5}$$

其中单位矢量 $\vec{\beta}$ 是指过点 $\vec{r}\,'$ 的某一 X 射线的方向，写为

$$\vec{\beta} = \frac{\vec{r}\,' - \vec{r}_0(s)}{|\vec{r}\,' - \vec{r}_0(s)|} \tag{4.4.6}$$

$\vec{r}\,' \in \mathbb{R}^3$(三维矢量空间)。$D(\vec{r}_0(s), \vec{\beta})$ 是可测得的物理数据。考虑 $\vec{r}$ 是由 s_a 和 s_b 决定的弦线段上的一点。假设由 $s \in [s_a, s_b]$ 确定的扫描轨迹段存在 $N-1$ 个的结点。这些结点将该轨迹段分为 N 个互相连接的部分。用 $s_i(i \in [2, N])$ 来代表这些结点。可以证明对于弦线上的任一点 $\vec{r}$，物体函数 $f(\vec{r})$ 可以用下式精确重建：

$$f(\vec{r}) = \int_{\mathbb{R}^3} \mathrm{d}\vec{r}\,' K(\vec{r}, \vec{r}\,') g(\vec{r}\,') \tag{4.4.7}$$

式 (4.4.7) 的积分核函数 $K(\vec{r}, \vec{r}\,')$ 由下式给出：

$$K(\vec{r}, \vec{r}\,') = \frac{1}{2\pi\mathrm{j}} \int_{\mathbb{R}^3} \mathrm{d}\vec{\nu}\,\mathrm{sgn}(\vec{\nu} \cdot \vec{e}_c) \exp[2\pi\mathrm{j}\vec{\nu} \cdot (\vec{r} - \vec{r}\,')] \tag{4.4.8}$$

背投影函数一般表达式 $g(\vec{r}\,')$ 可以表示为

$$g(\vec{r}\,') = \int_{s_a}^{s_b} \frac{\mathrm{d}s}{|\vec{r}\,' - \vec{r}_0(s)|} \frac{\partial}{\partial q} \bar{D}(\vec{r}_0(q), \vec{\beta})\bigg|_{q=s}$$

$$= \sum_{i=1}^{N} \int_{s_i}^{s_{i+1}} \frac{\mathrm{d}s}{\left|\vec{r}' - \vec{r}_0(s)\right|} \frac{\partial}{\partial q} \bar{D}(\vec{r}_0(q), \vec{\beta})\bigg|_{q=s} \tag{4.4.9}$$

扩展数据函数定义为

$$\bar{D}(\vec{r}_0(s), \vec{\beta}) = D(\vec{r}_0(s), \vec{\beta}) - D(\vec{r}_0(s), -\vec{\beta}) \tag{4.4.10}$$

　　重建公式的证明如下:

　　在条件 (i) 和 (ii) 下，我们如下证明通过联立式 (4.4.7) 和式 (4.4.8)~(4.4.10) 可以推导出整个弦线的精确图像函数,同样可得到弦线段的图像函数。把式 (4.4.5) 代入式 (4.4.10)，扩展的数据函数就可以重新表达为

$$\bar{D}(\vec{r}_0(s), \vec{\beta}) = \int_{-\infty}^{\infty} \mathrm{d}t f(\vec{r}_0(s) + t\vec{\beta}) \tag{4.4.11}$$

$f_{\mathbb{R}}(\vec{r})$ 代表式 (4.4.7) 的右边部分。把式 (4.4.9) 和式 (4.4.11) 代入式 (4.4.7) 的右边部分，得到

$$f_{\mathbb{R}}(\vec{r}) = \int_{\mathbb{R}^3} \mathrm{d}\vec{r}' K(\vec{r}, \vec{r}') \sum_{i=1}^{N} \int_{s_i}^{s_{i+1}} \frac{\mathrm{d}s}{|\vec{r} - \vec{r}_0(s)|} \frac{\partial}{\partial q}$$

$$\times \int_{-\infty}^{\infty} \mathrm{d}t \,\mathrm{sgn}(t) f(\vec{r}_0(q) + t\vec{\beta}(\vec{r}, s))\bigg|_{q=s} \tag{4.4.12}$$

这里的 $\vec{r}$ 位于弦线上。把傅里叶变换 $F(\nu) = \int_{\mathbb{R}^3} \mathrm{d}\vec{r} f(\vec{r}) \times \exp[-2\pi \mathrm{j}\nu \cdot \vec{r}]$ 代入式 (4.4.12)，得到

$$f_{\mathbb{R}}(\vec{r})$$

$$= \int_{\mathbb{R}^3} \mathrm{d}\vec{r}\,' K(\vec{r}, \vec{r}\,') \sum_{i=1}^{N} \int_{s_i}^{s_{i+1}} \frac{\mathrm{d}s}{|\vec{r} - \vec{r}_0(s)|}$$

$$\times \int_{\mathbb{R}^3} \mathrm{d}\vec{\nu}\, 2\pi \mathrm{j} \left(\vec{\nu} \cdot \frac{\mathrm{d}\vec{r}_0(s)}{\mathrm{d}s}\right) \int_{-\infty}^{\infty} \mathrm{d}t \,\mathrm{sgn}(t) F(\vec{\nu}) \times \exp[2\pi \mathrm{j}\vec{\nu} \cdot (\vec{r}_0(s) + t\beta(\vec{r}\,', s))]$$

$$\tag{4.4.13}$$

用 $t'|\vec{r}\,' - \vec{r}_0(s)|$ 代替 t 并且利用式 (4.4.6) 可得

$$f_{\mathbb{R}}(\vec{r}) = \int_{\mathbb{R}^3} \mathrm{d}\vec{r}\,' K(\vec{r}, \vec{r}\,') \sum_{i=1}^{N} \int_{s_i}^{s_{i+1}} \mathrm{d}s \int_{\mathbb{R}^3} \mathrm{d}\vec{\nu}\, 2\pi \mathrm{j} \left(\vec{\nu} \cdot \frac{\mathrm{d}\vec{r}_0(s)}{\mathrm{d}s}\right)$$

$$\times \int_{-\infty}^{\infty} \mathrm{d}t' \mathrm{sgn}(t') F(\vec{\nu}) \exp\{2\pi\mathrm{j}\vec{\nu} \cdot [\vec{r}_0(s) + t'(\vec{r}\,' - \vec{r}_0(s))]\} \quad (4.4.14)$$

把式 (4.4.8) 代入式 (4.4.14) 得到

$$f_{\mathbb{R}}(\vec{r}) = \int_{\mathbb{R}^3} \mathrm{d}\vec{r}\,' \int_{\mathbb{R}^3} \mathrm{d}\vec{\nu}\,' \mathrm{sgn}(\nu' \cdot \vec{e}_c) \exp[2\pi\mathrm{j}\vec{\nu}' \cdot (\vec{r} - \vec{r}\,')]$$

$$\times \sum_{i=1}^{N} \int_{s_i}^{s_{i+1}} \mathrm{d}s \int_{-\infty}^{\infty} \mathrm{d}t' \mathrm{sgn}(t') \int_{\mathbb{R}^3} \mathrm{d}\vec{\nu} \left(\vec{\nu} \cdot \frac{\mathrm{d}\vec{r}_0(s)}{\mathrm{d}s}\right) F(\vec{\nu})$$

$$\times \exp\{2\pi\mathrm{j}\vec{\nu} \cdot [\vec{r}_0(s) + t'(\vec{r}\,' - \vec{r}_0(s))]\}$$

$$= \int_{\mathbb{R}^3} \mathrm{d}\vec{\nu}\,' \mathrm{sgn}(\nu' \cdot \vec{e}_c) \exp(2\pi\mathrm{j}\vec{\nu}' \cdot \vec{r})$$

$$\times \sum_{i=1}^{N} \int_{s_i}^{s_{i+1}} \mathrm{d}s \int_{-\infty}^{\infty} \mathrm{d}t' \mathrm{sgn}(t') \int_{\mathbb{R}^3} \mathrm{d}\vec{\nu} \left(\vec{\nu} \cdot \frac{\mathrm{d}\vec{r}_0(s)}{\mathrm{d}s}\right) F(\vec{\nu})$$

$$\times \exp[2\pi\mathrm{j}\vec{\nu} \cdot (\vec{r}_0(s) - t'\vec{r}_0(s))]\delta(\vec{\nu}' - t'\vec{\nu})$$

$$= \int_{\mathbb{R}^3} \mathrm{d}\vec{\nu}\,' \int_{-\infty}^{\infty} \mathrm{d}t' \mathrm{sgn}(t') \mathrm{sgn}(t'\nu \cdot \vec{e}_c) \exp(2\pi\mathrm{j}t'\nu \cdot \vec{r})$$

$$\times \sum_{i=1}^{N} \int_{s_i}^{s_{i+1}} \mathrm{d}s \int_{\mathbb{R}^3} \mathrm{d}\vec{\nu} \left(\vec{\nu} \cdot \frac{\mathrm{d}\vec{r}_0(s)}{\mathrm{d}s}\right) F(\vec{\nu})$$

$$\times \exp[2\pi\mathrm{j}\vec{\nu} \cdot (\vec{r}_0(s) - t'\vec{r}_0(s))]$$

$$= \int_{\mathbb{R}^3} \mathrm{d}\vec{\nu}\,\mathrm{sgn}(\vec{\nu} \cdot \vec{e}_c) \sum_{i=1}^{N} \int_{s_i}^{s_{i+1}} \mathrm{d}s \left(\vec{\nu} \cdot \frac{\mathrm{d}\vec{r}_0(s)}{\mathrm{d}s}\right) F(\vec{\nu})$$

$$\times \exp(2\pi\mathrm{j}\vec{\nu} \cdot \vec{r}_0(s))\delta(\vec{\nu} \cdot \vec{r} - \vec{\nu} \cdot \vec{r}_0(s)) \quad (4.4.15)$$

将 $\delta(x) = \dfrac{1}{2}[\mathrm{dsgn}(x)]/\mathrm{d}x$ 代入式 (4.4.15)，得到

$$f_{\mathbb{R}}(\vec{r}) = \int_{\mathbb{R}^3} \mathrm{d}\vec{\nu} F(\vec{\nu}) \exp(2\pi\mathrm{j}\vec{\nu} \cdot \vec{r}) \mathrm{sgn}(\vec{\nu} \cdot \vec{e}_c)$$

$$\times \sum_{i=1}^{N} \int_{s_i}^{s_{i+1}} \mathrm{d}s \left(-\frac{1}{2}\right) \frac{\mathrm{dsgn}(\vec{\nu} \cdot \vec{r} - \vec{\nu} \cdot \vec{r}_0(s))}{\mathrm{d}s}$$

$$= \int_{\mathbb{R}^3} \mathrm{d}\vec{\nu} F(\vec{\nu}) \exp(2\pi\mathrm{j}\vec{\nu} \cdot \vec{r}) \mathrm{sgn}(\vec{\nu} \cdot \vec{e}_c) \times \left(-\frac{1}{2}\right)$$

$$\times \sum_{i=1}^{N} \int_{s_i}^{s_{i+1}} \mathrm{d}s [\mathrm{sgn}(\vec{\nu} \cdot \vec{r} - \vec{\nu} \cdot \vec{r}_0(s_{i+1})) - \mathrm{sgn}(\vec{\nu} \cdot \vec{r} - \vec{\nu} \cdot \vec{r}_0(s_i))]$$

$$= \int_{\mathbb{R}^3} \mathrm{d}\vec{\nu} F(\vec{\nu}) \exp(2\pi \mathrm{j} \vec{\nu} \cdot \vec{r}) \mathrm{sgn}(\vec{\nu} \cdot \vec{e}_c)$$

$$\times \frac{1}{2}[\mathrm{sgn}(\vec{\nu} \cdot \vec{r} - \vec{\nu} \cdot \vec{r}_0(s_a)) - \mathrm{sgn}(\vec{\nu} \cdot \vec{r} - \vec{\nu} \cdot \vec{r}_0(s_b))] \tag{4.4.16}$$

这里 $s_a = s_1$，$s_b = s_{N+1}$。现在可以看到当 $\vec{r}$ 在弦线段上时，

$$f_{\mathbb{R}}(\vec{r}) = \int_{\mathbb{R}^3} \mathrm{d}\vec{\nu} F(\vec{\nu}) \times \exp[-2\pi \mathrm{j} \vec{\nu} \cdot \vec{r}] = f(\vec{r}) \tag{4.4.17}$$

并且当 $\vec{r}$ 位于弦线上而不在弦线段时，

$$f_{\mathbb{R}}(\vec{r}) = f(\vec{r}) = 0 \tag{4.4.18}$$

因此，对于弦线上的点 $\vec{r}$，

$$f_{\mathbb{R}}(\vec{r}) = f(\vec{r}) \tag{4.4.19}$$

证毕。

4.4.2　BPF 重建算法的显示表达式

重建算法的显式表达依赖于参考坐标系的选择。令 $\{u, v, w\}$ 代表由单位矢量为 $\vec{e}_u(s)$、$\vec{e}_v(s)$ 和 $\vec{e}_w(s)$ 旋转正交坐标系。假设旋转坐标系的原点为 $\vec{r}_0(s)$。我们选用一个法线方向和 $\vec{e}_w(s)$ 重合的二维探测器。如上所述，光源到探测器的距离为 $S(s)$。在探测器平面用 $\{u_d, v_d\}$ 表示旋转坐标系下某一点 (u, v, w) 的锥束投影。u_d 和 v_d 轴分别平行于 $\vec{e}_u(s)$ 和 $\vec{e}_v(s)$。探测器本身坐标系的原点为 $\vec{r}_0(s)$ 向探测器的垂直投影。这样探测器上的任何一点都可以用 (u_d, v_d) 来表达。于是很容易得到

$$u = -\frac{w}{S(s)} u_d, \quad v = -\frac{w}{S(s)} v_d \tag{4.4.20}$$

因为从 $\vec{r}_0(s)$ 发出的任一投影可以用 (u_d, v_d) 来表示，所以可以用 $P(u_d, v_d, s)$ 来表示 $D(\vec{r}_0(s), \vec{\beta})$，

$$P(u_d, v_d, s) = D(\vec{r}_0(s), \vec{\beta})$$

$$\frac{\partial}{\partial q} D(\vec{r}_0(s), \vec{\beta}) \bigg|_{q=s} = \frac{\mathrm{d}}{\mathrm{d}s} P(u_d, v_d, s) \bigg|_{\vec{\beta}} \tag{4.4.21}$$

这里的 $\vec{\beta}$ 满足条件：

$$\vec{\beta} = \frac{1}{A(u_d, v_d)}[u_d \hat{e}_u(s) + v_d e_v(s) - S(s)e_w(s)]$$

$$A(u_d, v_d) = \sqrt{u_d^2 + u_d^2 + S^2(s)} \tag{4.4.22}$$

对于由 s_a 和 s_b 指定的弦线段，我们考虑一个原点位于线段中点的坐标系 $\{x_c, y_c, z_c\}$。在这一坐标系中 x_c 轴与弦线重合，其单位矢量是 $\vec{e}_c$，y_c 和 z_c 两轴垂直于 x_c 轴。因此，由 s_a 和 s_b 确定的弦线上任何一点都可以用 (x_c, s_a, s_b) 来表示。我们可以用 $f_c(x_c, s_a, s_b)$ 和 $g_c(x_c, s_a, s_b)$ 来表示图像目标函数和弦线的背投影函数，即

$$f(\vec{r}) = f_c(x_c, s_a, s_b), \quad g(\vec{r}) = g_c(x_c, s_a, s_b) \tag{4.4.23}$$

用 $P(u_d, v_d, s)$ 来表达，由 s_a 和 s_b 确定的弦线的背投影图像是

$$g_c(x_c, s_a, s_b) = \int_{s_a}^{s_b} \mathrm{d}s \frac{\mathrm{sgn}[-\vec{\beta} \cdot \vec{e}_w(s)]}{|\vec{r}(x_c) - \vec{r}_0(s)|} \frac{\partial}{\partial s} P(u_d, v_d, s)\bigg|_{\vec{\beta}} \tag{4.4.24}$$

其中符号函数因子是由数据扩展函数引入的。对于弦线上的 $\vec{r}$，核函数 $K(\vec{r}, \vec{r}\,')$ 可以写成

$$K(\vec{r}, \vec{r}\,') = \frac{1}{2\pi\mathrm{j}} \int_{\mathbb{R}} \mathrm{d}v_c \mathrm{sgn}(v_c) \exp[2\pi\mathrm{j}v_c(x_c - x_c')]\delta(y_c')\delta(z_c')$$

$$= \frac{1}{2\pi^2(x_c - x_c')}\delta(y_c')\delta(z_c') \tag{4.4.25}$$

这里 $\vec{r}\,' \in \mathbb{R}^3$，$v_c$ 代表与 x_c 关联的空间频率。

把式 (4.4.25) 应用到式 (4.4.7) 得到

$$f_c(x_c, s_a, s_b) = \frac{1}{2\pi^2} \int_{\mathbb{R}} \frac{\mathrm{d}x_c'}{x_c - x_c'} g_c(x_c', s_a, s_b) \tag{4.4.26}$$

在这里 $x_c \in \mathbb{R}$。因此弦线的图像函数 $f_c(x_c, s_a, s_b)$ 是沿着弦线对背投影图像 $g_c(x_c',$ $s_a, s_b)$ 的希尔伯特变换。式 (4.4.26) 的结果提供了在整个弦线上根据背投影图像重建弦线段图像的算法。然而，以下通过研究图像支撑函数被局限在弦线段的这一条件，可以知道弦线段图像可以仅通过弦线段上的背投影获得。

用 x_{s1} 和 x_{s2} 来表示弦线段与图像支撑圆柱体相交的两个交点，并且定义为弦线段的支撑段。不失一般性，假设 $x_{s1} \leqslant x_{s2}$。根据扫描轨迹的条件 (i)，可以

得到 $[x_{s1}, x_{s2}] \subseteq [-l,\, l]$，也就是支撑段总在弦线段的内部。如图 4.4.2 所示。把式 (4.4.26) 的两端作关于 x_c 的希尔伯特变换，得到

$$g_c(x_c, s_a, s_b) = 2\int_{\mathbb{R}} \frac{\mathrm{d}x'_c}{x'_c - x_c} f_c(x'_c, s_a, s_b) = 2\int_{x_{c1}}^{x_{c2}} \frac{\mathrm{d}x'_c}{x'_c - x_c} f_c(x'_c, s_a, s_b) \quad (4.4.27)$$

这里 $x_c \in \mathbb{R}$，参数 x_{c1} 和 x_{c2} 分别满足 $x_{c1} \in (-\infty, x_{s1}]$ 和 $x_{c2} \in [x_{s2}, \infty)$。指定 $[x_{c1}, x_{c2}]$ 为背投影段。我们是通过当 $x_c \notin [x_{c1}, x_{c2}]$ 时 $f_c(x_c, s_a, s_b) = 0$ 的已知条件得到式 (4.4.27) 的最后一部分的。

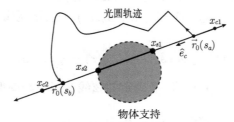

图 4.4.2   图像支撑线段 ($x_c \in [x_{s1}, x_{s2}]$) 和背投影线段 ($x_c \in [x_{c1}, x_{c2}]$)

式 (4.4.27) 结果代表了有限区间的希尔伯特变换，并可以得到它的反变换如下 (Yu et al.，2006；Tricomi，1951)：

$$f_c(x_c, s_a, s_b) = \frac{1}{2\pi^2} \frac{1}{\sqrt{(x_{c2} - x_c)(x_c - x_{c1})}}$$
$$\times \left[\int_{x_{c1}}^{x_{c2}} \frac{\mathrm{d}x'_c}{x_c - x'_c} \sqrt{(x_{c2} - x'_c)(x'_c - x_{c1})} \times g_c(x'_c, s_a, s_b) + C \right]$$
$$(4.4.28)$$

这里 $x_c \in [x_{c1}, x_{c2}]$。x_c 和 $\vec{r}$ 的关系由式 (4.4.3) 决定。常量 C 由下式给出

$$C = 2\pi \int_{x_{c1}}^{x_{c2}} f_c(x_c, s_a, s_b)\mathrm{d}x_c = 2\pi D(\vec{r}_0(s_a), \vec{e}_c) \quad (4.4.29)$$

因为式 (4.4.28) 的第二项是一个可以直接从测量数据获得的常量，对弦线段上图像进行重建的计算强度完全由计算式 (4.4.28) 的第一项确定。

通过修改第一项的表达形式，式 (4.4.28) 可以重新写为

$$f_c(x_c, s_a, s_b) = \frac{1}{2\pi^2} \frac{1}{\sqrt{(x_{c2} - x_c)(x_c - x_{c1})}}$$
$$\times \left[\int_{\mathbb{R}} \frac{\mathrm{d}x'_c}{x_c - x'_c} g_{\Pi}(x'_c, s_a, s_b) + 2\pi D(\vec{r}_0(s_a), \hat{e}_c) \right] \quad (4.4.30)$$

这里

$$g_\Pi(x_c', s_a, s_b) = \Pi_c(x_c')\sqrt{(x_{c2} - x_c')(x_c' - x_{c1})}g_c(x_c', s_a, s_b) \tag{4.4.31}$$

其中，如果 $x_c' \in [x_{c1}, x_{c2}]$，$\Pi_c(x_c') = 1$，如果 $x_c' \notin [x_{c1}, x_{c2}]$，$\Pi_c(x_c') = 0$。与式 (4.4.28) 的第一项 (在有限区间的希尔伯特变换) 相比，式 (4.4.30) 明显是在整个 x_c' 轴的位移不变滤波形式。这一变换有很重要的意义：这样可以利用快速傅里叶变换 (FFT) 技术进行快速希尔伯特变换。

从式 (4.4.31) 可以看出，弦线段上的图像可以完全从由 $x_c \in [x_{s1}, x_{s2}]$ 确定的支撑段的背投影信息精确获得，这就为从具有纵向截断和横向截断数据的投影数据进行弦的图像重建提供了基础。我们将这一算法称作背投影滤波 (BPF) 算法。因为它在对加权的背投影图像进行一维希尔伯特变换 (也就是对 x_c 积分) 前对修改过的数据进行背投影 (也就是为获得 $g_c(x_c', s_a, s_b)$ 对 s 积分)。

4.4.3 投影数据的求导

投影数据的导数可以写成以下表达式：

$$\left.\frac{\mathrm{d}P(u_d, v_d, s)}{\mathrm{d}s}\right|_{\vec{\beta}} = \left.\frac{\mathrm{d}u_d}{\mathrm{d}s}\right|_{\vec{\beta}}\frac{\partial P(u_d, v_d, s)}{\partial u_d} + \left.\frac{\mathrm{d}v_d}{\mathrm{d}s}\right|_{\vec{\beta}}\frac{\partial P(u_d, v_d, s)}{\partial v_d} + \frac{\partial P(u_d, v_d, s)}{\partial s} \tag{4.4.32}$$

和

$$\left.\frac{\mathrm{d}P(u_d, v_d, s)}{\mathrm{d}s}\right|_{\vec{r}} = \left.\frac{\mathrm{d}u_d}{\mathrm{d}s}\right|_{\vec{r}}\frac{\partial P(u_d, v_d, s)}{\partial u_d} + \left.\frac{\mathrm{d}v_d}{\mathrm{d}s}\right|_{\vec{r}}\frac{\partial P(u_d, v_d, s)}{\partial v_d} + \frac{\partial P(u_d, v_d, s)}{\partial s} \tag{4.4.33}$$

因此联立式 (4.4.32) 和 (4.4.33) 得到

$$\begin{aligned}\left.\frac{\mathrm{d}P(u_d, v_d, s)}{\mathrm{d}s}\right|_{\vec{\beta}} &= \left(\left.\frac{\mathrm{d}u_d}{\mathrm{d}s}\right|_{\vec{\beta}} - \left.\frac{\mathrm{d}u_d}{\mathrm{d}s}\right|_{\vec{r}}\right)\frac{\partial P(u_d, v_d, s)}{\partial u_d} \\ &\quad + \left(\left.\frac{\mathrm{d}v_d}{\mathrm{d}s}\right|_{\vec{\beta}} - \left.\frac{\mathrm{d}v_d}{\mathrm{d}s}\right|_{\vec{r}}\right)\frac{\partial P(u_d, v_d, s)}{\partial v_d} + \left.\frac{\mathrm{d}P(u_d, v_d, s)}{\mathrm{d}s}\right|_{\vec{r}}\end{aligned} \tag{4.4.34}$$

如式 (4.4.22) 有一个限制条件：

$$u_d\vec{e}_u(s) + v_d\vec{e}_v(s) - S(s)\vec{e}_w(s) = A(u_d, v_d)\vec{\beta} \tag{4.4.35}$$

将式 (4.4.35) 的两端微分得到

$$\left.\frac{\mathrm{d}u_d}{\mathrm{d}s}\right|_{\vec{\beta}} = S(s) + \frac{u_d}{S(s)}\left(u_d + \frac{\mathrm{d}S(s)}{\mathrm{d}s}\right)$$

$$\frac{\mathrm{d}v_d}{\mathrm{d}s}\bigg|_{\vec{\beta}} = \frac{v_d}{S(s)}\left(u_d + \frac{\mathrm{d}S(s)}{\mathrm{d}s}\right) \tag{4.4.36}$$

进一步，把 $\vec{\beta} = \vec{r}\,' - \vec{r}_0(s) / |\vec{r}\,' - \vec{r}_0(s)|$ 代入式 (4.4.36)，得到

$$\frac{\mathrm{d}u_d}{\mathrm{d}s}\bigg|_{\vec{r}} = S(s) + \frac{u_d}{S(s)}\left(u_d + \frac{\mathrm{d}S(s)}{\mathrm{d}s}\right)$$
$$- \left(\frac{\mathrm{d}\vec{r}_0(s)}{\mathrm{d}s}\cdot\vec{e}_u(s) + \frac{u_d}{S(s)}\frac{\mathrm{d}\vec{r}_0(s)}{\mathrm{d}s}\cdot\vec{e}_w(s)\right)\frac{A(u_d,v_d)}{|\vec{r}-\vec{r}_0(s)|}$$

$$\frac{\mathrm{d}v_d}{\mathrm{d}s}\bigg|_{\vec{r}} = \frac{v_d}{S(s)}\left(u_d + \frac{\mathrm{d}S(s)}{\mathrm{d}s}\right)$$
$$- \left(\frac{\mathrm{d}\vec{r}_0(s)}{\mathrm{d}s}\cdot\vec{e}_v(s) + \frac{v_d}{S(s)}\frac{\mathrm{d}\vec{r}_0(s)}{\mathrm{d}s}\cdot\vec{e}_w(s)\right)\frac{A(u_d,v_d)}{|\vec{r}-\vec{r}_0(s)|} \tag{4.4.37}$$

最后，把式 (4.4.36) 和 (4.4.37) 代入式 (4.4.34) 中得到

$$\frac{\partial}{\partial q}D(\vec{r}_0(q),\hat{\beta})\bigg|_{q=s} = \frac{\mathrm{d}P(u_d,v_d,s)}{\mathrm{d}s}\bigg|_{\hat{\beta}}$$
$$= \left(\frac{\mathrm{d}\vec{r}_0(s)}{\mathrm{d}s}\cdot\vec{e}_u(s) + \frac{u_d}{S(s)}\frac{\mathrm{d}\vec{r}_0(s)}{\mathrm{d}s}\cdot\vec{e}_w(s)\right)\frac{A(u_d,v_d)}{|\vec{r}-\vec{r}_0(s)|}\frac{\partial P(u_d,v_d,s)}{\partial u_d}$$
$$+ \left(\frac{\mathrm{d}\vec{r}_0(s)}{\mathrm{d}s}\cdot\vec{e}_v(s) + \frac{v_d}{S(s)}\frac{\mathrm{d}\vec{r}_0(s)}{\mathrm{d}s}\cdot\vec{e}_w(s)\right)\frac{A(u_d,v_d)}{|\vec{r}-\vec{r}_0(s)|}\frac{\partial P(u_d,v_d,s)}{\partial u_d}$$
$$+ \frac{\mathrm{d}P(u_d,v_d,s)}{\mathrm{d}s}\bigg|_{\vec{r}} \tag{4.4.38}$$

4.5   本 章 小 结

本章主要介绍了四种锥束投影重建算法：FDK 算法、Grangeat 算法、Katsevich 算法和 BPF 算法。FDK 算法是二维 FBP 算法推广到三维重建，是一种近似算法。在锥角比较小的情况下，FDK 算法的重建质量比较好，而且 FDK 算法重建效率很高，因此，在很多 CT 系统中得到了广泛应用。随着三维图像重建应用领域的拓展，人们对图像重建质量的要求越来越高，近似重建已经不能满足某些实际的需要，有必要研究精确重建算法，Grangeat 算法是一种精确重建算法，但是该算法实现比较烦琐，目前在实际 CT 中很少有应用。Katsevich 算法和 BPF 算法都是基于 PI 线的一类算法，这类算法和 FDK 算法的主要区别是，这类算法都是在 PI 线上进行反投影，而 FDK 算法是在圆周上进行反投影。因此 PI 线算法能处理短扫描问题，这对于提高重建效率和减少辐射剂量意义重大。

第 5 章 迭代重建算法

在前面几章，我们用了解析算法来解决图像重建问题。解析算法具有如下特点：

(1) 方程的导出是连续形式的，到实现时才予以离散化。

(2) 投影数据必须完备，分布必须均匀。相邻射线间等间隔，相邻投影角度等间隔，投影应覆盖 360° (若数据不完全，分布不均匀，会怎样？)。

(3) 积分路径为直线。

(4) 重建算法计算效率高，重建速度快。

迭代类算法是另一类重要的 CT 图像重建算法。虽然诸如滤波反投影 (filtered back projection，FBP) 算法一类的变换域方法由于其计算速度快、成像精度高等优点在生产实际中得到广泛应用，但在一些特殊的应用条件下，变换域方法并不能很好地满足要求。比如当投影数据不足或投影角度分布不均时，应用变换域方法往往无法得到较好质量的重建图像，而迭代类算法则可能是更好的选择。

5.1 解线性方程组

我们来看一个最简的例子。

假设 $f(x, y)$ 为一个 2×2 的矩阵，通过射线投影方程，我们可以得到 0° 和 90° 的投影，如图 5.1.1 所示。

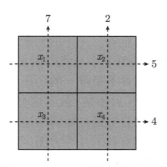

图 5.1.1 2×2 矩阵投影示意图

我们把这些矩阵元素重新排列，设为未知数 x_1, x_2, x_3, x_4，可以得到一个线性方程组：

$$\begin{cases} x_1 + x_2 = 5 \\ x_3 + x_4 = 4 \\ x_1 + x_3 = 7 \\ x_2 + x_4 = 2 \end{cases} \qquad (5.1.1)$$

写成矩阵形式:

$$\begin{cases} x_1 + x_2 + 0x_3 + 0x_4 = 5 \\ 0x_1 + 0x_2 + x_3 + x_4 = 4 \\ x_1 + 0x_2 + x_3 + 0x_4 = 7 \\ 0x_1 + x_2 + 0x_3 + x_4 = 2 \end{cases} \qquad (5.1.2)$$

令

$$X = [x_1, x_2, x_3, x_4]^{\mathrm{T}}, \quad P = [p_1, p_2, p_3, p_4]^{\mathrm{T}}, \quad A = \begin{bmatrix} 1 & 1 & 0 & 0 \\ 0 & 0 & 1 & 1 \\ 1 & 0 & 1 & 0 \\ 0 & 1 & 0 & 1 \end{bmatrix}$$

则

$$AX = P$$

由这个特例我们得到一般情况的表示。设二维图像 $f(x, y)$ 或三维图像 $f(x, y, z)$ 有 M 个像素, 投影数据 $p_\theta(s)$ 有 N 个测量值, 我们可以将 f 写成 M 维列矢量, 记为图像矢量 X, 将 $p_\theta(s)$ 写成 N 维列矢量, 记为投影矢量 P。可以建立一个线性方程组来描述像素与投影数据之间的关系:

$$AX = P \qquad (5.1.3)$$

其中, A 为 $N \times M$ 维投影系数矩阵, A 中的元素 a_{ij} 代表第 j 个像素对第 i 个投影值的贡献 (加权)。在上面的例子中, 我们定义这个 "贡献" 为投影射线在该像素内所截的线段的长度, 但它并不是唯一的。在实际的 CT 成像中, 我们可以将遇到的物理现象 (如系统的点扩展函数) 放到这个模型中。得到这样的一个数学模型后, 一个很直观的思路就是直接通过矩阵求逆来求解 X。

然而, 这种思路的问题主要有以下几个方面:

(1) 对于一个实际的成像问题来说, 矩阵 A 不总是方阵。通常情况下, 投影个数 (方程个数) N 不等于像素数 (未知数个数) M。

当 $N > M$ 时, 方程数大于未知数, 方程组是超定的, 即过确定情况。从数学意义上讲, 除非满足特定的条件, 否则可能无解。方程组无解的原因有很多, 比

如系数矩阵 A 不准确或投影测量数据 P 中引入了噪声。可以通过对最小二乘的目标函数进行优化来获得。建立如下目标函数：

$$J(X) = \|AX - P\|^2 = (AX - P)^{\mathrm{T}}(AX - P) \tag{5.1.4}$$

要使其达到最小，则对其求偏导数，并令偏导数为零，

$$\frac{\partial J(X)}{\partial X} = \frac{\partial\left(X^{\mathrm{T}}A^{\mathrm{T}}AX - X^{\mathrm{T}}A^{\mathrm{T}}P - P^{\mathrm{T}}AX + P^{\mathrm{T}}P\right)}{\partial X} = 2A^{\mathrm{T}}AX - 2A^{\mathrm{T}}P = 0 \tag{5.1.5}$$

从而得到最小二乘最优解，即误差平方和最小的解：

$$X = \left(A^{\mathrm{T}}A\right)^{-1}A^{\mathrm{T}}P \tag{5.1.6}$$

当 $N < M$ 时，方程数小于未知数，方程组是欠定的，即欠确定情况，可能有无穷多个解，但需要确定其中一个作为问题的最终解。

假设探测器的投影矩阵输出是 2880×2880，旋转 $360°$，每隔 $1°$ 采集 1 帧投影图像，整个圆周扫描可以获得的投影数据量是 $2880 \times 2880 \times 360$，约 3×10^9 个，而我们可以重建出的最大数据规模约为 $1660 \times 1660 \times 1660$，约 4.6×10^9 个。显然，要重建的未知数远大于可得的方程数。在数学上，严格来说，这个方程组是有无穷多个解的。那么，我们重建出来的那个解一定就是真实解吗？

通常取最小范数 (即最小模，最小能量) 解。用 Lagrange 乘数法在约束 $AX = P$ 的条件下求 $\|X\|^2$ 的极小值。构造目标函数：$L = \|X\|^2 + \Lambda(AX - P)$，其中，对角矩阵 $\Lambda = \mathrm{diag}(\lambda_1, \lambda_2, \cdots, \lambda_N)$ 的对角元素是 Lagrange 乘数，而 N 是投影射线数目。

对目标函数求偏导，并令偏导为零，可得

$$\begin{cases} 2X + A^{\mathrm{T}}\Lambda = 0 \\ AX = P \end{cases} \tag{5.1.7}$$

对 $2X + A^{\mathrm{T}}\Lambda = 0$ 左乘 A 而得到

$$2AX + AA^{\mathrm{T}}\Lambda = 0 \tag{5.1.8}$$

从中解出 Λ 并代入 $AX = P$，从而得到

$$L = -2\left(AA^{\mathrm{T}}\right)^{-1}AX = -2\left(AA^{\mathrm{T}}\right)^{-1}P \tag{5.1.9}$$

代入 $2X + A^{\mathrm{T}}\Lambda = 0$ 中解出 X，

$$X = -\frac{1}{2}A^{\mathrm{T}}L = A^{\mathrm{T}}\left(AA^{\mathrm{T}}\right)^{-1}P \tag{5.1.10}$$

即使矩阵 A 是个方阵, 其逆矩阵也不一定存在. 当矩阵 A 不是满秩的时候, 其逆矩阵就不存在. 解上例中的方程组便不难发现, 这个方程组可以有无穷多个解, 没有唯一解.

$$\begin{cases} x_1 = 3 \\ x_2 = 2 \\ x_3 = 4 \\ x_4 = 0 \end{cases}, \quad \begin{cases} x_1 = 5 \\ x_2 = 0 \\ x_3 = 2 \\ x_4 = 2 \end{cases}, \quad \begin{cases} x_1 = 4 \\ x_2 = 1 \\ x_3 = 3 \\ x_4 = 1 \end{cases}$$

都是方程的解.

(2) 在实际应用中, 矩阵 A 非常庞大, 无法使整个矩阵同时存储在计算机中. 一般像素数目 M 和射线投影数据 N 都很大, 直接求 $N \times M$ 维矩阵的逆矩阵运算量极大. 例如, 图像像素数 $M = 256 \times 256$, 取投影数据为 $N = M$, 则系数矩阵的维数 $N \times M \approx 4.3 \times 10^9$. 可以证明, 求 M^2 维矩阵的逆矩阵, 其运算次数为 M^3 次, 约为 2.8×10^{14} 次. 对三维图像像素 $M = 1660 \times 1660 \times 1660$, 约 4.6×10^9, 取投影数据为 $N = M$, 则系数矩阵的维数 $N \times M \approx 2.12 \times 10^{19}$, 则求逆矩阵的运算次数为 M^3 次, 约为 9.54×10^{28} 次. 对计算机的运算能力和存储能力都提出了挑战性的要求.

在实际运用中, 一个比较可行的方法是直接运用 A 和 A^{T} (而不是对 A 和 A^{T} 作变换) 的迭代的方法来找方程组的一个近似解. 常用的迭代方法一般分为两种: 代数迭代方法和统计迭代方法, 两种方法的共同点都是基于迭代来重建图像的. 迭代方法的主要步骤是: (I) 投影运算, 即计算原始估计解 (或上一轮迭代解) 的投影值; (II) 比较经过计算所得的投影值与实际测量值; (III) 反投影运算, 即把投影运算的结果与测量数据之间的差异映射到图像空间; (IV) 图像更新, 修正当前所估计的图像.

5.2　代数迭代重建算法

5.2.1　ART 算法

代数重建算法 (ART 算法) 最初是由 Kaczmarz 于 1937 年在求解相容线性方程组时提出的, 随后由 Tanabe 进一步阐明, Gordon, Bender, Herman 于 1970 年将其引入图像重建领域 (Gordon et al., 1970), Hounsfield 的第一台 CT 机实际上用的是 ART 算法. 经过多年的理论研究与实践, 证明迭代重建算法在某些方面有着变换法所不及的许多优点, 特别适用于投影数据不足、投影角度缺失, 以及投影间隔不均匀等场合.

ART 算法是基于 Kaczmarz 最先提出的 "投影方法"(method of projection), 其基本思想是给定重建区域一个初值, 一般为零, 再将所得投影值残差一个个沿

其射线方向均匀地反投影回去，不断地对图像进行校正，直到满足所需要求，然后结束迭代过程。算法可以在形式上写成

$$x^{\text{next}} = x^{\text{current}} + \text{Backproject}_{\text{ray}}\left\{\frac{\text{Measurement}_{\text{ray}} - \text{Project}_{\text{ray}}\left(x^{\text{current}}\right)}{\text{Normalization}_{\text{Factor}}}\right\} \tag{5.2.1}$$

ART 算法公式为

$$x_j^{(k+1)} = x_j^{(k)} + \lambda^{(k)} \frac{p_i - \sum\limits_{m=1}^{M} a_{im} x_m}{\sum\limits_{m=1}^{M} a_{im}^2} a_{ij} \tag{5.2.2}$$

其中，k 为迭代次数，$1 \leqslant i \leqslant N$，$\lambda$ 为松弛因子 $(0 < \lambda < 2)$。

在 ART 方法中，每一个方程都要对各 x_j 的值修正一次，也就是说，第 i 条射线，对各 x_j 值 (该射线所通过的像素) 修正完了以后，再用第 $(i+1)$ 条射线对各 x_j 值进行修正，如此一直做下去，直到所有射线做完，即完成了第一轮迭代。这时的结果，如果没有达到收敛的要求，则再从第一条射线，对各 x_j 值进行修正，重复以上过程，即可完成第二轮迭代，如此循环下去，一直做到各 x_j 值达到收敛要求为止。

ART 算法的具体步骤：

(1) 给未知量 x_j 赋初值 $x_j^{(k)} = x_j^{(0)}(j = 1, 2, \cdots, M)$。

(2) 计算第 i 个投影的估计值 $\tilde{p}_i = \sum\limits_{j=1}^{M} a_{ij} x_j^{(k)}$。

(3) 计算误差 $\Delta_i = p_i - \tilde{p}_i$。

(4) 计算第 j 个未知量的修正值 $C_{ij} = \Delta_i \dfrac{a_{ij}}{\sum\limits_{j=1}^{M} a_{ij}^2}$。

(5) 对 x_j 的值进行修正：$x_j^{(k+1)} = x_j^{(k)} + \lambda^{(k)} C_{ij}$。

(6) $k = k + 1$；重复步骤 (2) 到 (5)，直到完成所有的投影方程，即完成一轮迭代。

(7) 以上一轮迭代的结果作为初值，重复 (2) 到 (6) 进行新一轮迭代，直到取得符合收敛要求的结果为止。

下面介绍 ART 算法的收敛性。

Tanable 已经证明：如果方程组 $AX = P$ 存在唯一解，则上述迭代过程所产生的解序列将收敛于它的解；如果方程组是过约束 (过确定，超定) 的，$M < N$ 且

测量值 $P = [p_1, p_2, p_3, p_4]^T$，受到噪声的干扰，在这种情况下不存在唯一解，则上述迭代过程所产生的解序列将不收敛于一点，而是在方程组中各个方程所代表的超平面相交的区域来回摆动；如果方程组是欠约束 (欠确定, 欠定) 的，即 $M > N$ 时，方程组有无穷解，这时上述迭代过程所产生的解序列将收敛于方程组的最小范数解，如图 5.2.1 所示。

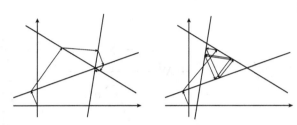

图 5.2.1　ART 算法迭代收敛示意图

ART 算法的特点：

首先，ART 方法是一种逐线迭代的算法，它避免直接系数矩阵求逆的运算，减少了运算量。

其次，在每一个迭代计算中，只用到系数矩阵 A 的一行元素，可以节省大量存储空间。

再者，可直接对超定方程组求解，而不需转化为正则方程，当方程组相容时，可以得到精确解。

此外，可以将投影值和残差均匀地反投影，不至于使误差集中在一起造成解的畸变；ART 方法还可适用于不同方式的投影数据，对不完全数据也能进行图像重建。

另外，迭代收敛过程与方程次序有关。如果数据中一个测量数据有问题，则会影响到 x 的各分量。

影响 ART 算法收敛的因素有以下几种。

第一，初值的选取。因为初值的选取对收敛的速度有很大的影响，如果它和图像值很接近，那么，根据迭代准则，初值很快收敛于图像值。

第二，系数矩阵的设计和运算。因为在每次迭代的修正过程中，在计算投影估计值时，只用到系数矩阵的非零元素，而非零元素占系数矩阵的很少一部分。因此，设计有效的系数矩阵生成算法非常必要。

第三，ART 迭代公式的设计。算法的迭代公式是最核心的内容，一个好的迭代公式直接影响到算法的收敛速度。因此，人们想出各种各样的迭代方法来加快收敛速度，最典型的算法有以下几种：正交化重建方法 (系数矩阵正交化)、非线性最小二乘法、多准则迭代收敛法等。这些改进目的都是用来加快 ART 算法的收敛速度，但对较大的图像，上述方法难以奏效。

第四，迭代收敛准则的设计。有效的停止准则可以避免不必要的下轮迭代，加快收敛的速度。

针对上述因素，对 ART 算法进行改进，才能加快收敛速度，提高图像的重建质量。

5.2.2 SART 算法

1984 年，联合代数重建算法 (SART 算法) 作为代数重建算法的主要改进被提出 (Andersen et al.，1984)。自此，SART 成为迭代重建的一个强有力的工具。

正如前面所述，ART 采用了逐射线更新的方式，也就是说，每计算一束射线，与该射线有关的所有体素值都要更新一次。而 SART 算法则更接近于实际图像的产生过程，它不是把每束射线看成独立的单位，而是将一个投影角度看作一个相关的系统。

SART 公式为

$$
x_j^{(k+1)} = x_j^{(k)} + \lambda^{(k)} \frac{\displaystyle\sum_{i \in I_\theta} \left(a_{ij} \frac{p_i - \displaystyle\sum_{m=1}^{M} a_{im} x_m}{\displaystyle\sum_{m=1}^{M} a_{im}} \right)}{\displaystyle\sum_{i \in I_\theta} a_{ij}} \tag{5.2.3}
$$

其中，k 为迭代次数，$1 \leqslant i \leqslant N$，$1 \leqslant j \leqslant M$，$\lambda$ 为松弛因子 $(0 < \lambda < 2)$，I_θ 是一个投影角度下的投影索引集合。

SART 和 ART 的主要区别是：ART 每一次修正只考虑一条射线，SART 是利用在一个像素内通过的所有射线的修正值来确定对这一个像素的平均修正值；另一个区别是：SART 是所有射线通过方格网以后，才算完成一次迭代，这样取平均修正值可以压制一些干扰因素，而且计算结果与资料使用的次序无关。ART 在计算一条射线过渡到另一条射线时就对各 x_j 值进行一次修正，这样计算的结果与资料使用的次序是有关的。

SART 的具体步骤如下：

(1) 给未知量 x_j 赋初值，$x_j^{(k)} = x_j^{(0)} (j = 1, 2, \cdots, M)$。

(2) 计算该投影方向下的第 i 个投影的估计值，$\tilde{p}_i = \displaystyle\sum_{j=1}^{M} a_{ij} x_j^{(k)}$，$i \in I_\theta$。

(3) 计算误差 $\Delta_i = p_i - \tilde{p}_i$。

(4) $i = i + 1$；重复步骤 (2) 到 (3)，直到完成该投影方向下的所有投影误差的计算后，进行累加求和 $D_j = \sum_{i \in I_\theta} \left(a_{ij} \dfrac{\Delta_i}{\sum\limits_{j=1}^{M} a_{ij}} \right)$。

(5) 计算第 j 个未知量的修正值 $C_j = \dfrac{D_j}{\sum\limits_{i \in I_\theta} a_{ij}}$。

(6) 对 x_j 的值进行修正：$x_j^{(k+1)} = x_j^{(k)} + \lambda^{(k)} C_j$。

(7) $k = k + 1$；重复步骤 (2) 到 (6)，直到完成所有的投影角度，即完成一轮迭代。

(8) 以上一轮迭代的结果作为初值，重复 (2) 到 (7) 进行新一轮迭代，直到取得符合收敛要求的结果为止。

SART 算法一个迭代过程中的子迭代过程数要远少于 ART 算法一个迭代过程中的子迭代过程数。这也就使得 SART 比 ART 具有更加平滑的重建图像，可以更好地压制带状伪影 (striping artifact)。

5.3　统计迭代重建算法

在利用被检物体固定先验知识的同时，进一步挖掘一些随机的先验知识，如人们注意到探测器所接收的光子数服从某种概率分布，从而可借用统计的方法进行图像重建。核物理研究表明，X 光子的辐射满足泊松随机过程，因此，结合这一统计特性所导出的 CT 重建技术，图像的重建问题就转化为由随机变量 P 的采样值来估计 X。

当 CT 系统在数据采集过程中受到严重的噪声干扰，或投影数据采集不足时，用确定性重建方法将得不到满意的结果，而使用以"参数估计理论"为基础的迭代算法，将能进行有效重建，产生更好质量的图像。

统计迭代重建算法是基于观测数据统计模型的一类估计迭代算法的总称。在图像重建领域中，被认为较为合理的观察数据模型是泊松分布以及近似高斯分布模型，用泊松分布来刻画观察数据的统计特性是最为贴近实际情况的模型。泊松模型已经成为图像重建领域中的标准模型，伴随该模型提出了一种经典的图像重建算法——最大似然期望值最大 (maximum likelihood expectation maximization, ML-EM) 算法。

5.3.1 最大似然估计理论

最大似然估计是随机信号处理的参数估计中最常用和最有效的估计方法之一 (Browne, 1992)。它的基本思想是：在对被估计的未知参量 (或参数) 没有任何先验知识的情况下，利用已知的若干观测值估计该参数。因此，在使用最大似然估计方法时，被估计的参数假定是常数，但未知。而已知的观测数据则是随机变量。

令 $x_1, x_2, x_3, \cdots, x_N$ 为随机变量 X 的 N 个观测值，且相互独立同分布。设随机变量 X 的概率密度函数由未知参数 θ 决定，记为 $p(x|\theta)$，在给定参数 θ 的情况下，$x_1, x_2, x_3, \cdots, x_N$ 的联合条件概率密度函数 $p(x_1, x_2, x_3, \cdots, x_N|\theta)$ 可以写作

$$p(x_1, x_2, x_3, \cdots, x_N|\theta) = p(x_1|\theta)p(x_2|\theta)\cdots p(x_N|\theta) = \prod_{i=1}^{N} p(x_i|\theta) \tag{5.3.1}$$

令 $X = [x_1, x_2, \cdots, x_N]$，则 (5.3.1) 式可以化简为矢量形式：

$$p(x|\theta) = \prod_{i=1}^{N} p(x_i|\theta) \tag{5.3.2}$$

当把联合条件分布密度函数 $p(x_1, x_2, x_3, \cdots, x_N|\theta)$ 视为真实参数 θ 的函数时，就称之为似然函数，所谓似然函数，就是包含未知参数 θ 信息的可能性函数，将其记为 $L(\theta|x)$。公式 (5.3.2) 就是参数 θ 的似然函数。

最大似然估计就是求使似然函数 $p(x_1, x_2, x_3, \cdots, x_N|\theta)$ 最大化的估计值 $\hat{\theta}$，即选取参数 θ 的估计值 $\hat{\theta}$，使似然函数 $p(x_1, x_2, x_3, \cdots, x_N|\theta)$ 达到最大值。利用数学符号，可以将未知参数 θ 的最大似然估计记作

$$\hat{\theta}_{\mathrm{ML}} = \arg\max_{\theta \in \Theta} p(x_1, x_2, x_3, \cdots, x_N|\theta) \tag{5.3.3}$$

因为对数函数是严格单调的，可以保证函数值与自变量变化的一致性。故 $p(x_1, x_2, x_3, \cdots, x_N|\theta)$ 的极大点与 $\ln p(x_1, x_2, x_3, \cdots, x_N|\theta)$ 的极大点一致，对数函数 $\ln p(x_1, x_2, x_3, \cdots, x_N|\theta)$ 称为对数似然函数，常用来代替似然函数 $\ln p(x_1, x_2, x_3, \cdots, x_N|\theta)$。为书写方便，对数似然函数 $\ln p(x_1, x_2, x_3, \cdots, x_N|\theta)$ 记作 $l(\theta|x)$。则有

$$l(\theta|x) = \ln p(x_1, x_2, x_3, \cdots, x_N|\theta) = \sum_{i=1}^{N} \ln p(x_i|\theta) \tag{5.3.4}$$

于是，参数 θ 的最大似然估计可以通过式 (5.3.5) 求得

$$\frac{\partial l(\theta|x)}{\partial \theta} = 0 \tag{5.3.5}$$

方程 (5.3.5) 的解就是参数 θ 的最大似然估计值 $\hat{\theta}$ (注意，这里 $\hat{\theta}$ 可能是真正的全局最大值点，也可能是局部极值点，或者仅仅是函数 $l(\theta|x)$ 的一个拐点。还必须注意检查所得到的解是否位于定义域空间的边界上。如果所有的极值解都已经求得，我们就能确定其中必有一个是全局的最大值点)。接着，必须对所有的可能解进行检查 (或者可以用计算二阶导数的方法) 以确定其中的真正的全局最优点。

假设射线源产生的光子数目服从泊松分布，可认为每条射线上的光子数目服从泊松分布：

$$P \sim P(AX) \tag{5.3.6}$$

其中 $P = [P_1, P_2, \cdots, P_I]^{\mathrm{T}}$ 为投影向量，I 为投影总数；$X = [x_1, x_2, \cdots, x_J]^{\mathrm{T}}$ 为图像向量，J 为像素总数；$A = [a_{i,j}]_{I \times J}$ 为投影矩阵；$e_{I \times 1}$ 是均值为 0 的随机噪声向量。

由于各探测器之间可看作是相互独立的，从而各投影 $P_1, P_2, \cdots, P_I$ 之间为相互独立的随机变量，且 $P_i = P\left(\sum\limits_{j=1}^{J} a_{ij}x_j\right) = P(\lambda_i)$，其中 $\lambda_i = \sum\limits_{j=1}^{J} a_{ij}x_j$。由此可知，采集到的投影数据 P 确实为图像 X 的真实投影数据的概率 (第 i 个探测器探测到 p_i 的概率) 为

$$P(P|X) = P(P_1 = p_1, P_2 = p_2, \cdots, P_I = p_I) = \prod_{i=1}^{I} P(P_i = p_i) = \prod_{i=1}^{I} \mathrm{e}^{-\lambda_i} \frac{\lambda_i^{p_i}}{p_i!}$$

$$\tag{5.3.7}$$

上式的概率越大，说明采集到的数据越真实 (噪声越小)，当然，重建的图像就越精确。

似然函数

$$\begin{aligned} l(X) &= \sum_{i=1}^{I} \ln\left(\mathrm{e}^{-\lambda_i} \frac{\lambda_i^{p_i}}{p_i!}\right) \\ &= \sum_{i=1}^{I} \left(\ln\left(\mathrm{e}^{-\lambda_i}\right) + \ln\left(\lambda_i^{p_i}\right) - \ln\left(p_i!\right)\right) \\ &= \sum_{i=1}^{I} \left(p_i \ln\left(\lambda_i\right) - \lambda_i - \ln\left(p_i!\right)\right) \end{aligned} \tag{5.3.8}$$

根据最大似然估计理论，由对数似然函数求 x_j 的偏导 $\dfrac{\partial l(X)}{\partial x_j} = 0$，可得

$$\sum_{i=1}^{I} \left(\frac{p_i a_{ij}}{\displaystyle\sum_{j=1}^{J} a_{ij} x_j} - a_{ij} \right) = 0 \tag{5.3.9}$$

该方程为非线性方程, 很难给出解析解, 只能通过迭代的方法来求近似解, 通常采用期望最大化方法 (EM) 来求解该问题。EM 算法是一种由已知数据估计未知参数的迭代算法。通过单调逼近未知参数的期望值, 求似然函数最大化。

5.3.2 ML-EM 算法

1977 年, EM 算法由 Dempster, Laird 和 Rubin 首次提出 (Dempster et al., 1977)。1994 年, EM 算法被成功地应用于图像重建, 成为研究不完全数据 (即观测数据) 极大似然估计的一种方法 (Barrett et al., 1994)。EM 算法由于收敛解非负, 迭代形式便于计算机实现, 在一定的迭代次数内有较强的抑制噪声的能力等优点, 已成为随机图像重建的有力工具。

图像重建的极大似然模型和 EM 算法是由 Shepp 和 Vardi (1982) 与 Lange 和 Carson (1984) 分别独立发展起来的。该模型是建立在假定 X 射线发射的光子束是服从泊松分布的基础上的。为求解方便, 在 EM 算法中引入完备数据的概念。首先定义完备数据 c_{ij}, 这里表示穿过第 j 个像素到达第 i 个探测单元的光子数 (从 PET 或 SPECT 角度来看, 比较容易理解, 成像像素数值表示放射浓度; 从 CT 角度来看, 可以看作每个像素对测量值 p_i 的贡献)。假设 c_{ij} 服从均值为 $a_{ij} x_j$ 的独立泊松分布, 即 $c_{ij} = P(a_{ij} x_j)$。

投影数据可以用完备数据表示: $p_i = \sum_j c_{ij}$ (问题: 多个相互独立的泊松分布的求和仍然是泊松分布吗?)。

针对完备数据, X 的似然函数为

$$P(C|X) = \prod_i \prod_j \mathrm{e}^{-a_{ij} x_j} \frac{(a_{ij} x_j)^{c_{ij}}}{c_{ij}!} \tag{5.3.10}$$

X 的对数似然函数为

$$\ln P(C|X) = \sum_i \sum_j \left[-a_{ij} x_j + c_{ij} \ln(a_{ij} x_j) - \ln(c_{ij}!) \right] \tag{5.3.11}$$

由于上面的对数似然函数中含有随机变量 c_{ij}, 其测量值未知, 这对求极大值极为不便。但是我们知道投影数据的测量值 $p_i = \sum_j c_{ij}$, 也就是对 c_{ij} 的约束条件。

　　EM 算法分解为两步：E 步和 M 步，即期望计算和最大化计算两部分。

　　E 步：就是把随机变量 c_{ij} 用其期望来代替，求对数似然函数关于测量值 p_i 和当前的参数估计值 $x_j^{(k)}$ 的条件期望。

$$\ln P(C|X) = \sum_i \sum_j \left[-a_{ij}x_j + c_{ij}\ln(a_{ij}x_j) - \ln(c_{ij}!) \right] \tag{5.3.12}$$

求条件期望，可得

$$E(\ln P(C|X)|P,X) = \sum_i \sum_j \left[-a_{ij}x_j + E(c_{ij}|P,X)\ln(a_{ij}x_j) \right] + \text{cons} \tag{5.3.13}$$

其中，cons 表示与 X 无关的项。

　　由于 c_{ij} 是均值为 $a_{ij}x_j$ 的独立泊松分布，且满足约束条件 $p_i = \sum_j c_{ij}$，因此，由泊松变量的性质可得

$$E(c_{ij}|P,X) = E\left(c_{ij}|p_i, X^{(k)}\right) = \frac{a_{ij}x_j^{(k)}}{\sum_j a_{ij}x_j^{(k)}} p_i \tag{5.3.14}$$

　　M 步：求条件期望的最大值。

　　对条件期望求 X 的一阶偏导，并令偏导的值等于零，可得

$$
\begin{aligned}
\frac{\partial E(\ln P(C|X)|Y,X)}{\partial x_j} &= -\sum_i a_{ij} + \sum_i \frac{E(c_{ij}|P,X)\,a_{ij}}{a_{ij}x_j} \\
&= \frac{\sum_i E(c_{ij}|P,X)}{x_j} - \sum_i a_{ij} \\
&= 0
\end{aligned}
\tag{5.3.15}
$$

从中求出未知量 x_j，即可得到最后的 ML-EM 算法：

$$x_j = \frac{\sum_i E(c_{ij}|P,X)}{\sum_i a_{ij}} = \frac{\sum_i \dfrac{a_{ij}x_j^{(k)}}{\sum_l a_{il}x_l^{(k)}} p_i}{\sum_i a_{ij}} = \frac{\sum_i \dfrac{a_{ij}p_i}{\sum_l a_{il}x_l^{(k)}}}{\sum_i a_{ij}} x_j^{(k)} \tag{5.3.16}$$

ML-EM 算法的具体步骤如下：

(1) 给未知量 x_j 赋初值，$x_j^{(k)} = x_j^{(0)}$，$j = 1, 2, \cdots, J$，$k = 1$。

(2) 计算所有投影的估计值，$\tilde{p}_i = \sum_{j=1}^{J} a_{ij} x_j^{(k)}$，$i = 1, 2, \cdots, I$。

(3) 计算误差，$\Delta_i = \dfrac{p_i}{\tilde{p}_i}$，$i = 1, 2, \cdots, I$。

(4) 计算第 j 个未知量的修正值 $C_j = \dfrac{1}{\sum\limits_{i=1}^{I} a_{ij}} \sum\limits_{i=1}^{I} \Delta_i a_{ij}$。

(5) 对 x_j 的值进行修正为 $x_j^{(k+1)} = x_j^{(k)} \times C_j$，这里用穿过该体素的所有射线对它进行修正，从而完成一轮迭代。

(6) $k = k + 1$；以上一轮迭代的结果作为初值，重复 (2) 到 (5) 进行新一轮迭代，直到取得符合收敛要求的结果为止。

实验结果如图 5.3.1 所示。

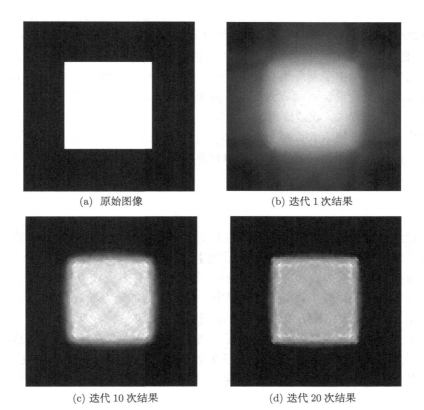

(a) 原始图像　　　　　　　　　　(b) 迭代 1 次结果

(c) 迭代 10 次结果　　　　　　　　(d) 迭代 20 次结果

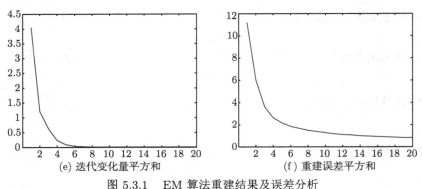

(e) 迭代变化量平方和　　　　　　　　(f) 重建误差平方和

图 5.3.1　　EM 算法重建结果及误差分析

EM 算法的重建过程是建立在统计理论的基础之上的，它有两个明显的特点：

(1) 每一次迭代后均提高后验密度函数值，即有 $L\left(X^{(k+1)}\right) > L\left(X^{(k)}\right)$；

(2) 给定非负的初始估计 $X^{(0)}$，以后迭代所得的 $X^{(1)}, X^{(2)}, \cdots, X^{(k)}$ 也都是非负的。

在一般的情况下，EM 算法的结果只能保证收敛到后验分布密度函数的稳定点，并不能保证收敛到极大值点。因为 EM 算法在迭代时是没有规定迭代顺序的，从所有迭代的最终结果来看，算法是非常稳定的。

MLEM 算法稳定，收敛性比较好，而且该算法具有很好的抗噪声能力，尤其是在数据采集过程中受到严重噪声干扰时，更能显示出它相对于解析法的优越性。该算法使求解统计重建问题成为可能，开创了统计重建领域的先河，但是其主要缺点是计算量比较大，收敛速度慢，一般需要多次迭代才能得到满意的结果图像。后来出现的有序子集 (ordered subsets，OS) 加速技术，可以只通过几步迭代就能够得到较好的重建图像，大大加快了重建算法的计算效率，使统计重建算法步入实用阶段。

5.3.3　OS–EM 算法

虽然统计迭代重建的 CT 图像质量较好，但其计算效率较低，即重建图像收敛速度较慢，很难应用到实际的临床研究中，这就使得算法的快速实现的研究显得非常重要。为了减少计算时间，Hudson 等提出了有序子集 (OS) 算法。有序子集方法在数学中应用较多，是数值计算中一种常用的加速方法。图 5.3.2 中 (a) 和 (b) 分别代表传统迭代算法使用 OS 前后的收敛过程。

在 OS 方法中，将投影数据分解成 T 个经过排序的投影数据子集，这些投影数据的子集称作有序子集，并且定义子集划分数目为子集的级别 (OS level)。每次重建时使用一个子集内的投影数据同时对各像素进行校正，重建图像更新一次，

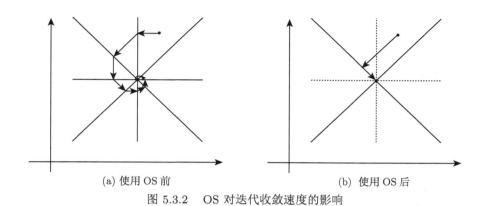

(a) 使用 OS 前   (b) 使用 OS 后

图 5.3.2   OS 对迭代收敛速度的影响

这样所有的子集都对像素校正一次, 即图像更新 T 次, 称完成一次迭代。OS 方法对迭代速度的影响如图 5.3.2 所示, 与传统的迭代算法相比, 在近似相同的时间和计算量下, 重建图像被刷新了 T 次, 从而大大加快了图像重建速度, 缩短了重建时间。

我们称应用 OS 方法的 SART 算法为 OS-SART 算法, 应用 OS 方法的 EM 算法为 OS-EM 算法。下面主要介绍 OS-EM 算法。

在 OS-EM 算法中, 投影数据被分成 T 个有顺序的子集 $\{S_1, S_2, \cdots, S_T\}$, 针对每个投影数据子集依次使用标准的 EM 算法来最大化似然函数, 重建的结果作为下一个子集的初值, 这样, 在第 T 个子集对像素修正完成后, 完成一次迭代。重建的结果作为下一次迭代的初值。在 EM 算法中, 图像的修正值用所有的投影值计算得到, 而在 OS-EM 中, 图像的修正值用每个子集内的投影数据计算。OS-EM 是将 EM 算法应用在每个子集上:

$$x_j^{(k+1)} = \frac{\displaystyle\sum_{i \in S_n} \frac{a_{ij} p_i}{\displaystyle\sum_l a_{il} x_l^{(k)}}}{\displaystyle\sum_{i \in S_n} a_{ij}} x_j^{(k)} \tag{5.3.17}$$

OS-EM 算法中, 进行子集的选取和划分有多种方法, 通常以投影角度为单位划分数据子集。OS-EM 算法把投影数据划分为有序的子集时, 一般要遵守对称平衡的原则以使像素对每一个子集的贡献大致相等。

OS-EM 算法的具体步骤如下:

(1) 给未知量 x_j 赋初值, $x_j^{(k)} = x_j^{(0)}$, $j = 1, 2, \cdots, J$, $k = 1$。

(2) 对第 n 个子集,

① 计算子集内所有投影的估计值，$\tilde{p}_i = \sum\limits_{i=1}^{J} a_{ij} x_j^{(k)}, \ i \in S_n$。

② 计算误差，$\Delta_i = \dfrac{p_i}{\tilde{p}_i}, \ i \in S_n$。

③ 计算第 j 个未知量的修正值，$C_j = \dfrac{1}{\sum\limits_{i=1}^{I} a_{ij}} \sum\limits_{i=1}^{I} \Delta_i a_{ij}$。

对 x_j 的值进行修正：$x_j^{(k+1)} = x_j^{(k)} \times C_j$，这里用子集内穿过该体素的所有射线对它进行修正。

(3) 重复 (2)，直到完成 T 个子集的计算，即完成一轮迭代。

(4) $k = k + 1$；以上一轮迭代的结果作为初值，重复 (2) 到 (3) 进行新一轮迭代，直到取得符合收敛要求的结果为止。

子集水平的合理选择是相当重要的，这主要依赖于子集平衡准则和投影数据的噪声水平。一般来讲，每个子集内不少于 4 个投影分度。如果投影数据的噪声水平高，为了收敛，OS-EM 算法的每个子集内需要更多的投影数据。

(1) 子集划分：在 OS-EM 算法中，一个子集可以由 1 个、2 个或多个方向的投影组成。ML-EM 可以看成是 OS-EM 一个子集中包含所有投影时的特例。如果子集内的投影数目为总的投影数目，即 $T = 1$，OS-EM 算法就是基本的 EM 算法，高频部分被平均掉了，很难被恢复。当子集数增多时，OS-EM 算法的加速收敛效果开始显现，子集数增多，加速显著。另外，如果 $T = N$，则算法与代数重建技术 (ART) 相当，这样重建图像很容易被投影数据内的噪声所影响，可能会导致算法不收敛，使重建结果恶化。

(2) OS-EM 算法的收敛需要子集平衡，所谓子集平衡是指每个子集内都含有相等的图像放射性参数信息，即每一个子集中的投影计数之和都相等。一般在子集含 4 个以上投影方向且对称分散时，可满足平衡条件。在实际图像重建中，平衡条件对收敛的影响并不大。

(3) 子集顺序：理论上对子集的排列顺序没有特殊要求，但若子集的顺序能为每个子迭代提供最大可能的新信息，有可能使重建图像的质量较好。故子集的排序一般遵从相邻子集中的投影方向间隔最大的原则。

(4) 收敛速度：理论分析表明，每次子迭代都使图像收敛一些。实验证明，每次子迭代的收敛速度与 ML-EM 每次迭代的收敛程度相当。换句话说，子集水平为 30 的 OS-EM 算法 1 次迭代 (30 个子迭代) 与子集水平为 15 的 OS-EM 算法 2 次迭代 (15×2 = 30 个子迭代) 及 ML-EM 算法 30 次迭代所重建的图像质量相当。收敛速度是一个复杂的问题，它与图像信号、频率成分及所使用的物理模型有关，而且收敛速度随迭代次数的增加而减慢。

(5) 重建时间：重建时间等于迭代次数与每次迭代时间的乘积。迭代次数取决于要达到的图像质量。完成 OS-EM 一次迭代 (注意不是子迭代) 所用时间与 ML-EM 一次迭代所用的时间基本相等，但 OS-EM 一次迭代所达到的图像质量与子集水平成正比。实验证明，子集水平为 30 的 OS-EM 算法一次迭代就可使图像质量达到要求，而 ML-EM 达到同样质量需 30 次迭代，可见 OS-EM 算法能够在较短的时间内重建出较高质量的图像。

(6) 噪声限制：在理想无噪声的情况下，随着迭代次数的增加，似然函数趋于最大，图像最终会收敛于极大似然解。但实际的重建过程必然存在噪声，且随着迭代次数的增加，噪声逐步被放大。噪声放大与似然函数逐步增加成为制约图像质量的一对矛盾。在迭代初期，似然函数的增加起主导作用，图像质量趋好，当迭代到一定次数后，噪声的增加开始起主导作用，图像质量由好趋坏。

5.4　本 章 小 结

迭代重建算法相比于解析重建算法最主要的区别就是将重建的图像进行模型化。在解析算法中，图像是连续的，而在迭代重建中，图像是离散的。迭代重建算法的实质是解一个线性方程组，而它的优势是能将真实的成像几何结构与成像物理效应模型化，因此与解析算法相比可以解决更为实际的成像问题，得到更准确的重建图像。

本章介绍了两类主要的迭代重建算法，即代数重建算法和统计迭代重建算法。代数重建算法的收敛速度相对较快，其重建性能依赖于系统矩阵、松弛系数、投影序列等多种因素。统计迭代重建算法考虑到了实际测量中数据统计特性，将噪声等因素进行模型建立，更能准确反映真实的物理成像过程，但该算法都收敛速度较慢。

目前，国内外对迭代重建算法的研究非常多，主要集中在解决不完全角度问题以及低剂量问题。不完全角度问题所带来的最大影响是使方程组高度欠定，不能得到精确解。这就需要向目标函数添加约束来得到唯一精确的解。低剂量所带来的问题是投影数据噪声严重，使得方程组的解矛盾，这就要求对噪声数据模型进行精确建模。两个问题的解决实质都是添加先验知识，而这也是迭代重建算法研究的一个重要内容。

第 6 章　不完全角度重建算法

在 CT 系统中，图像重建算法通常需要完备的投影数据集。然而，在很多实际应用中，由于受数据采集时间或成像系统扫描几何空间限制，只能在有限角度范围或在较少的投影角度得到数据，这些都属于不完全角度重建问题。

压缩感知 (compressed sensing, CS) 理论的提出，在信息论、医学成像、遥感成像、无线通信、模式识别等领域受到高度关注。相对于传统的信号重构方法，CS 理论在降低采样数量方面有着独特性质，只需要通过少量的样本点就能够精确地恢复原来的信号。在 CS 理论基础上发展的稀疏优化理论与算法为研究不完全角度重建问题提供了新的思路。

近 5 年来，深度学习 (deep learning, DL) 技术在信息处理领域飞速发展，在很多特定任务上性能表现超越了人类，受到了越来越广泛的关注。DL 在 CT 重建特别是不完全角度重建中也有了初步的应用研究，从另外一个维度拓展了不完全角度重建的能力。

6.1　不完全角度问题

医用 CT 在提供便捷、精确的诊疗手段的同时，也伴随着一个不可忽视的问题，即射线辐射。随着 CT 在临床诊断中的广泛应用，这一问题也愈加突出。据报道，接受超过 28 次 CT 扫描的患者致癌概率比平均水平高 12%，而儿童在接受 CT 检查时所受的辐射影响会更大。现阶段，降低 CT 扫描的辐射剂量已经受到医学影像领域的广泛关注和高度重视，这也成了 CT 成像研究中亟待解决的热点和难点问题。医用 CT 研究的主要目标就是在满足成像质量要求的同时，使用尽可能低的 X 射线剂量，即所谓的 ALARA (as low as reasonably achievable) 准则。对于不完全角度重建问题的研究，便是解决辐射剂量问题的一种有效手段，因此重建算法研究领域里的很多知名研究团队都将研究方向聚焦到了不完全角度重建算法的研究之上。

不完全角度问题，主要包含两种类型，一种是有限角度问题 (limited-views problem)，另一种是稀疏角度问题 (few-views problem or sparse-views problem)。有限角度问题是指扫描角度范围为小于 180° 的连续角度范围的问题；而稀疏角度问题指在 180° 范围内相邻扫描角度之间存在一定间隔的问题，通常情况下这种扫描角度是等间距的。对稀疏角度重建算法的研究，可以在原有扫描方式上直接减少扫描角度数量，从而有效降低扫描过程中总的照射剂量和扫描时间，也有利于在心脏成像等快速成像应用中获得更好的成像效果。对有限角度重建算法的研究，更是对成像系统几何设置的放松，可以直接应用于 C 型臂 CT、直线轨迹 CT 等新型 CT 系统，也可以在牙科 CT、乳腺 CT、扁平状物体成像等实际应用中发挥较大的作用。

不完全角度重建问题一直是 CT 图像重建领域中研究的一个难点和热点问题，而不完全角度问题对重建结果的影响，可以通过下面的计算机模拟实验看到。模拟实验重建一个 256×256 的数字体模，使用标准 Shepp-Logan 体模 (见图 6.1.1(a))。模拟圆轨迹扇形束扫描方式，投影数据是理想的物体的线积分，采用实际 CT 系统中最常用的 FBP 算法进行重建。模拟实验分为稀疏角度和有限角度两种情形：在稀疏角度重建问题中，投影数据在 180° 范围内等间隔采集 18 个角度，而在有限角度重建问题中，仅在 90° 范围内均匀采集投影数据。重建结果如图 6.1.1 所示，图 6.1.1(b) 是稀疏角度情形下 FBP 算法的重建图像，图 6.1.1(c) 是有限角度情形下 FBP 算法的重建图像。

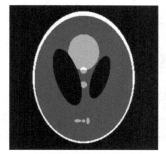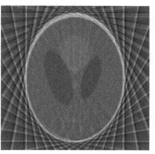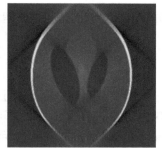

(a) 原始图像 (数字体模)　　(b) 稀疏角度重建结果　　(c) 有限角度重建结果

图 6.1.1　　不完全角度下 FBP 算法重建结果

从重建图像可以看出，在不完全角度数据条件下，FBP 算法的重建质量会受到很大的影响：在稀疏角度情形下，由于投影数据不完全，FBP 算法的重建结果存在条纹状伪影，图像细节信息完全模糊；在有限角度情形下，由于缺失连续角度范围的投影数据，FBP 重建图像在部分方向上存在严重伪影，信息严重缺失。

通过上述模拟实验，我们看到，对于有限角度问题，通常很难满足解析算法对数据完整性的要求，自然也很难通过解析算法得到很好的重建结果。所以通常会使用对数据完整性要求较低的迭代算法。而迭代算法占用存储空间远大于解析算法，运算时间也与解析算法存在量级上的巨大差异。也可以说，对于具体的有限角度数据重建问题，现有的经典重建算法都无法在速度和重建质量方面都达到较高的要求。因此在很多实际应用当中，图像重建成为最大的制约因素。而新型重建算法的研究对改善经典重建算法的性能和放宽对系统设计的要求都将产生深远的影响。

　　针对不完全数据问题，近些年又提出和发展了基于带有约束的全变分 (total-variation, TV) 最小化的重建算法。带约束的 TV 最小化的想法源自 Candès 等提出的 CS 理论，Candès 等基于带约束的 TV 最小化利用 DFT 的稀疏采样进行了精确重建。受此研究启发，带约束的 TV 最小化算法已经在不完全数据的重建中获得了广泛应用。

　　CS 理论的提出，为有限角度重建问题的解决提供了新的思路。一方面，CS 理论对采集到的信息的位置没有依赖性，使得重建时可以只使用有限角度范围内的数据；另一方面，CS 理论对所采集的数据量要求也较低，适于解决数据缺失问题。

　　相比于稀疏角度重建问题，有限角度问题奇异性刻画更具有特殊性；而现有大多数不完全重建算法的研究又缺乏针对有限角度重建特性的专门设计，因而表现为在稀疏角度重建问题中效果优异，但在缺失角度范围较大的有限角度重建问题中性能难以满足实际需要。基于此，本章后面的讨论主要围绕有限角度重建研究展开，对应的理论、模型和算法通常可以直接适用或拓展到稀疏角度重建问题。

6.2　基于稀疏优化的重建算法

　　图像重建问题在数学上属于典型的反问题，而不完全角度重建的困难通常反映在问题的不适定性。反问题的不适定性 (ill-posedness) 是相对于适定性 (well-posedness) 而言的，一个问题适定是指同时满足解存在、解唯一、解稳定这三个条件，这一概念由数学家 Hadamard 提出。对于不适定问题的研究，通常使用正则化方法，其基本思路是对解增加先验条件约束，从而得到一个与原问题近似的适定的新问题进行求解。

　　伴随着信息论的发展与成熟，稀疏性作为信号可压缩性的一个重要衡量标准也受到了研究者的极大重视。有研究者认为：稀疏表示是信息优化建模的终极目标，利用稀疏性可以解决信号处理中许多复杂问题。而稀疏性理论的创建与发展的确推动了信号处理的进展。最近 30 年左右，稀疏性已经在信息的处理、分析和传输领域内展现了其强大的力量。

　　稀疏性理论主要包含稀疏性的度量、信号的稀疏表示以及涉及稀疏性的信号处理问题及其处理方式。伴随着稀疏性理论的研究和发展，逐步产生了旨在通过求解优化模型而获得稀疏解的稀疏优化理论。稀疏优化是最优化领域中相对年轻的一个分支，它的理论、模型和算法仍在不断发展。

　　2004 年 Donoho, Candès 和 Terence Tao 共同提出了 CS 理论，该理论表明

如果对欠定的线性方程组的解加入其具有稀疏性的先验，且稀疏性与有效方程数量满足一定关系，可以求得稳定的唯一解。这正是正则化方法的思想，因而，CS理论的应用通常情况下可以归结为正则化理论框架下的稀疏优化问题，进而可以使用稀疏优化理论与算法进行求解。

基于稀疏优化理论对不完全角度重建问题进行研究，就是要利用稀疏优化理论中的理论结论与优化算法，设计具体的不完全角度重建算法，在较少的采集角度数量下获得较好的重建效果。

6.2.1 TV 最小化模型与重建算法

正则化方法的关键在于目标函数和优化方法的设计。在许多实际应用中，被检测物体的图像函数虽然不是稀疏的，但却往往具有近似分片常数 (piecewise constant) 的特性，图像函数的梯度 (gradient-magnitude, GM) 是稀疏的。对于具有稀疏梯度特性的图像，可以通过最小化图像 TV (即梯度图像的 l_1 范数) 的方法以高概率唯一地恢复该图像。

CS 理论提出 TV 最小化重建模型，针对 CT 重建问题，可以具体表达为

$$\vec{f}^* = \arg\min \left\| \vec{f} \right\|_{\mathrm{TV}} \tag{6.2.1}$$

使得

$$\left| M\vec{f} - g_{\mathrm{data}} \right| \leqslant \varepsilon \tag{6.2.2}$$

且

$$\vec{f} \geqslant 0 \tag{6.2.3}$$

其中向量 g 的长度 N_d 表示测量的射线投影数；向量 $\vec{f}$ 的长度 N_{im} 表示物体函数 $f(\vec{r})$ 的元素个数；系统矩阵 M 表示一个射线驱动的投影算子。

针对该模型的求解，潘晓川等提出了基于 TV 最速下降和约束投影到凸集相结合的 ASD-POCS(adaptive steepest descent-projection onto convex set) 算法，在不完全角度重建问题上取得显著进展。该算法在目标优化的部分，使用了较为传统的最速下降方法，而为了保持 POCS 和 TV 最速下降之间的平衡，通常需要较复杂的策略来选取经验参数，否则会影响迭代的收敛速度和重建图像的质量。因此，在模型优化求解方面仍有一定改进空间。

CS 理论迅速发展的同时，求解相应模型的稀疏优化算法也取得了很大的进展。交替方向法是稀疏优化算法中一类杰出的方法，它通过构造并交替求解一系列子问题来求解原问题，通过充分利用原问题的可分结构，使数学求解过程简化，特别适于求解大规模问题。

在交替方向法框架的基础上，本节介绍交替方向 TV 最小化 (alternating direction total variation minimization，ADTVM) 重建算法。该算法的基本思想是：

首先通过变量替换将 TV 模型转化为与之等价的等式约束优化问题，然后利用增广 Lagrange 乘子法，将原问题分解为两个具有解析解的子问题，最后通过交替求解子问题使增广 Lagrangian 函数达到最小，从而得到重建图像。

CT 重建系统对应的 TV 最小化模型可表示为如下的约束优化问题：

$$\vec{f}^* = \arg\min \|\vec{f}\|_{\mathrm{TV}}, \quad \text{s.t.} \quad g = M\vec{f} \tag{6.2.4}$$

针对上述模型，令 $D_i\vec{f} = w_i$，可得

$$\min \quad \sum_i \|w_i\| \\ \text{s.t.} \quad \begin{cases} g = M\vec{f} \\ D_i\vec{f} = w_i \end{cases} \tag{6.2.5}$$

其对应的增广 Lagrange 函数：

$$L_A = \sum_i \left(\|w_i\| - \nu_i^{\mathrm{T}}(D_i\vec{f} - w_i) + \frac{\beta_i}{2} \cdot \|D_i\vec{f} - w_i\|_2^2 \right) \\ - \lambda^{\mathrm{T}}(M\vec{f} - g) + \frac{\mu}{2} \cdot \|M\vec{f} - g\|_2^2 \tag{6.2.6}$$

下面使用交替方向法来求解 L_A 的最小值点。

(1) 通过分离变量对 w_i^{k+1} 进行求解，即求解 "w_i-子问题"：

$$\min_{w_i} \sum_i \left(\|w_i\| - \nu_i^{\mathrm{T}}(D_i\vec{f}^k - w_i) + \frac{\beta_i}{2} \cdot \|D_i\vec{f}^k - w_i\|_2^2 \right) \tag{6.2.7}$$

该步骤可以利用 shrinkage 算子实现快速求解。

(2) 在求出的 w_i^{k+1} 基础上求解 $\vec{f}^{k+1}$，即 "$\vec{f}$-子问题"：

$$\min_{\vec{f}} D_k(\vec{f}) = \sum_i \left(-\nu_i^{\mathrm{T}}(D_i\vec{f} - w_i^{k+1}) + \frac{\beta_i}{2} \cdot \|D_i\vec{f} - w_i^{k+1}\|_2^2 \right) \\ - \lambda^{\mathrm{T}}(M\vec{f} - g) + \frac{\mu}{2} \cdot \|M\vec{f} - g\|_2^2 \tag{6.2.8}$$

(3) 更新乘子 ν, λ。

上述过程求解的公式如下

$$
\begin{cases}
w_i^{k+1} = \text{shrinkage}(D_i\vec{f}^k, \beta_i, \nu_i) \\
\vec{f}^{k+1*} = \left(\sum_i \beta_i D_i^{\mathrm{T}} D_i + \mu M^{\mathrm{T}} M\right)^+ \left(\sum_i \left(D_i^{\mathrm{T}} \nu_i + \beta_i D_i^{\mathrm{T}} w_i^{k+1}\right) + M^{\mathrm{T}}\lambda + \mu M^{\mathrm{T}} g\right) \\
\widetilde{\nu_i} = \nu_i - \beta_i\left(D_i\vec{f}^* - w_i^*\right) \\
\widetilde{\lambda} = \lambda - \mu\left(M\vec{f}^* - g\right)
\end{cases}
$$

$$(6.2.9)$$

其中 M^+ 表示 M 的 Moore-Penrose 伪逆。因此，(6.2.6) 式中的增广 Lagrange 最小化问题等价于交替求解"w_i-子问题"和"$\vec{f}$-子问题"。由于两个子问题中均含有一个同时包含 w_i 和 $\vec{f}$ 的约束项，因此无须对子问题的求解进行平衡。同时每个子问题都具有解析形式的解，加快了交替求解速度，因此该算法具有快速高效的特点。

　　下面用计算机模拟实验演示 ADTVM 重建算法分别在有限角度问题中的重建性能。实验条件和 6.1 节一致，原始体模图像大小为 256×256。有限角度重建问题中，仅在 90° 范围采集投影数据，采集的投影角度数量为 90。重建结果如图 6.2.1 所示，图 6.2.1(a) 是原始图像，图 6.2.1(b) 是 ADTVM 重建算法迭代 1000 轮的重建结果。图 6.2.2 给出 ADTVM 重建结果在不同方向上的剖线图。从重建图像可以看出，对有限角度问题 ADTVM 重建算法具有令人满意的重建效果。剖线图对

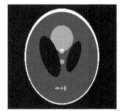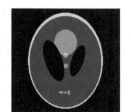

(a) 原始图像　　　　　　　　(b) ADTVM 迭代 1000 轮结果

图 6.2.1　有限角度下 ADTVM 重建算法重建结果

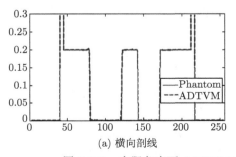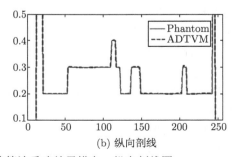

(a) 横向剖线　　　　　　　　(b) 纵向剖线

图 6.2.2　有限角度下 ADTVM 重建算法重建结果横向、纵向剖线图

其中，Phantom 代表体模真值

比也可以看出，ADTVM 重建算法的重建结果与真实值非常接近，重建精度令人满意。

6.2.2　其他正则化模型与重建算法

TV 最小化正则项的实质是图像 GMI 的 l_1-范数最小化，对于近似分片常数的待重建图像，其 GMI 具有很好的稀疏性。TV 最小化模型在有限角度问题中取得显著重建效果后，也出现了很多针对该正则项的改进研究。其中包括能够进一步提升稀疏性的 GMI l_p-范数 ($p<1$) 和 l_0-拟范数最小化、高阶 TV 最小化 (如 TGV，TGpV 等)。

除了 TV 类型的正则项外，还有一些不同类型的正则化模型与算法应用于有限角度重建问题。2018 年，重庆大学曾理团队提出了使用非局部均值 (nonlocal means, NLM) 和小波紧框架 (wavelet tight frames) 作为正则化项的有限角度重建算法。2018 年，曾理团队使用 B 样条框架及重建图像的 l_2-范数作为正则化项设计有限角度重建算法，并给出了算法的收敛性证明。2018 年，闫镔团队提出图像块匹配稀疏正则化 (block-matching sparsity regularization, BMSR) 重建模型，并将其应用于有限角度重建中。2019 年，曾理团队提出引导图像滤波 (guided image filtering, GIF) 与小波框架结合的有限角度重建算法。

本节介绍一种基于欧拉弹性 (Euler elastic) 正则化的有限角度重建算法，该算法针对有限角度重建伪影对等照度线的破坏，加入曲率正则项，抑制角度缺失方向的模糊伪影。由于连续角度范围内的采样投影缺失，对角度缺失方向的图像信息进行恢复存在很大困难，重建结果在角度缺失方向上通常会出现边缘模糊和细节缺失等现象。如图 6.2.3 所示，对匀质的圆盘体模进行 90° 范围内的有限角度扫描，在 SART-TV 算法的重建结果中，该方向上的图像结构存在明显的模糊伪影，边缘和结构细节都无法得到精确恢复。通过对图中结果的观察，可以将伪影的影响描述为对等照度线的破坏。更进一步分析可得：当等照度线被破坏时，新增的缺口和畸变会导致其曲率值明显增大。对曲率量进行合适的惩罚，可以更好地保护图像的等照度线信息。因此，设计合适的曲率正则化策略是一种针对性抑制有限角度问题伪影影响的有效途径。

类比基于梯度扩散的 TV 模型，考虑将图像的曲率引入到扩散过程中。在传导系数中加入曲率项可得 $|\kappa|^p/|\nabla u|$，$p > 0$，从而得到曲率驱动扩散模型，其中曲率 $\kappa = \nabla (\nabla u/|\nabla u|)$。针对有限角度问题中的局部图像曲率畸变增大问题，曲率驱动扩散模型可以获得更好的恢复性能：当图像某区域的曲率值较大时，扩散强度也相应增强，从而增强对该区域的信息修复力度；而当曲率值较小时，对应的扩散强度也相应变小。因此，基于曲率的扩散模型趋向于获得更平滑连续的图像等照度线，从而抑制模糊伪影问题，获得更清晰的边界。

原始体模

SART-TV
重建结果

图像

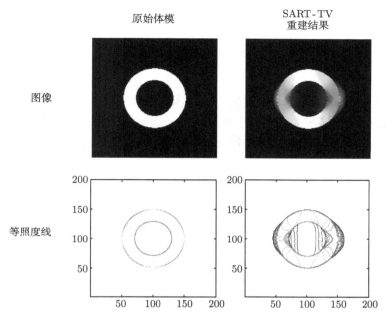

等照度线

图 6.2.3   原始体模图像和 SART-TV 重建结果的等照度线对比

TV 最小化模型可以保持图像的分片常数特性，但在采样严重缺失的区域易引入模糊伪影；基于曲率的正则化模型在数据缺失区域也能较好地保持边缘的平滑连续特性，但也可能在细节纹理密集的区域产生扩散强度过大的问题。因此，同时对这两种模型进行联立建模，通过权重平衡以实现两者的优势互补是有效的求解策略。定义欧拉弹性能量泛函：

$$E(u) = \int_\Omega \left(a + b\kappa^2\right) |\nabla u| \mathrm{d}x \tag{6.2.10}$$

欧拉弹性模型共包含 2 项，系数分别为 a 和 b，其中 a 部分为 TV 项，b 部分为曲率项。通过改变 a 和 b 的大小可以实现两种稀疏先验模型的强度调节和平衡，以适应不同的应用需求。

利用欧拉弹性正则化，可以建立有限角度重建模型：

$$\min_u \sum_{i,j} \left(a + b\left(\nabla\frac{\nabla u\left(i,j\right)}{|\nabla u\left(i,j\right)|}\right)^2\right) |\nabla u\left(i,j\right)| \quad \text{s.t.} \quad \|Au - p\|_2 \leqslant \varepsilon \tag{6.2.11}$$

其中 i 和 j 为图像像素索引且 $i \in [1, N_1]$，$j \in [1, N_2]$，ε 为约束方程的容忍误差。

引入变量 s，n 和 m，上述优化模型等价于：

$$\min_{u,s,n,m} \quad \sum_{i,j} \left(\left(a + b\left(\nabla n\left(i,j \right) \right)^2 \right) \left| s\left(i,j \right) \right| \right)$$

$$\text{s.t.} \quad Au - p = e, \ \left\| e \right\|_2 \leqslant \varepsilon, \ s = \nabla u, \ n = m, \tag{6.2.12}$$

$$\left| s \right| = m \cdot s, \ \left| m \right| \leqslant 1$$

将以上优化问题转化为对其增广拉格朗日函数求最小, 而后利用交替方向法 (ADM) 设计求解算法, 得到基于欧拉弹性正则化的有限角度 CT 图像重建算法, 称为 EE-ADM (Euler's elastica-based ADM) 算法, 算法具体步骤见表 6.2.1。

表 6.2.1　EE-ADM 重建算法

输入: $A, p, a, b, \lambda_1, \lambda_2, \lambda_3, \mu, \tau, \varepsilon$, 初始化 u^0, s^0, n^0, m^0 且 $k = 0$.

While $\left\| u^{(k+1)} - u^{(k)} \right\| / \left\| u^{(k)} \right\| > \text{err}$ 或 $k < \text{maxitertimes}$ **Do**

(1) 更新 u, 公式如下

$$u^{k+1} \leftarrow \Re\left(F^{-1} \left(F\left(\frac{\mu}{\tau} u^k - \mu A^{\mathrm{T}} \left(Au^k - p - e^k \right) - \lambda_2 \operatorname{div} \left(s^{k+1} + \frac{r_2^k}{\lambda_2} \right) \right) \Big/ G \right) \right)$$

(2) 更新误差项 e, 公式如下

$$e^{k+1} \leftarrow \min \left\{ 1, \ \varepsilon / \left\| Au^{k+1} - p \right\|_2 \right\} \cdot \left(Au^{k+1} - p \right)$$

(3) 更新 s, 公式如下

$$s^{k+1} \leftarrow \max \left\{ 1 - \frac{c^k}{\lambda_2 \left| q^k \right|}, 0 \right\} q^k$$

(4) 更新 n, 公式如下

$$n_1^{k+1} \leftarrow \Re\left(F^{-1} \left(\frac{t_{22} F\left(f_1 \right) - t_{12} F\left(f_2 \right)}{D} \right) \right)$$

$$n_2^{k+1} \leftarrow \Re\left(F^{-1} \left(\frac{-t_{21} F\left(f_1 \right) + t_{11} F\left(f_2 \right)}{D} \right) \right)$$

(5) 更新 m, 公式如下

$$m^{k+1} \leftarrow \operatorname{proj}_{\Re}(v) \begin{cases} v, & \left| v \right| \leqslant 1, \\ v / \left| v \right|, & \text{否则,} \end{cases} \quad v = \frac{\left(r_1^k + \lambda_1 \right) s^{k+1} + r_3^k}{\lambda_3} + n^{k+1}$$

(6) 更新拉格朗日乘子 r_1, r_2, r_3,

(7) $k \leftarrow k + 1$.

End Do

输出: u

6.3　结合投影域的重建算法

从投影域数据截断的角度看待有限角度重建问题, 主要处理方式包括信号外推和图像修复等。2006 年, 高河伟等基于带限信号外推提出了应用于直线轨迹 CT 的 GPEL (Gerchberg-Papoulis-type extrapolation) 算法。该研究中也指出对于缺失角度较多的有限角度问题, 该方法使用受到较大局限。2013 年, 董彬等提出投影域与图像域联合优化的重建模型:

$$\min_{x, \overline{b}} \frac{1}{2} \left\| R_{(\Omega \backslash \Lambda)} \left(\overline{A} x - \overline{b} \right) \right\|_2^2 + \frac{1}{2} \left\| R_\Lambda \left(\overline{A} x - \overline{b} \right) \right\|_2^2 + \frac{\kappa}{2} \left\| R_\Lambda \overline{b} - b \right\|_2^2$$

$$+ \lambda_1 \|W_1 x\|_1 + \lambda_2 \|W_2 \overline{b}\|_1 \tag{6.3.1}$$

其中 $R_{(\Omega \setminus \Lambda)}$ 表示限制在缺失的投影数据集合上，Λ 是采集到的投影数据集，$\overline{b} = \begin{pmatrix} b \\ b_1 \end{pmatrix}$ 表示全角度投影数据集，$\overline{A} = \begin{pmatrix} A \\ A_1 \end{pmatrix}$ 表示全角度投影矩阵。模型中两项稀疏变换正则项可以使用最常用的 TV 项，当然也可以使用 TGV，小波紧框架以及 Data-driven 的正则项。2017 年，闫镔团队在模型 (6.3.1) 式基础上分别在投影域与图像域使用 Data-driven 紧框架的稀疏表示与 TV 作为正则项，在有限角度重建中取得了较好重建质量。仿真实验结果中还发现，通过学习的紧框架比初始刻画有限角度投影的小波基函数更接近全角度小波基函数 (图 6.3.1)。这些研究均表明投影域与图像域联合优化的重建模型确实为有限角度问题奇异性修复引入了更多信息。

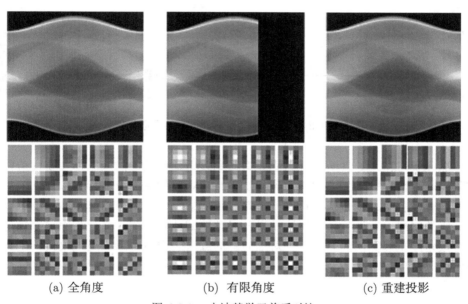

(a) 全角度　　　　　　　(b) 有限角度　　　　　　　(c) 重建投影

图 6.3.1　小波基学习前后对比

2018 年，清华大学陈志强团队基于生成对抗网络 (generative adversarial networks, GAN) 实现有限角度投影弦图的补全，取得了优于迭代重建算法 SART-TV 的重建效果。2018 年，张海苗等利用迭代算法展开 (unroll) 成网络的技术设计了投影域和图像域联合优化重建的深度神经网络 (deep neural network, DNN)。2019 年，闫镔团队在条件 GAN 框架下研究了超有限角度 (投影采集范围小于 90°) 的投影弦图补全 (网络结构如图 6.3.2 所示)，取得了较好的重建效果。2019 年，曾理团队使用 U-net 网络求解交替方向乘子法 (ADMM) 中的一个子问题进行有限角度重建。2019 年，天津大学段玉萍团队将结合完全采样矩阵的交替方向求解算法展开成网络。这些研究都利用了投影域与图像域结合的重建技术，同时融合了深度学习方法数据驱动的优势。

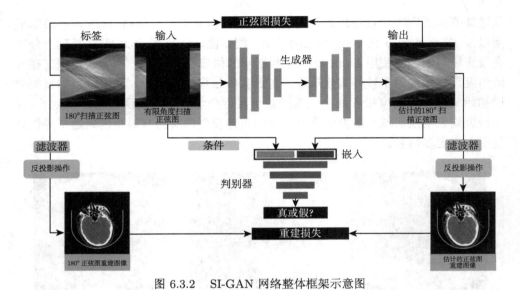

图 6.3.2　SI-GAN 网络整体框架示意图

深度学习在 CT 图像重建特别是有限角度重建问题中的应用，主要优势体现在可以基于数据驱动的方式学习到与特定重建对象相关的统计特征作为先验；可以通过有监督学习的方式优化迭代类算法可变参数、超参数的选择；以及可以通过训练的网络逼近迭代重建算法结果，显著缩减计算开销。充分利用这些优势融入有限角度重建算法的研究中，对该问题的算法研究与实际应用效果改善均会有所促进。

6.4　奇异性刻画与采样条件分析

6.4.1　有限角度问题的奇异性

CS 理论可以看作从一个角度对有限角度问题的奇异性进行了刻画，但也只是揭示了重建对象的稀疏性能够作为先验对问题的奇异性产生正则作用，对奇异性产生的数学物理机制刻画没有直接借鉴作用。

针对有限角度重建问题，传统的迭代型重建算法，典型的如 ART，只依靠系统方程 $Ax = b$ 的数据保真来克服数据缺失的奇异性，重建质量很难满足需求。2001 年, 已有研究通过对系统矩阵 A 奇异值分解与估计的方法说明采样角度缺失较少时, 奇异值以多项式速度衰减, 而采样角度缺失较多时, 奇异值以指数速度衰减。采样角度范围小于 120° 时, 有大量奇异值很接近 0, 使得重建非常困难。

对奇异性的刻画, 除了对系统矩阵 A 的分析外, 对于投影数据 b 的截断所产生的奇异性也需要深入探究。2017 年, Quinto 等基于解析公式研究发现有限角度问题中硬性截断破坏了投影数据原本的连续性, 使得截断投影的边界点具有奇异性, 进而导致重建图像中存在截断伪影。图 6.4.1 中展示了有限角度 CT 重建在投影域和图像域的表现。在投影域, 有限角度采集投影的连续性被破坏, 投影数据发生了严重截断; 在图像域, 顶部和底部缺失角度方向上对应的信息被伪影遮蔽, 重建物体难以被精确恢复。如图 6.4.1(a) 所示, 投影域截断区域的边界由垂直线 $\varphi_1 = 45°$ 和 $\varphi_2 = 135°$ 组成, 边界上的四个奇异点 (空心圆) 对应于图 6.4.1(b) 图像域中与物体相切的四条伪影线 (\), 并且切线角度与截断区域边界的角度相同, 也可以在物体内部观察到相同角度的伪影线。当缺失角度范围增加时, 伪影线间的夹角 (白色箭头) 会随之增加, 伪影覆盖范围显著增大。

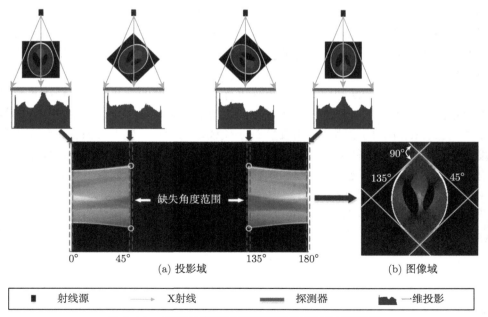

图 6.4.1 有限角度问题在投影域和图像域中的表现

令人感到遗憾的是, 对于有限角度重建问题奇异性的分析仍缺乏更深刻的理论研究成果, 同时, 已有的研究也未能给重建算法设计带来直接而本质的借鉴。理论研究的滞后性，导致现有重建算法大多未对有限角度问题奇异性设计有针对性的修复策略，而最直观的表现则是重建算法通常不区分应用于稀疏角度重建或是有限角度重建。

6.4.2　采样条件分析

对于解析型重建算法，精确重建所需要的最小数据集，在理论上已经有了明确结论，而迭代型重建算法由于在数学模型建立阶段就已经对问题进行了离散化，因此并不能套用解析型算法研究中的精确重建采样条件。而在迭代型重建算法的理论研究中，也很少有关于精确重建采样条件的理论研究。

在不完全角度 CT 重建中，关于实际成像过程中需要怎样的采样条件仍然是一个有待进一步探索的问题。2011 年，潘晓川团队提出了 Hadamard 完全采样 (Hadamard full sampling, Hadamard FS) 的概念，并给出了应用 CS 理论进行 CT 重建时所需数据量的仿真实验估计方法，使得对稀疏优化重建算法所需数据量范围的估计有了一定的依据。2012 年，潘晓川团队又进一步讨论了迭代重建以及利用 CS 理论进行重建时所需数据量的 "充分采样条件" (sufficient-sampling conditions, SSCs)，为实际重建中所需数据量的估计提供了进一步的参考。而后，潘晓川团队又给出了一种稀疏角度重建问题中充分采样角度的估计方法，使得图像稀疏性与最少投影角度数量的定量关系研究又有了一些进展。2014 年，Jørgensen 等在印卧涛等人关于 L1 最小化问题唯一解充要条件的研究基础上，针对 TV 最小化模型给出了对于确定重建对象精确重建的充要条件。

2015 年，闫镔团队利用对系统矩阵进行奇异值分解的方法研究了精确重建采样数量的必要条件，同时验证了 TV 正则化项确实对矩阵奇异性产生了有效的修复作用。2016 年，闫镔团队使用 TV 最小化模型精确重建的充要条件，对有限角度精确重建的采样条件进行了研究，分析了无噪仿真条件下 TV 最小化模型求解有限角度问题能够实现精确重建的采样角度范围与采样角度数量。该研究主要应用如下定理开展实验验证。

定理 6.4.1　定义 $I := \mathrm{supp}(f^*) \subseteq \{1, 2, \cdots, n\}$，CT 系统矩阵 $A \in \mathbb{R}^{m \times n}$ $(m < n)$，则 f^* 是下述优化问题的唯一解

$$f^* = \arg\min_f \sum_j \|D_j f\|_1, \quad \text{s.t.} \quad p = Af \tag{6.4.1}$$

当且仅当满足

$$\text{条件 1:} \quad \ker(A) \cap \ker(D_{IC}^{\mathrm{T}}) = \{0\} \tag{6.4.2}$$

并且，存在向量 $\omega \in \mathbb{R}^m$ 和 $v \in \mathbb{R}^N$，使得

条件 2： $Dv = A^{\mathrm{T}} = \omega$, $v_I = \mathrm{sign}\left(D_I^{\mathrm{T}} f^*\right)$, $\|v_{I^C}\|_\infty < 1$ $\qquad$ (6.4.3)

要验证 TV 最小化模型中的向量 f 能否利用测量数据 p 获得精确重建，就需要验证不同扫描条件下重建模型的系统矩阵是否满足上述定理。条件 1 的验证可以将其转化为判断矩阵 $(A; D_{I^C}^{\mathrm{T}})$ 是否满秩，分号表示矩阵 A 的列增广。对于条件 2，通过引入变量 t，$\|v_{I^C}\|_\infty < 1$ 可以转化为两个不等式约束，则引理中的条件 2 可以转化为如下线性规划问题：

$$
\begin{aligned}
\min_{t,v,\omega} \quad & t \\
\mathrm{s.t.} \quad & -t1 \leqslant v_{I^C} \leqslant t1 \\
& A^{\mathrm{T}}\omega = D_I v_I + D_{I^C} v_{I^C} \\
& v_I = \mathrm{sign}(D_I^{\mathrm{T}} f^*)
\end{aligned}
\qquad (6.4.4)
$$

通过求解此问题验证条件 2 是否满足，当 (t,ω) 达到最优解时，可以获得 t 的最小值 $t^* = \|v_{I^C}\|_\infty$。如果计算得到的 $t \geqslant 1$，则条件 2 不满足，表明该种采样条件下模型 (6.4.1) 式的最小值点不唯一；如果计算得到的 $t < 1$ 且矩阵 $(A; D_{I^C}^{\mathrm{T}})$ 满秩，则上述引理的两个条件均满足，TV 最小化模型存在精确重建结果 f^*。对于一个离散 CT 重建模型，当系统矩阵满足上述充要条件时，TV 最小化重建模型的解是唯一的。

对于一个确定的 CT 系统矩阵，投影的扫描角度范围和采样数量决定了系统矩阵的维度和性质。在确定的系统扫描设置下，如果某一采样条件下的系统矩阵满足上述 TV 最小化模型存在唯一解的定理，则认为该采样条件下 TV 最小化模型的解是唯一的。条件 1 对于 TV 最小化重建模型的系统矩阵和差分矩阵是容易满足的，并且验证简单。通过对线性规划问题 (6.4.4) 式的求解可以验证不同扫描角度、不同投影数量下能否获得精确重建结果，从而确定不同扫描角度下精确重建所需的最小投影采集数量，实现对有限角度精确重建采样条件的量化分析。通过设置更小范围的扫描角度，可以进一步确定不同体模有限角度精确重建的扫描角度范围下限，一旦扫描角度范围达到此理论下限，无论怎样增加投影采集数量都无法通过 TV 最小化模型获得体模的精确重建结果。

采用 128×128 大小的 Shepp-Logan 数字体模和 NCAT 医学数字体模，来研究有限角度精确重建和投影采样数量之间的关系。另外选择包含 7 个灰阶的航空发动机叶片数字体模 (图 6.4.2(c))，该体模由航空发动机叶片实际重建结果的一层切片数据产生。

对于三种体模的仿真实验，系统矩阵 A 的大小均为 $m = N_{\mathrm{view}} \times N_{\mathrm{bins}}$ 行，$n = N_{\mathrm{pix}}$ 列，其中 $N_{\mathrm{bins}} = 256$，$N_{\mathrm{pix}} = 16384$。光源到物体中心的距离为 300mm，

光源到探测器中心的距离为 800mm。探测器分辨率为 0.148mm，重建体素大小为 $(0.111 \times 0.111)\text{mm}^2$。对线性规划问题 (6.4.4) 式的求解，使用凸优化软件 CVX 执行。

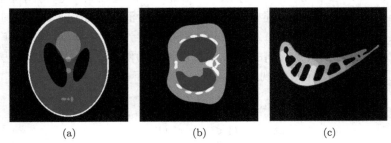

$$(a) \qquad\qquad\qquad (b) \qquad\qquad\qquad (c)$$

图 6.4.2　有限角度采样条件分析测试体模

选择 $90°$，$60°$，$30°$，$20°$，$15°$ 和 $10°$ 六个不同扫描角度范围进行有限角度采样条件的研究。对于 Shepp-Logan 和 NCAT 体模，以水平方向为起始角度 $0°$，对于叶片体模，以垂直方向为起始角度 $0°$。不同角度下精确重建最小投影采样数量如表 6.4.1 所示。

表 6.4.1　不同体模精确重建投影最小采样数量

扫描角度范围		$90°$	$60°$	$30°$	$20°$	$15°$	$10°$
Shepp-Logan	最小采样数量	9	12	13	14	16	\
	t	0.8870	0.9436	0.9477	0.9511	0.8880	> 1
NCAT	最小采样数量	12	18	18	19	19	\
	t	0.9735	0.9687	0.9912	0.9874	0.9806	> 1
叶片	最小采样数量	10	13	18	18	18	\
	t	0.9371	0.9781	0.9602	0.9922	0.9288	> 1

由表 6.4.1 可以看出，在扫描角度范围减少时，三种体模的有限角度精确重建投影最小采样数量逐渐增加，在整体上精确重建所需的投影采样数量表现出逐渐上升的趋势。表 6.4.1 的实验结果表明，在有限角度 CT 重建中，当扫描角度范围减少时，可以通过增加投影采集数量来获得精确重建的结果，增加的投影采集数据在一定程度上弥补了因连续角度投影数据缺失对重建带来的影响。然而，当扫描角度范围减小至 $10°$ 时，在现有投影采样数量下，无法计算得到小于 1 的 t 值。在此基础上，可以进一步研究有限角度精确重建的扫描角度下限。

需要说明的是，上述方法是一种针对特定重建对象的后验验证方法，即需要获得重建结果后验证其是否为 TV 最小化模型的唯一解。这与对于任意重建对象给出通用的采样条件定量估计有明显差距。此外，对于其他重建模型的唯一解充要条件仍需要做理论研究的推广。

在精确重建采样条件的研究中，获得了对有限角度重建问题的新认识。在无噪声仿真实验条件下，极有限的角度范围内 (如对 256×256 Shepp-Logan 体模，30° 范围内均匀采集 30 个投影，投影弦图大小为 30×512)，TV 最小化模型仍然存在唯一解，也就是说理论上仍然可以实现精确重建。图 6.4.3 展示 ADTVM 算法重建误差随迭代轮数下降情况，图 6.4.4 展示 ADTVM 算法内层迭代 5000 轮的过程中重建图像的变化情况。可以看出该算法最终确实实现了精确重建，误差下降到 RMSE $= 3.6 \times 10^{-6}$。

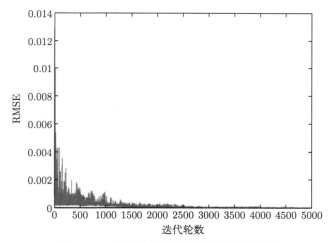

图 6.4.3　重建误差随迭代轮数下降曲线图

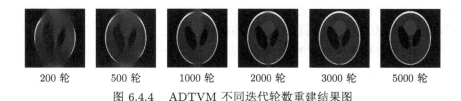

200 轮　　500 轮　　1000 轮　　2000 轮　　3000 轮　　5000 轮

图 6.4.4　ADTVM 不同迭代轮数重建结果图

基于上述实验结果，可以分析得到以下几点启示：第一，理论分析研究与算法实验效果仍存在差距，提示研究者在算法设计中可以结合理论研究所利用的关键信息。第二，算法仿真结果与实际数据重建效果有显著差距，表明实际采集投影含有未知分布噪声，噪声与有限角度问题的奇异性耦合影响重建算法稳定性，使得迭代过程未必能保证收敛。第三，考虑到计算开销，基于稀疏优化的重建算法在实际应用中通常会提前停机，算法需要经过数千轮达到收敛并不直接支持实际重建应用效果。

6.4.3   融入支集补先验的 TV 最小化重建算法

考虑在算法设计中结合理论研究所利用的关键信息，本节介绍一种融入支集补先验的 TV 最小化重建算法。

由定理 6.4.1 可以看出图像差分的 0 和非 0 位置 (指标集 I^C 和 I) 都包含在充要条件中，也就是说其信息非常重要，这是以往求解该模型时较少利用的。基于迭代支集探测的思想和框架，将差分进行变量代换，可以将引入先验信息的 TV 最小化模型改写为如下形式：

$$
\begin{aligned}
\min \quad & \|w \cdot z\|_1 \\
\text{s.t.} \quad & \begin{cases} Ax = b \\ Dx = z \end{cases}
\end{aligned}
\tag{6.4.5}
$$

通过一定轮数的迭代求解，利用重建的中间结果探测差分图像的 0 与非 0 位置，将其分为 3 种情况处理：对有较大可能性确定为 0 的位置，将其与差分矩阵 D 对应的行的指标集记为 S^C，令 $z(i) = 0, i \in S^C$，$w(i) = 0, i \in S^C$；对有较大可能性确定为非 0 的位置，对应指标集记为 S，令 $w(i) = 0, i \in S$；剩余无法确定 0 或非 0 的位置保持 w 系数分量为 1，继续使用 ADM 方法对改写后的模型进行迭代求解。通过迭代求解模型 (6.4.5) 式与探测差分图像 0 与非 0 位置交替的方式实现对 TV 最小化模型求解算法的改进。

该方法仍然可以看作在迭代支集探测框架下设计，使用支集补作为迭代中挖掘的先验，一方面是因为在稀疏性假设下，支集补中元素所占比例更大；另一方面，该算法中不需要精确探测所有差分为 0 的位置，有利于算法更鲁棒地运行。而对重建图像 0 与非 0 位置的探测，可以利用理论分析中投影数据截断边缘点在重建图像中形成伪影的位置作为先验信息，也可以借助边缘检测算子以及图像分割算法来探测边缘和分片区域 (可借鉴闫镔团队在 2014 年和 2016 年的相关研究)，还可以针对特定成像对象利用学习的方式获得一定先验信息。

6.4.4   多分辨率融合重建

本书还将一个新的观察分享出来，以供探讨。考察待重建图像以及其 2 倍下采样图像，以重建高低两分辨率下的图像为目标，优先重建低分辨率图像可能会得到对有限角度伪影抑制更好的重建结果，潜在优势来源于：

(1) 从精确重建采样条件的角度分析，重建图像 2 倍下采样，总的未知数数量变为原图像 1/4，而投影弦图下采样由于只需要在投影方向上进行，角度方向保持不变，方程数量只降低为原来 1/2，从而改善了采样条件。而另一方面，重建图像降低分辨率使得每个像素所表示的实际大小增大，将导致投影矩阵各列之间的线性相关性改善，从而奇异性减小。

(2) 从投影弦图降采样角度分析,利用相邻两个探元来合成一个探元,有益于实际投影的噪声抑制;在低分辨投影弦图补全基础上,考虑降分辨投影恢复原始投影问题时,不仅可以利用已有超分辨算法和网络的优势,还同时具有已知投影角度的高低分辨图像匹配对;而基于降分辨图像考虑原始图像重建,低分辨图像的轮廓、差分信息等图像先验能够给图像重建带来有益引导。

基于此,可以提出一个高低分辨双域联合优化重建模型,以期为有限角度重建问题带来新的奇异性修复能力:

$$\min_{\substack{x_H,x_L \\ b_{2H},b_{2L}}} \frac{1}{2}\|A_{1H}x_H - b_{1H}\|_2^2 + \frac{1}{2}\|A_{2H}x_H - b_{2H}\|_2^2 + \frac{\alpha}{2}\|A_{1L}x_L - b_{1L}\|_2^2$$

$$+ \frac{\alpha}{2}\|A_{2L}x_L - b_{2L}\|_2^2 + \frac{\rho_1}{2}\|A_{\text{ave}}x_H - x_L + \mu_1\|_2^2$$

$$+ \frac{\rho_2}{2}\|B_{\text{ave}}b_{2H} - b_{2L} + \mu_2\|_2^2 + \lambda_1\|W_1(x_H)\|_1 + \lambda_2\left\|W_2\begin{pmatrix} b_{1H} \\ b_{2H} \end{pmatrix}\right\|_1$$

$$+ \lambda_3\|W_1(x_L)\|_1 + {}_4\left\|W_2\begin{pmatrix} b_{1L} \\ b_{2L} \end{pmatrix}\right\|_1 \tag{6.4.6}$$

其中向量 b 表示投影数据,矩阵 A 代表系统投影矩阵,下标 1 和 2 分别表示已知与缺失数据对应的投影矩阵,下标 H 和 L 分别表示高分辨和低分辨情况。A_{ave},B_{ave} 分别表示图像域与投影域的 2 倍下采样算子所对应的运算矩阵,图像域下采样操作为将相邻 2×2 的像素取平均值,而投影域下采样操作只对投影方向的相邻两个像素取平均值。

在未来的研究中,考虑高低分辨率联合重建的技术思路也可能会为有限角度重建问题带来新的认知。

6.5 本 章 小 结

本章主要介绍了目前 CT 成像领域中不完全角度重建问题的研究现状和重建策略。首先,对不完全角度问题的发展现状进行了概述;然后,介绍了基于正则化框架和稀疏优化技术的图像重建思想,以及几类典型的有限角度重建算法;最后,介绍了关于有限角度重建问题奇异性与采样条件分析的相关研究。

在未来的发展中,以下 4 条不完全角度重建特别是有限角度重建的算法设计基本经验应该具有较大的借鉴意义:

(1) 采用投影域与图像域联合优化有利于不同属性有效信息的融合;

(2) 考虑投影域与图像域数据奇异性的数学物理属性,有利于提出针对性抑制策略;

(3) 从理论分析角度考虑重建过程中关键信息的挖掘有利于引入更多有益信息；

(4) 在优化算法理论框架下，选择深度神经网络的引入策略，能够发挥网络性能优势的同时控制其稳定性。

第 7 章 局部重建算法

7.1 局部重建问题

在很多工程应用中，由于硬件的限制，或者为了降低辐射剂量，人们往往只能够或者只需要对某些感兴趣区域 (region of interest, ROI) 进行成像，这就提出了局部重建问题。

与传统的全局重建比较，局部重建具有以下的优势：① 对于大尺寸被测物体，X 射线束在 CT 扫描过程中只需要覆盖 ROI，可以在很大程度上减少辐射剂量和对探测器尺寸的需求；② 能够大大提高 CT 数据扫描和采集的速度，减少投影数据量，进而提高图像的重建效率，使得局部重建在动态成像方面优势明显；③ 能够利用有限尺寸的探测器，结合 X 射线束投影的几何放大性质，实现高分辨率三维成像。这些优势使得局部重建技术成为新一代实用 CT 的重要发展方向之一。

对局部进行重建带来的最大问题就是投影数据存在截断。而现有的主流 CT 重建算法都是针对完整物体的全局重建，要求 X 射线束必须完全覆盖物体断层，对投影数据有截断的情况难以处理。因此，需要针对局部重建问题，即投影数据存在截断的情况研究专用的局部重建算法。

对局部重建问题的研究始于 20 世纪 80 年代，受当时 CT 重建理论的限制，学者们无法精确重建出物体局部的 CT 图像，而是通过寻求一种与物体断层图像相关的函数来进行近似。1985 年，Smith 等提出了一种 "lambda tomography" 的局部重建算法 (Smith et al.，1985; Faridani et al.，1992)，该算法利用局部投影数据重建出一个与 ROI 密度函数有相同奇异性的函数来代替重建图像。随后，Katsevich 提出了一种 "pseudolocal tomography" 的局部重建算法 (Katsevich et al.，1996)，这种算法通过重建密度函数的希尔伯特变换的一部分来代替原函数。但是，由于这些函数和真正的物体断层图像之间的误差比较大，难以满足实际工程应用的需求，极大地降低了局部 CT 成像对于实际工程应用的意义。在随后很长的一段时间里，针对物体局部 ROI 的成像研究一直陷于停顿，局部重建问题无法得到真正解决。

2002 年，Katsevich 首先提出了一种基于 FBP 形式的锥束螺旋 CT 精确重建算法 (Katsevich，2002b，2004)。该算法很好地解决了长物体重建问题，在竖直方向上投影数据截断的情况下，该算法仍然能够精确地重建出被扫描部分的物体图像。Katsevich 为 CT 重建算法的发展提供了一个崭新的思路。

2004 年，美国芝加哥大学以潘晓川教授为首的课题组提出了一类 BPF 形式的螺旋 CT 精确重建算法 (Zou et al.，2004a, 2004b, 2004c; Pan et al.，2005)，该方法只需要理论上最少的投影数据就能够精确重建出物体的断层图像。BPF 重建算法是基于 PI 线的重建算法 (PI 线是扫描轨迹上任意两点连线上的一条线段)。当 PI 线的两个端点在物体支撑外时，BPF 重建算法能够精确重建出 PI 线上的 CT 图像。BPF 重建算法最重要的贡献在于成功地解决了从探测器方向截断的投影数据进行 CT 精确重建的问题，这为一些局部重建问题提供了重建策略。2006 年，Defrise 等 (2006) 在 BPF 算法的基础上取得了进一步的成果，放宽了 PI 线的限制，证明了当 PI 线只有一个端点在物体支撑外时，由通过该 PI 线的截断投影数据仍然能够精确重建出 PI 线上 CT 图像。

2007 年，Ye 等 (2007) 证明了当 PI 线完全在物体内部时，如果已知该 PI 线上和重建区域相邻的一部分图像信息，能够通过截断的投影数据精确重建出该 PI 线上的 CT 图像。但是，在实际 CT 工程应用中，物体内部 PI 线上的重建数值信息很难事先获得，因此 Ye 等的方法在实际应用中具有一定的局限性。2009 年，李亮等 (2009) 对 PI 线完全在物体内部的局部问题提出了一种新的证明及重建策略，如果已知该 PI 线上和重建区域不相邻的一部分图像信息，能够通过截断的投影数据精确重建出该 PI 线上的 CT 图像。这样可以选择已知信息区域在被测物体的外面，通过两次扫描实现内部 ROI 精确重建，具有一定的可实现性。

根据 PI 线两端点与物体支撑所处位置的不同，可以将局部重建问题划分为 PI 线两端点都在物体支撑外、PI 线一端点在物体支撑外和 PI 线两端点都在物体支撑内三种情况。下面对这三种情况进行分别介绍。

7.1.1　PI 线的两个端点都在物体支撑外

对于 PI 线的两个端点都在物体支撑外的情况，如图 7.1.1 所示，适用算法是 BPF 重建算法。基于锥束螺旋轨迹扫描的 BPF 重建算法在第 4 章中已经进行了具体的介绍，故本章主要介绍基于锥束圆轨迹扫描的 BPF 重建算法。

在锥束圆轨迹扫描的情况下，PI 线只在中心平面存在，为了能够使用 BPF 重建算法，需要引入虚拟圆轨迹和虚拟 PI 线的概念 (Grass et al.，2000)。我们将某个非中心平面与 Z 轴的交点为圆心、以中心平面的圆轨迹半径为半径的圆定义为该非中心平面的虚拟圆轨迹，将连接虚拟圆轨迹的线段定义为虚拟 PI 线。

在锥束圆轨迹扫描情况下，光源轨迹可以表示为 $\vec{r}_0(\lambda) = (R\cos\lambda, R\sin\lambda, 0)^{\mathrm{T}}$，$R$ 表示光源轨迹半径。定义以光源为原点的旋转正交坐标系，三个单位矢量分别为 $\vec{e}_u = (-\sin\lambda, \cos\lambda, 0)^{\mathrm{T}}$，$\vec{e}_v = (0, 0, 1)^{\mathrm{T}}$ 和 $\vec{e}_w = (\cos\lambda, \sin\lambda, 0)^{\mathrm{T}}$。平板探测器位于 $\vec{e}_w$ 的反方向上，与光源的距离是 S。用 $P(u_d, v_d, \lambda)$ 表示在投影角度 λ 下 $\vec{r}$ 在

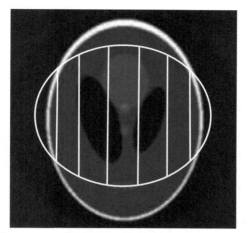

图 7.1.1 二维 Thorax 模型 (中间竖线为 PI 线)

探测器上的投影值。投影函数的偏导可以表示为

$$\frac{\partial}{\partial q}D(\vec{r}_0(q),\hat{\beta})\bigg|_{q=\lambda} = \frac{\mathrm{d}P(u_d,v_d,\lambda)}{\mathrm{d}\lambda}\bigg|_{\hat{\beta}} \tag{7.1.1}$$

又

$$\frac{\mathrm{d}P(u_d,v_d,\lambda)}{\mathrm{d}\lambda}\bigg|_{\hat{\beta}} = \frac{\mathrm{d}u_d}{\mathrm{d}\lambda}\bigg|_{\hat{\beta}}\frac{\partial P(u_d,v_d,\lambda)}{\partial u_d} + \frac{\mathrm{d}v_d}{\mathrm{d}\lambda}\bigg|_{\hat{\beta}}\frac{\partial P(u_d,v_d,\lambda)}{\partial v_d} + \frac{\partial P(u_d,v_d,\lambda)}{\partial \lambda}$$

$$\frac{\mathrm{d}P(u_d,v_d,\lambda)}{\mathrm{d}\lambda}\bigg|_{\vec{r}} = \frac{\mathrm{d}u_d}{\mathrm{d}\lambda}\bigg|_{\vec{r}}\frac{\partial P(u_d,v_d,\lambda)}{\partial u_d} + \frac{\mathrm{d}v_d}{\mathrm{d}\lambda}\bigg|_{\vec{r}}\frac{\partial P(u_d,v_d,\lambda)}{\partial v_d} + \frac{\partial P(u_d,v_d,\lambda)}{\partial \lambda} \tag{7.1.2}$$

故有

$$\frac{\mathrm{d}P(u_d,v_d,\lambda)}{\mathrm{d}\lambda}\bigg|_{\hat{\beta}} = \left(\frac{\mathrm{d}u_d}{\mathrm{d}\lambda}\bigg|_{\hat{\beta}} - \frac{\mathrm{d}u_d}{\mathrm{d}\lambda}\bigg|_{\vec{r}}\right)\frac{\partial P(u_d,v_d,\lambda)}{\partial u_d}$$

$$+ \left(\frac{\mathrm{d}v_d}{\mathrm{d}\lambda}\bigg|_{\hat{\beta}} - \frac{\mathrm{d}v_d}{\mathrm{d}\lambda}\bigg|_{\vec{r}}\right)\frac{\partial P(u_d,v_d,\lambda)}{\partial v_d} + \frac{\mathrm{d}P(u_d,v_d,\lambda)}{\mathrm{d}\lambda}\bigg|_{\vec{r}} \tag{7.1.3}$$

单位向量 $\hat{\beta}$ 跟 u_d 和 v_d 之间的关系可以表示为

$$u_d\hat{e}_u(\lambda) + v_d\hat{e}_v(\lambda) - S\hat{e}_w(\lambda) = A(u_d,v_d)\hat{\beta} \tag{7.1.4}$$

这里 $A(u_d,v_d) = \sqrt{u_d^2 + v_d^2 + S^2}$。

由公式 (7.1.4) 可知

$$\frac{\mathrm{d}u_d}{\mathrm{d}\lambda}\bigg|_{\hat{\beta}} = S + \frac{u_d^2}{S}, \quad \frac{\mathrm{d}v_d}{\mathrm{d}\lambda}\bigg|_{\hat{\beta}} = \frac{u_d v_d}{S} \tag{7.1.5}$$

而 $\hat{\beta} = \dfrac{\vec{r} - \vec{r}_0(\lambda)}{|\vec{r} - \vec{r}_0(\lambda)|}$，公式 (7.1.4) 还可以写成

$$u_d \hat{e}_u(\lambda) + v_d \hat{e}_v(\lambda) - S\hat{e}_w(\lambda) = A(u_d, v_d)\frac{\vec{r} - \vec{r}_0(\lambda)}{|\vec{r} - \vec{r}_0(\lambda)|} \tag{7.1.6}$$

由公式 (7.1.6) 可知

$$\begin{aligned}
\frac{\mathrm{d}u_d}{\mathrm{d}\lambda}\bigg|_{\vec{r}} &= S + \frac{u_d^2}{S} - \left[\frac{\mathrm{d}\vec{r}_0(\lambda)}{\mathrm{d}\lambda}\hat{e}_u(\lambda)\right]\frac{A(u_d, v_d)}{|\vec{r} - \vec{r}_0(\lambda)|}\\
\frac{\mathrm{d}v_d}{\mathrm{d}\lambda}\bigg|_{\vec{r}} &= \frac{u_d v_d}{S} - \left[\frac{\mathrm{d}\vec{r}_0(\lambda)}{\mathrm{d}\lambda}\hat{e}_v(\lambda)\right]\frac{A(u_d, v_d)}{|\vec{r} - \vec{r}_0(\lambda)|}
\end{aligned} \tag{7.1.7}$$

将公式 (7.1.4) 和公式 (7.1.7) 代入公式 (7.1.3) 得

$$\begin{aligned}
\frac{\mathrm{d}P(u_d, v_d, \lambda)}{\mathrm{d}\lambda}\bigg|_{\hat{\beta}} = &\left(\frac{\mathrm{d}\vec{r}_0(\lambda)}{\mathrm{d}\lambda} \cdot \hat{e}_u(\lambda)\right)\frac{A(u_d, v_d)}{|\vec{r} - \vec{r}_0(\lambda)|}\frac{\partial P(u_d, v_d, \lambda)}{\partial u_d}\\
&+ \left(\frac{\mathrm{d}\vec{r}_0(\lambda)}{\mathrm{d}\lambda} \cdot \hat{e}_v(\lambda)\right)\frac{A(u_d, v_d)}{|\vec{r} - \vec{r}_0(\lambda)|}\frac{\partial P(u_d, v_d, \lambda)}{\partial v_d} + \frac{\mathrm{d}P(u_d, v_d, \lambda)}{\mathrm{d}\lambda}\bigg|_{\vec{r}}
\end{aligned}$$
$$\tag{7.1.8}$$

应用分部积分公式有

$$\begin{aligned}
\int_{\lambda_1}^{\lambda_2}\frac{\mathrm{d}\lambda}{|\vec{r} - \vec{r}_0(\lambda)|}\frac{\mathrm{d}P(u_d, v_d, \lambda)}{\mathrm{d}\lambda}\bigg|_{\vec{r}} = &\frac{P(u_d, v_d, \lambda)}{|\vec{r} - \vec{r}_0(\lambda)|}\bigg|_{\lambda_1}^{\lambda_2}\\
&- \int_{\lambda_1}^{\lambda_2}\frac{\mathrm{d}\lambda}{|\vec{r} - \vec{r}_0(\lambda)|^2}\left[\frac{\mathrm{d}\vec{r}_0(\lambda)}{\mathrm{d}\lambda} \cdot \hat{\beta}\right]P(u_d, v_d, \lambda)
\end{aligned}$$
$$\tag{7.1.9}$$

将公式 (7.1.8) 代入反投影公式，再由公式 (7.1.9) 可得

$$g(\vec{r}') = \int_{\lambda_1}^{\lambda_2}\mathrm{d}\lambda\frac{P'(u_d, v_d, \lambda)}{|\vec{r}' - \vec{r}_0(\lambda)|^2} + \frac{P(u_d, v_d, \lambda)}{|\vec{r}' - \vec{r}_0(\lambda)|}\bigg|_{\lambda_1}^{\lambda_2} \tag{7.1.10}$$

在圆轨迹扫描中，有几何关系

$$\frac{R - \vec{r}' \cdot \hat{e}_w}{S} = \frac{|\vec{r}' - \vec{r}_0(s)|}{A} \tag{7.1.11}$$

因此最终圆轨迹反投影公式可以表示为

$$g(\vec{r}') = \int_{\lambda_1}^{\lambda_2} \mathrm{d}\lambda \frac{S^2}{(R - \vec{r}' \cdot \hat{e}_w(\lambda))^2} \frac{\partial}{\partial u_d} \left(\frac{R}{A} P(u_d, v_d, \lambda) \right) + \frac{P(u_d, v_d, \lambda)}{|\vec{r}' - \vec{r}_0(\lambda)|} \Big|_{\lambda_1}^{\lambda_2}$$

(7.1.12)

这里 $A(u_d, v_d) = \sqrt{u_d^2 + v_d^2 + S^2}$。

7.1.2　PI 线的一个端点在物体支撑外

对于 PI 线的一个端点在物体支撑外的局部问题，如图 7.1.2 所示。2006 年，Defrise 等 (2006) 证明了通过截断希尔伯特变换可以实现精确重建。

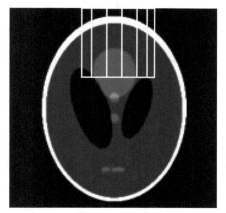

图 7.1.2　二维 Thorax 模型 (PI 线的一个端点在物体支撑外)

在有界区间 $\Omega \subset \mathbb{R}^2$ 上定义光滑函数 $\mu(\vec{r})$，它在一条线上的投影值可以表示如下

$$p(s, \phi) = \int_{-\infty}^{\infty} \mathrm{d}t \mu(s\vec{u}(\phi) + t\vec{u}^{\perp}(\phi)), \quad s \in \mathbb{R}, \ 0 \leqslant \phi \leqslant 2\pi$$

(7.1.13)

其中 $\vec{u}^{\perp}(\phi) = (-\sin\phi, \cos\phi)$ 表示沿着这条线的单位向量，$\vec{u}(\phi) = (\cos\phi, \sin\phi)$ 与之垂直，s 表示坐标原点到这条直线的距离。

对于任意固定 ϕ_0，投影值关于 s 偏导数的反投影可以表示为

$$b(\vec{r}_0) = \frac{-1}{2\pi} \int_{\phi_0}^{\phi_0+\pi} \mathrm{d}\phi \left[\frac{\partial p(s, \phi)}{\partial s} \right]_{s=\vec{r}_0 \cdot \vec{u}(\phi)}$$

(7.1.14)

$b(\vec{r}_0)$ 与 μ 的希尔伯特变换满足如下关系 [17]：

$$b(\vec{r}_0) = \frac{1}{\pi} \text{P.V.} \int_{-\infty}^{\infty} \frac{\mathrm{d}t}{t} \mu(\vec{r}_0 - t\vec{u}^{\perp}(\phi_0)) = (H_{\mathcal{L}}\mu)(\vec{r}_0) \tag{7.1.15}$$

这里 P.V. 表示柯西主值，$(H_{\mathcal{L}}\mu)(\vec{r}_0)$ 表示 μ 沿着平行于 $\vec{u}^{\perp}(\phi_0)$ 且穿过点 $\vec{r}_0$ 的直线上的希尔伯特变换。μ 在点 $\vec{r}_0$ 精确重建可以用定理 7.1.1 来表述。

定理 7.1.1   如果存在单位向量 $\vec{n} = (-\sin\phi_0, \cos\phi_0)$ 和平行于 $\vec{n}$ 且穿过 $\vec{r}_0$ 的线段 $\mathcal{L}_\mu \subset \mathcal{L}$ 满足：(1) 线段 $\mathcal{L}_\mu$ 包含点 $\vec{r}_0$ 且至少有个端点在 μ 沿 $\mathcal{L}$ 的支撑外；(2) 对于任意 $\vec{r} \in \mathcal{L}_\mu$ 和 $\phi \in [\phi_0, \phi_0 + \pi]$，$p(s, \phi)$ 是已知的，这里 $s = \vec{r} \cdot \vec{u}(\phi)$。那么 μ 在点 $\vec{r}_0$ 可以被唯一精确重建。

为保证算法的稳定性，这里使用在 POCS 方法来处理截断希尔伯特逆变换，即在下面几个凸集的交集中寻找一个函数 $f \in L^2(\mathbb{R})$：

$$C_1 = \{f \in L^2(\mathbb{R}) | (Hf)(x) = g(x), x \in (b, 1)\}$$

$$C_2 = \{f \in L^2(\mathbb{R}) | f(x) = 0, x \in (c, 1)\}$$

$$C_3 = \left\{ f \in L^2(\mathbb{R}) \left| \frac{1}{\pi} \int_{-1}^{b} f(x)\mathrm{d}x = C_f \right. \right\}$$

$$C_4 = \{f \in L^2(\mathbb{R}) | f(x) \geqslant 0, x \in [-1, c]\} \tag{7.1.16}$$

如果在凸集 C_j 上定义正交投影 P_j，$j = 1, \cdots, 4$，POCS 算法通过下面的迭代实现：

$$f^k(x) = \left(P_j f^{k-1}\right)(x), \quad k = 1, 2, \cdots \quad \text{和} \quad j = 1 + (k-1)\%4 \tag{7.1.17}$$

对于任意的初值 $f^0(x)$，如果这四个集合的交集是非空的，POCS 迭代会收敛到交集中的一个元素。P_2 和 P_4 的定义很直接，下面主要定义 P_1 和 P_3。

P_1 可以定义如下

$$P_1 f^{k-1} = H^{-1} g^k \tag{7.1.18}$$

这里 g^k 定义如下

$$g^k(x) = \begin{cases} g(x), & x \notin (b, 1) \\ (Hf^{k-1})(x), & x \in (-1, b) \end{cases} \tag{7.1.19}$$

P_3 可以定义如下

$$P_3 f^{k-1} = \begin{cases} 0, & x \in (c, 1) \\ f^{k-1} + \dfrac{\pi C_f - \displaystyle\int_{-1}^{c} \mathrm{d}x' f^{k-1}(x')}{1 + c}, & x \in (-1, c) \end{cases} \tag{7.1.20}$$

7.1.3 PI 线的两个端点都在物体支撑内

2007 年，Ye 等 (2007) 证明了当 PI 线完全在物体内部时，如果已知该 PI 线上一部分的图像信息，就能够通过截断的投影数据精确重建出该 PI 线上的 CT 图像。

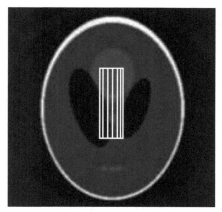

图 7.1.3　二维 Thorax 模型 (PI 线完全在物体内部)

此方法能重建 ROI 完全在物体内部的局部重建问题，如图 7.1.3 所示。但在实际 CT 工程应用中，物体内部 PI 线上的重建数值信息很难事先获得，因此，Ye 等的方法在实际应用中具有一定的局限性。其方法可以用定理 7.1.2 来概括。

定理 7.1.2　如图 7.1.4 所示，设 $f(x)$ 的支集是 $[-1,1]$，$-1 < a < b < c < 1$。如果 (1) $f(x)$ 的希尔伯特变换 $g(x)$ 在 (a,c) 上是已知的；(2) $f(x)$ 在 (a,b) 上是已知的；(3) 常数 $C_f = \int_{-1}^{1} f(x)\mathrm{d}x$ 是已知的，那么 $f(x)$ 在 $[b,c]$ 上能精确重建。

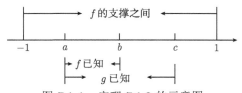

图 7.1.4　定理 7.1.2 的示意图

定理 7.1.2 的证明方法、解的唯一性及稳定性的分析方法与定理 7.1.1 类似，这里就不一一分析了。同 7.1.2 节情况，为保证算法稳定性，算法使用 POCS 来处理截断希尔伯特逆变换，具体就是在下列凸集合的交集中找一个合适的解 $f \in L^2(\mathbb{R})$：

$$C_1 = \{f \in L^2(\mathbb{R}) | (Hf)(x) = g(x), x \in (a,c)\}$$

$$C_2 = \{f \in L^2(\mathbb{R}) | f(x) = f_0(x), x \in (a, b)\}$$

$$C_3 = \left\{f \in L^2(\mathbb{R}) \left| \frac{1}{\pi} \int_{-1}^1 f(x)\mathrm{d}x = C_f \right.\right\}$$

$$C_4 = \{f \in L^2(\mathbb{R}) | f(x) \geqslant 0, x \in [-1, 1]\} \tag{7.1.21}$$

2009 年，李亮等 (2009) 将 Ye 等的结论做了一个推广，将该方法推广到已知图像信息的区域和重建区域不相邻的情况。该方法可以描述为定理 7.1.3。

定理 7.1.3　如图 7.1.5 所示，设 $f(x)$ 的支集是 $[-1, 1]$，$-1 < a < b < c < d < 1$。如果 (1) $g(x)$ 在 $(a, b) \cup (c, d)$ 上是已知的; (2) $f(x)$ 在 (a, b) 上是已知的; (3) 常数 $C_f = \int_{-1}^1 f(x)\mathrm{d}x$ 是已知的，那么 $f(x)$ 在 (c, d) 上能精确重建。

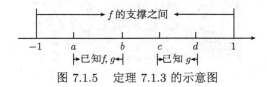

图 7.1.5　定理 7.1.3 的示意图

同定理 7.1.2 中，算法引入 POCS 方法，即在下列凸集合的交集中找一个合适的解 $f \in L^2(\mathbb{R})$：

$$C_1 = \{f \in L^2(\mathbb{R}) | (Hf)(x) = g(x), x \in (a, b) \cup (c, d)\}$$

$$C_2 = \{f \in L^2(\mathbb{R}) | f(x) = f_0(x), x \in (a, b)\}$$

$$C_3 = \left\{f \in L^2(\mathbb{R}) \left| \frac{1}{\pi} \int_{-1}^1 f(x)\mathrm{d}x = C_f \right.\right\} \tag{7.1.22}$$

$$C_4 = \{f \in L^2(\mathbb{R}) | f(x) \geqslant 0, x \in [-1, 1]\}$$

$$C_5 = \{f \in L^2(\mathbb{R}) | \arg\min \mathrm{TV}(f), x \in [c, d]\}$$

其中 C_5 的定义为

$$f^k = \arg\min \left\| f^{k-1} \right\|_{\mathrm{TV}} \tag{7.1.23}$$

虽然 POCS 迭代方法能够处理这种局部重建问题，但是该方法对投影数据中噪声比较敏感，很容易影响到重建结果的数值准确性，甚至导致 POCS 迭代过程不收敛。李亮等将 TV 方法嵌入到 POCS 迭代方法中，有效压制迭代过程中的噪声，使得基于 PI 线的 POCS 重建方法更容易收敛到真实值。

7.2 基于数据重排的局部重建算法

在圆轨迹锥束 CT 中，BPF 算法是在一簇平行 PI 线段上进行图像重建的，其反投影中有四层循环：一个角度循环和三个空间方向上的循环。对于任意重建点，当它在不同的 PI 线上的时候，反投影的角度积分限是变化的。由于角度积分限随着重建点的位置的变化而变化，这造成原 BPF 算法的反投影中角度循环和某一个空间方向 (与 PI 线垂直) 上的循环之间有相关性。因此，原 BPF 算法的可并行性不好，使用并行计算方法的加速比有限。

为了解决原 BPF 算法可并行性差的问题，这里介绍 T-BPF (Tent-like BPF) 算法 (汪先超等，2013)，该算法先使用数据重排方法 (Turbell，1999；Grass et al.，2000)，将锥束投影数据重排成帐篷状的平行投影数据，然后基于两步希尔伯特变换方法 (Noo et al.，2004) 推导了一种 T-BPF 算法用于重排后投影数据的图像重建。T-BPF 算法具有固定的反投影角度积分限，其反投影运算的各层循环之间没有相关性，可并行性有很大提高。此外，T-BPF 算法的反投影中不需要乘以一个依赖于重建点位置和光源位置的加权因子，重建效率也有一定的提升。

T-BPF 算法主要包含两步，首先是对投影数据进行重排，将锥束投影数据重排成帐篷状平行投影数据，然后针对重排后的帐篷状平行投影数据，推导了一种BPF 型算法进行重建。

7.2.1 投影数据重排

圆轨迹锥束扫描的几何示意图如图 7.2.1 所示，β 和 R 分别表示旋转角度和光源到旋转轴的距离。为了方便描述重排公式，在坐标系的原点引入一个和真实探测器平行的虚拟探测器。用 $P_1(\beta, m, n)$ 表示虚拟探测器上的数据，(m, n) 表示在虚拟探测器上的坐标。S，R 和 β 分别表示光源、扫描半径和旋转角度。

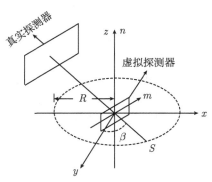

图 7.2.1   圆轨迹锥束扫描几何示意图

为了描述重排后的平行投影数据，另一个虚拟矩形探测器被引入，其上投影数据用 $P(\theta,t,s)$ 表示。从图 7.2.2 可知，$P_1(\beta,m,n)$ 和 $P(\theta,t,s)$ 有如下关系：

$$\theta = \beta - \arcsin\frac{t}{R}, \quad m = \frac{tR}{\sqrt{R^2-t^2}}, \quad n = \frac{sR^2}{R^2-t^2} \qquad (7.2.1)$$

由公式 (7.2.1)，$P_1(\beta,m,n)$ 可以被重排成平行数据 $P(\theta,t,s)$，且重排公式如下

$$P(\theta,t,s) = P_1\left(\theta - \arcsin\frac{t}{R}, \frac{tR}{\sqrt{R^2-t^2}}, \frac{sR^2}{R^2-t^2}\right) \qquad (7.2.2)$$

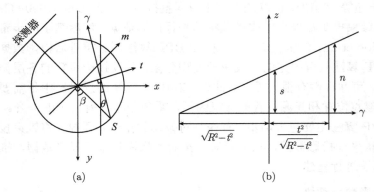

(a) z 轴方向俯视图   (b) t 轴方向俯视图

图 7.2.2　$P_1(\beta,m,n)$ 和 $P(\theta,t,s)$ 坐标关系示意图

令 $t_{\max}$ 表示重建物体的最大半径，有

$$\Phi = \arcsin\frac{t_{\max}}{R} \qquad (7.2.3)$$

从公式 (7.2.2) 可知，重排方法只需要角度范围 $\pi + 2\Phi$ 内的投影数据。在将 $\{(\beta,m,n)\}$ 重排成 $\{(\theta,t,s)\}$ 的过程中，不能确定每个 (θ,t,s) 刚好对应一个 (β,m,n)。当对应的 (β,m,n) 找不到，需要采用三线性插值方法来近似。

重排方法将投影数据映射到一个虚拟的矩形探测器上，如图 7.2.3 所示。重排后结果的形状像一个帐篷，因此这种使用 BPF 型算法重建帐篷状投影数据的算法被称为 T-BPF 算法。

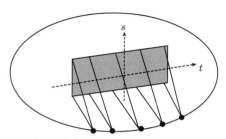

图 7.2.3 重排后某个角度下帐篷状平行投影数据示意图

7.2.2 T-BPF 算法的重建公式

在将锥束投影重排成平行投影后，得到帐篷状平行投影数据。基于两步希尔伯特变换方法，一种改进的 BPF 型算法被提出来重建帐篷状平行投影数据，该算法在中心平面是精确的，在非中心平面是近似重建。

先介绍下求导反投影 (differentiated backprojection, DBP)，这是两步希尔伯特方法的第一步。$g(\vec{r})$ 用来表示反投影投影数据导数的图像，这里 $\vec{r} = (x, y, z)$ 表示 PI 线上任意一点。如果 PI 线在中心平面 $(s = 0)$，则有

$$g(\vec{r}) = \int_0^\pi P'(\theta, t_r, 0)\mathrm{d}\theta \tag{7.2.4}$$

这里 $P'(\theta, t, s) = \dfrac{\partial}{\partial t}P(\theta, t, s)$，$t_r = \vec{r} \cdot \hat{t}$。

如图 7.2.4 所示，对于一个任意投影 $P(\theta, t, s)(s \neq 0)$，关于 $\hat{z}$ 轴一个小范围的旋转 $\delta\theta$ 和关于 $\hat{k}$ 轴的一个旋转 $\delta\theta'$ 是等价的，它们分别对应一个近似相等的弧长，因此有

$$\delta\theta'\sqrt{R^2 - t^2 + s^2} = \delta\theta\sqrt{R^2 - t^2} \tag{7.2.5}$$

图 7.2.4 中旋转轴是 $\hat{z}$ 轴，向量 $\hat{t}$ 和中心平面平行，向量 $\hat{k}$ 关于 $\hat{z}$ 倾斜，且有 $\hat{k} = \hat{m} \times \hat{t}$。$P$ 和 S 分别表示一个投影和光源。

下面计算 P 点投影对于直线 PS 上反投影的贡献，

$$\delta g(\vec{r}) = \delta\theta' P'(\theta, t, s) \tag{7.2.6}$$

将公式 (7.2.5) 代入公式 (7.2.6)，对于 PS 上任意重建点有

$$\delta g(\vec{r}) = \frac{\sqrt{R^2 - t^2}}{\sqrt{R^2 - t^2 + s^2}} P'(\theta, t, s)\delta\theta \tag{7.2.7}$$

将公式 (7.2.7) 在所有投影数据上求和, 于是

$$g(\vec{r}) = \int_0^\pi \frac{\sqrt{R^2 - t_r^2}}{\sqrt{R^2 - t_r^2 + s_r^2}} P'(\theta, t_r, s_r) \mathrm{d}\theta \tag{7.2.8}$$

这里 $s_r = \dfrac{z\sqrt{R^2 - t_r^2}}{\sqrt{R^2 - t_r^2} + \vec{r} \cdot \hat{m}'}$。

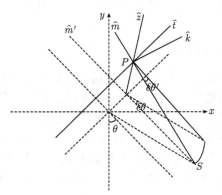

图 7.2.4   非中心平面投影的坐标系

用 $f(\vec{r})$ 表示被重建物体密度函数。$f(\vec{r})$ 和 $g(\vec{r})$ 有如下关系:

$$g(\vec{r}) = -2\pi H f(\vec{r}) \tag{7.2.9}$$

这里 Hf 表示 f 的希尔伯特变换。

由公式 (7.2.8) 可以求得 PI 线段 (真实的或者虚拟的) 上待重建点的反投影值。对有限希尔伯特变换求逆, 于是, 重建帐篷状平行投影数据的 BPF 型算法可以表示为

$$f(\vec{r}) = \frac{1}{2\pi} \frac{1}{\sqrt{(x_{c2} - x_c)(x_c - x_{c1})}} \times \left[\int_{x_{c1}}^{x_{c2}} \frac{\mathrm{d}x_c'}{\pi(x_c - x_c')} \sqrt{(x_{c2} - x_c')(x_c' - x_{c1})} g(x_c') + C \right] \tag{7.2.10}$$

这里 x_c' 是 PI 线上点 $\vec{r}\,'$ 的另外一种表示方式, x_{c1} 和 x_{c2} 表示这条 PI 线的两个端点。常数 C 由下式求得

$$C = \frac{2\pi P(0, t_r, s_r) - \displaystyle\int_{x_{c1}}^{x_{c2}} \frac{1}{\sqrt{(x_{c2} - x_c)(x_c - x_{c1})}} \int_{x_{c1}}^{x_{c2}} \sqrt{(x_{c2} - x_c')(x_c' - x_{c1})} \frac{g(x_c')}{\pi(x_c - x_c')} \mathrm{d}x_c' \mathrm{d}x_c}{\displaystyle\int_{x_{c1}}^{x_{c2}} \frac{1}{\sqrt{(x_{c2} - x_c)(x_c - x_{c1})}} \mathrm{d}x_c} \tag{7.2.11}$$

公式 (7.2.11) 是为了让 C 和沿着该条 PI 线的投影的测量值匹配。它的执行不像看上去的那么复杂，因为在公式 (7.2.10) 中计算 $f(\vec{r})$ 时对公式 (7.2.11) 分子上的积分做了提前计算。注意当 PI 线不在中心平面时，$P(0, t_r, s_r)$ 不能由 $P(\theta, t, s)$ 直接得到。因此，用公式 (7.2.12) 来近似密度函数沿着 PI 线的积分值，这里 $P(0, t_1, s_1)$ 和 $P(\pi, t_2, s_2)$ 分别表示在旋转角度为 0 和 π 时穿过点 $\left(\dfrac{x_{c1} + x_{c2}}{2}, z\right)$ 的投影值。

$$P(0, t_r, s_r) = \frac{P(0, t_1, s_1) + P(\pi, t_2, s_2)}{2} \tag{7.2.12}$$

由公式 (7.2.8) 和 (7.2.10) 可知，T-BPF 算法的重建效率和并行性质较原 BPF 算法有很大提高，和 FDK 算法的重建效率和并行性质相当。T-BPF 算法的另外一个优点是反投影中不需要乘以一个依赖于重建点位置和光源位置的加权因子，这意味着该算法不仅在重建效率上有提升，而且对重建图像的噪声特性有改善。

为了验证 T-BPF 算法的优势，我们用 C 语言实现了该算法，并用数字仿真数据和真实数据来评估该算法。实验所用计算机的 CPU 是 Intel Xeon(R) X5450 @ 3.00 GHz。

为了将 T-BPF 算法和原 BPF 算法进行对比，我们分别用原 BPF 算法和 T-BPF 算法重建规模为 (256×256×256) 像素的标准三维 Shepp-Logan 体模。圆轨迹扫描半径是 477mm，光源到探测器的距离是 1265mm。投影数据是在 2π 的圆周上均匀采集 360 个投影。T-BPF 算法和原 BPF 算法都只使用 π 加上 2 倍锥角范围内的投影数据。重建结果如图 7.2.5 所示，其重建精度和重建耗时如表 7.2.1 所示，可以看出 T-BPF 算法相对于 BPF 算法来说，在减少重建时间的同时，并没有损失重建精度。

图 7.2.5 中第一行、第二行和第三行分别是 x-y 平面、y-z 平面和 x-z 平面第 120 层切片图，第一列、第二列和第三列分别是 Shepp-Logan 体模、BPF 算法的重建结果和 T-BPF 算法的重建结果。

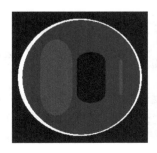 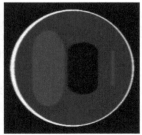 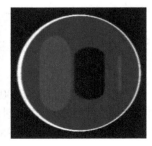

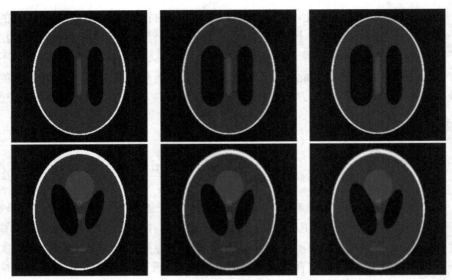

图 7.2.5　BPF 算法和 T-BPF 算法的重建结果

表 7.2.1　BPF 算法和 T-BPF 算法的重建结果

算法	重建时间/分钟	RMSE
BPF 算法	16.05	0.0708
T-BPF 算法	12.18	0.0701

采集真实数据的锥束 CT 系统主要由光源 (Hawkeye 130, Thales, France)、载物台和像素大小为 0.127mm 的探测器 (Varian 4030E, USA) 组成。

为了检测 T-BPF 算法的性能, 我们重建如图 7.2.6 所示的感兴趣区域。在圆轨迹锥束系统扫描中, 光源轨迹的半径是 678mm, 光源到探测器的距离是 1610 mm。被重建感兴趣区域的大小为 74.87mm×128.36mm×53.48mm, 其中重建分辨率为 0.107mm。CT 系统的投影数据是在 2π 的圆周上均匀采集 360 个投影, T-BPF 算法使用从 Φ 到 $(180-\Phi)$ 范围内的投影数据。感兴趣区域的中心和旋转轴的偏移是 450 像素, 因此

$$\Phi = \arcsin\left(\frac{(450 - 700/2) \times 0.107}{678}\right)\bigg/\frac{\pi}{180} = 9.080° \tag{7.2.13}$$

在重建规模为 (700×500×1200) 像素, 采集角度范围为 9°～171°(截断) 时, T-BPF 算法的重建结果如图 7.2.7 所示。结果中第一列、第二列和第三列分别表示 $y = 26.86$ mm, $y = 54.85$mm 和 $y = 61.83$mm 平面的切片图。

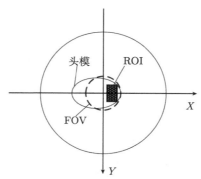

图 7.2.6 感兴趣区域的俯视图

ROI 为感兴趣区域；FOV 为成像视野

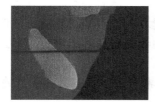 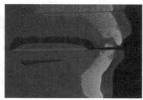 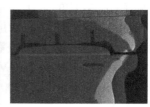

T-BPF 算法结果	T-BPF 算法结果	T-BPF 算法结果
在 $y = 26.86\text{mm}$ 平面切片	在 $y = 54.85\text{mm}$ 平面切片	在 $y = 61.83\text{mm}$ 平面切片

图 7.2.7 T-BPF 算法的实际数据重建结果

7.3 基于 Radon 逆变换的局部重建算法

以上均为基于反投影滤波的局部重建算法，下面介绍一种基于 Radon 逆变换的 FBP 型算法 (Wang et al., 2012)，该算法的滤波分两步完成：第一步是对投影数据求导，该步骤是局部的，投影数据截断情况下的结果仍然是准确的；第二步是对求导后的投影数据进行希尔伯特滤波。

因为该算法是在 FDK 算法 (Feldkamp et al., 1984) 基础上改进的，所以在介绍该算法之前，首先回顾一下 FDK 算法。FDK 算法是圆轨迹锥束 CT 图像重建中一种广泛使用的近似 FBP 型算法，它通过反投影滤波函数 g_F 得到密度函数 $f(\vec{r})$ 的一个近似值 $f^{(\text{FDK})}(\vec{r})$，重建公式如下

$$f^{(\text{FDK})}(\vec{r}) = \int_0^{2\pi} \frac{RS}{\left[R - \vec{r} \cdot \hat{e}_w(\lambda)\right]^2} g_F(\lambda, u^*, v^*) \mathrm{d}\lambda \tag{7.3.1}$$

这里 u^* 和 v^* 分别表示 $\vec{r}$ 在探测器上投影的坐标，可以表示为

$$u^* = \frac{S\vec{r} \cdot \hat{e}_u}{R - \vec{r} \cdot \hat{e}_w}, \quad v^* = \frac{Sz}{R - \vec{r} \cdot \hat{e}_w} \tag{7.3.2}$$

对于无横向截断的投影数据的反投影函数 g_F 可以定义为

$$g_F(\lambda, u, v) = \int_{-\infty}^{\infty} h_R(u - u') g_1(\lambda, u', v) \mathrm{d}u' \tag{7.3.3}$$

这里 $h_R(\cdot)$ 表示斜坡滤波器的核。函数 g_1 表示加权的投影数据为

$$g_1(\lambda, u, v) = \frac{S}{\sqrt{S^2 + u^2 + v^2}} g(\lambda, u, v) \tag{7.3.4}$$

从 FDK 算法的重建过程可以看出，当投影数据发生横向截断时，只有滤波过程产生误差。当滤波点的位置离投影数据的边界越近，该点滤波后的值的误差越大。因此，在垂直方向的重建切片图中截断伪影主要以明亮环形白带的形式出现在视场 (field of view, FOV) 的边缘。

由文献 (Noo et al.，2002) 可知，斜坡滤波器和希尔伯特滤波器有如下关系：

$$g_F(\lambda, u, v) = \frac{1}{2\pi} \frac{\partial}{\partial u} g_H(\lambda, u, v) \tag{7.3.5}$$

这里 g_H 表示加权投影数据与希尔伯特的核 $h_H(\cdot)$ 的 1D 卷积，可以写成

$$g_H(\lambda, u, v) = \int_{-\infty}^{\infty} h_H(u - u') g_1(\lambda, u', v) \mathrm{d}u' \tag{7.3.6}$$

因此

$$\begin{aligned} g_F(\lambda, u, v) &= \frac{1}{2\pi} \frac{\partial}{\partial u} \int_{-\infty}^{\infty} h_H(u - u') g_1(\lambda, u', v) \mathrm{d}u' \\ &= \frac{1}{2\pi} \int_{-\infty}^{\infty} h_H(u') \frac{\partial}{\partial u} g_1(\lambda, u - u', v) \mathrm{d}u' \end{aligned} \tag{7.3.7}$$

在二维重建的情况下，将滤波公式 (7.3.7) 应用到公式 (7.3.1) 和 (7.3.4) 中就是二维 Radon 逆变换。下面将二维 Radon 逆变换扩展到三维图像重建，于是就得到了基于 Radon 逆变换的 FBP 型算法，它可以分下面 4 步进行实现：

步 1. 和公式 (7.3.4) 一样，对投影数据进行加权

$$g_1(\lambda, u, v) = \frac{S}{\sqrt{S^2 + u^2 + v^2}} g(\lambda, u, v) \tag{7.3.8}$$

步 2. 对加权后的投影数据 g_1 关于 u 求导 (局部操作)

$$g_2(\lambda, u, v) = \frac{\partial}{\partial u} g_1(\lambda, u, v) \tag{7.3.9}$$

步 3. 对 g_2 进行希尔伯特滤波 (全局操作)

$$g_3(\lambda, u, v) = \frac{1}{2\pi} g_2(\lambda, u, v) * h_H(u) \tag{7.3.10}$$

步 4. 将滤波后的锥束投影数据反投影到三维重建图像上

$$f^{(\mathrm{RIT})}(\vec{r}) = \int_0^{2\pi} \frac{RS}{\left[R - \vec{r} \cdot \hat{e}_w(\lambda)\right]^2} g_3(\lambda, u^*, v^*) \mathrm{d}\lambda \tag{7.3.11}$$

这里 u^* 和 v^* 的定义见公式 (7.3.2)。

注意, 在没有数据截断的情况下, $f^{(\mathrm{FDK})}$ 和 $f^{(\mathrm{RIT})}$ 在数学上是一致的, 但是当数据发生截断时, 基于 Radon 逆变换的 FBP 型算法和 FDK 算法重建图像的方式不同。一个直接的原因是新提出的算法的滤波由一个局部操作和随后全局操作组成。局部操作产生一个中间函数 g_2, 此中间函数对于探测器上所有点都是准确的, 即使数据发生截断。投影数据截断仅仅影响后面的积分结果, 产生了近似的滤波后投影数据 g_3。进一步说, g_2 的值和 g_1 的值相比更接近于 0, 因此, 限制积分区间不会明显改变完整的滤波后的值。从以上对基于 Radon 逆变换 FBP 型算法的分析, 可以发现新提出的算法具有抑制截断伪影的能力; 同时, 其滤波过程类似于 FDK 算法, 比较简单, 故其重建效率相对于 ATRACT 有很大提升。

为了验证提出的基于 Radon 逆变换 FBP 型算法的正确性, 我们使用该算法分别用数字仿真和真实数据进行了重建实验。

在仿真实验中使用基于 Radon 逆变换的 FBP 型算法对像素数大小为 256×256×256 的三维 Shepp-Logan 体模进行重建。在圆轨迹锥束 CT 中, 轨迹半径为 477mm, 光源到探测器的距离为 1265mm。投影数据是在 2π 圆周上均匀采集 360 次, 探测器大小为 (256×256) 像素。第一组实验是重建无截断的投影数据, 重建结果如图 7.3.1 (a) 所示; 第二组实验是重建体模的内部区域规模为 160×160×160, 所用的数据是截断的, 大小为 (160×160) 像素, 重建结果如图 7.3.1 (b) 所示。

为了进一步验证基于 Radon 逆变换的 FBP 型算法的正确性, 我们用头模的真实数据做实验, 重建其中一个局部区域。本章采用的锥束 CT 系统中, 光源采用 Hawkeye 130 X 射线源 (Thales, France), 探测器采用 Varian 4030E (USA, 分辨率为 0.127mm) 的平板探测器。在圆轨扫描中, 扫描半径为 678mm, 光源到探测器的距离为 1610mm。待重建的局部区域规模为 (600×600×600) 像素，像素尺寸为 0.107mm。锥束投影数据是在 2π 的圆周上均匀采集 360 次。

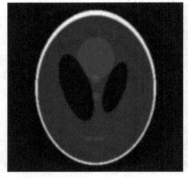 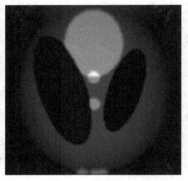

(a) 重建无截断的投影数据结果　　　　(b) 重建体模的内部区域(截断)

图 7.3.1　　基于 Radon 逆变换的 FBP 型算法重建结果

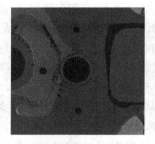 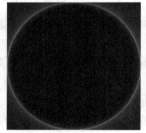 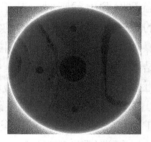

(a) 投影数据无截断的重建　　　(b) 投影数据截断的重建　　　(c) 投影数据截断的重建
结果 (灰阶范围为[0,1])　　　　结果 (灰阶范围为[0,1])　　　　结果 (灰阶范围为[0,0.3])

图 7.3.2　　基于 Radon 逆变换的 FBP 型算法的三维重建结果中第 376 层横向切片图

如图 7.3.2 (a) 所示，我们使用基于 Radon 逆变换的 FBP 型算法和截断投影数据重建头模的局部区域，其中图 7.3.2 (b) 是第 376 层横向切片图，显示灰阶范围是 [0,1]。由于重建图像中有严重的截断伪影，使得重建图像模糊而无法识别。我们将显示灰阶范围调整到 [0,0.3]，如图 7.3.2 (c) 所示，重建图像的中间部分的图像质量有一定的提高，但是截断伪影仍然存在于局部区域的边缘，使得图像特别是边缘部分模糊不清。

7.4　本 章 小 结

和传统的全局 CT 不同，局部重建能够有效地降低 CT 系统硬件成本，减少数据量,提高重建效率,降低 X 射线辐射剂量,因此局部重建在工程应用中具有巨大的潜力。由于局部重建中投影数据有截断,传统的全局 CT 重建算法不适用于局部重建,使得探索研究针对 ROI 的局部 CT 成像方法势在必行。

目前相应的国内外研究机构在这方面的研究条件和基础已经初步具备,也已经有部分研究成果。但是,投影数据截断下的 CT 图像近似重建算法虽然重建速度较高,但对截断伪影的抑制能力有限,而现有的投影数据截断下的 CT 图像精确重建算法仍然存在诸多问题,以至于无法应用到实际 CT 系统中。局部重建算法研究的主要问题有: ① 缺少一种统一的局部重建算法,只能根据不同的重建区域,使用不同的算法; ② 算法实现基本是使用 POCS 迭代,重建效率低; ③ 局部精确重建算法对于噪声的抑制能力有限,重建数值的准确性较差,特别是在 ROI 边缘误差较大。

尽管局部重建研究仍然存在较多的问题,但由于应用前景广阔,研究基于 ROI 的 CT 图像局部重建方法和成像策略对于工业无损检测、医疗临床诊断等领域都具有重要的实际意义,因此,该课题仍将是当前 CT 成像研究领域的热点问题。

第 8 章 扩大视野重建算法

8.1 大视野重建问题

自从 1972 年 Hounsfield 发明第一台 CT 以来，CT 经过了几十年的发展，其扫描方式和成像方法也在不断得到改进，如今对于锥束 CT (cone beam computed tomography，CBCT) 的研究和应用已成为 CT 领域的主流。与断层 CT 相比，锥束 CT 具有扫描速度快、射线利用率高、空间分辨率高且各向同性等优点，已被广泛应用于工业无损检测中。在锥束 CT 检测中，由于探测器尺寸和 X 射束锥角有限，经常会遇到被检物尺寸超出锥束 CT 成像视野 (filed of view，FOV) 的情况，此时得到的被检物投影会在轴向或水平方向产生投影截断，而通常的 CT 重建算法要求被检物完全被射束覆盖，在这种存在投影截断情况下的重建结果会存在较大伪影，于是就提出了如何用小尺寸探测器检测大尺寸物体的问题，也就是扩大锥束 CT 成像视野问题。

锥束 CT 成像视野扩展可简单地分为轴向视野扩展、横向视野扩展和双向视野扩展。轴向视野扩展即沿探测器平面内垂直方向的视野扩展，横向视野扩展即沿探测器平面内水平方向的视野扩展，双向视野扩展即轴向和横向视野同时扩展。

8.2 轴向视野扩展

对长物体的扫描和重建在 CT 发展初期就困扰着广大 CT 研究人员。扇束 CT 时代，最初人们采用移动式扫描对长物体进行成像，由于每个断层都要做全角度扫描，因此，这种扫描方式的时间分辨率很低。1986 年，由 Mori 首次成功实现了扇束 CT 螺旋扫描方式，并发展了最初的重建算法 (Mori，1986)，这为长物体的 CT 成像提供了很好的思路。扇束螺旋 CT 的提出提高了 CT 的时间分辨率，但是由于机械精度和重建算法等问题，它的重建结果并不好，不仅造成同一切片内不一致性，而且降低了图像的纵向空间分辨率，因此，最初的扇束螺旋 CT 是通过降低纵向空间分辨率换取了时间分辨率。不过随着各方面技术的不断发展成熟，学者们从理论和实际结果都得出了螺旋 CT 天生优于移动式 CT (Crawford，1991；Crawford et al.，1993; Wang et al.，1994)。针对锥束 CT 螺旋扫描轨迹的重建算法可分为近似型和精确型两种。近似型重建算法主要有螺旋 FDK 算法 (Wang et al.，1992; Kudo et al.，1991) 及螺旋 FDK 的一些改进型算法 (Kudo，

1999) 和基于数据重排思想的 PI-Method 重建算法 (Turbell et al.，1998)，近似型重建算法具有简单高效的优点，且在小锥角下拥有较好的重建效果，在工程中应用较多 (Wang et al.，2007)。精确型重建算法以 Katsevich 类 (Katsevich et al.，1996，2004；Katsevich，2002a，2002b，2004，2006) 和 Zou & Pan BPF 型重建算法 (Zou et al.，2004a，2004b，2004c) 为主，这两类算法都是理论精确的，但算法复杂计算效率低，对噪声比较敏感，因此在实际工程中并未被广泛应用。

对于 Katsevich 类和 Zou & Pan BPF 型重建算法在第 4 章已做了详细介绍，本章就不再赘述，这里我们着重介绍两种近似螺旋重建算法：螺旋 FDK 和 PI-Method 重建算法。

8.2.1 螺旋 FDK 重建算法

螺旋 FDK 算法是在圆轨迹 FDK 算法的基础上得到的一种锥束螺旋轨迹近似重建算法，其虽然是一种近似重建算法，但近似重建算法与精确重建算法相比通常具有算法复杂度低、计算效率高、易于并行加速等优点，且在小锥角情况下具有良好的重建效果，所以在现在的锥束 CT 中近似重建算法的使用通常还是主流。而 FDK 算法又具有高效性、对噪声的鲁棒性好以及在锥角较小的情况下的良好重建效果，因此螺旋 FDK 及其改进算法在锥束螺旋 CT 中仍旧有较高的使用率。

以固定半径和螺距的螺旋轨迹为例，螺旋 FDK 的原理 (Wang et al.，1993) 可描述如下。

锥束 CT 螺旋扫描示意图如图 8.2.1 所示，其中坐标系 $o\text{-}xyz$ 表示被扫描物体空间，r 为旋转半径，β 表示旋转角度，矩形框表示中心虚拟探测器。则源点轨迹可用圆柱坐标系 $(r, h(\beta), \beta)$ 表示，转换为笛卡儿坐标系为

$$\begin{cases} x = r\cos(\beta) \\ y = r\sin(\beta) \\ z = h(\beta) \end{cases} \tag{8.2.1}$$

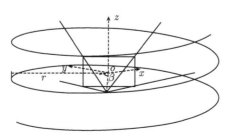

图 8.2.1　锥束 CT 螺旋扫描示意图

经典扇束 FBP 公式可以用下面公式表示

$$f(x,y) = \frac{1}{2}\int_0^{2\pi} \frac{r^2}{(r-s)^2}\int_0^{2\pi} R_\beta(p)\times H\left(\frac{rt}{t-s}-p\right)\times\frac{r^2}{\sqrt{r^2+p^2}}\mathrm{d}p\mathrm{d}\beta \quad (8.2.2)$$

其中，β 表示旋转角度，$R_\beta(p)$ 表示投影数据，r 表示源点到旋转中心距离，$t = x\cos(\beta)+y\sin(\beta)$，$s=-x\sin(\beta)+y\cos(\beta)$，$H(t)=\displaystyle\int_{-\infty}^{\infty}|\omega|\mathrm{e}^{\mathrm{j}2\pi\omega t}\mathrm{d}\omega$。

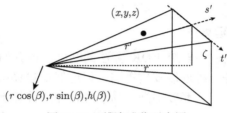

图 8.2.2　锥束成像示意图

对于锥束 CT 来说，可认为由很多倾斜的扇束 CT 组成。如图 8.2.2 所示，点 (x,y,z) 所处的倾斜扇束面 (t',s') 中

$$r'^2 = r^2 + \zeta^2 \quad (8.2.3)$$

$$\zeta = \frac{r\times z'(\beta)}{r-s} \quad (8.2.4)$$

$$z'(\beta) = z - h(\beta) \quad (8.2.5)$$

由此将变换后的 r' 代入式 (8.2.2) 便可得到螺旋 FDK 公式：

$$\mathrm{d}f(x,y,z) = \frac{1}{2}\int_0^{2\pi}\frac{r'^2}{(r'-s')^2}\int_{-\infty}^{\infty}R_\beta(p,\zeta)\times H\left(\frac{r't'}{t'-s'}-p\right)\times\frac{r'^2}{\sqrt{r'^2+p^2}}\mathrm{d}p\mathrm{d}\beta'$$
$$(8.2.6)$$

又因为在倾斜扇束面 (t',s') 上满足

$$\mathrm{d}\beta'\times r' = \mathrm{d}\beta\times r \quad (8.2.7)$$

$$t' = t \quad (8.2.8)$$

$$\frac{s'}{r'} = \frac{s}{r} \quad (8.2.9)$$

故式 (8.2.6) 等价于

$$f(x,y,z) = \frac{1}{2} \int_0^{2\pi} \frac{r^2}{(r-s)^2} \int_{-\infty}^{\infty} R_\beta(p,\zeta) \times H\left(\frac{rt}{t-s} - p\right) \times \frac{r^2}{\sqrt{r^2 + p^2 + \zeta^2}} \mathrm{d}p\mathrm{d}\beta$$

$$(8.2.10)$$

将所有 360° 内的反投影累加，便得到了最终的螺旋 FDK 公式：

$$f(x,y,z) = \frac{1}{2} \int_0^{2\pi} \frac{r^2}{(r-s)^2} \int_{-\infty}^{\infty} R_\beta(p,\zeta) \times H\left(\frac{rt}{t-s} - p\right) \times \frac{r^2}{\sqrt{r'^2 + p^2}} \mathrm{d}p\mathrm{d}\beta$$

$$(8.2.11)$$

8.2.2 PI-Method 重建算法

PI-Method 算法是由 Turbell 和 Danielsson 在 1998 年提出的。为了处理冗余数据该算法只用到了 Tam 窗 (Danielsson et al.，1997) 内的投影数据，首先将 Tam 窗内的数据重排成一组倾斜的平行束，然后再对重排后的数据滤波反投影重建。该算法具有简洁的滤波形式，且在反投影时只需要 π 度范围内的数据，这大大减少了反投影过程需要的时间，因此该算法是一种快速高效的重建算法。

PI-Method 算法可由三步完成：数据重排、加权滤波和反投影。

(1) 数据重排。

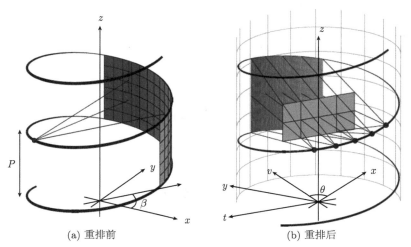

(a) 重排前   (b) 重排后

图 8.2.3 重排前后几何结构图 (Turbell et al.，1998)

数据重排是将如图 8.2.3(a) 所示的 Tam 窗内的锥束投影重排成右侧图中的倾斜的平行投影数据。用 $p(\beta, u, v)$ 和 $p_{\mathrm{re}}(\theta, t, v)$ 分别表示重排前的锥束投影和重

排后的倾斜平行束投影，由图所示的几何关系可知

$$\beta = \theta - \arcsin \frac{t}{R} \tag{8.2.12}$$

$$u = \arcsin \frac{t}{R} \tag{8.2.13}$$

所以，重排过程可以用下面式子描述：

$$p_{\mathrm{re}}(\theta, t, v) = p\left(\theta - \arcsin \frac{t}{R}, \arcsin \frac{t}{R}, v\right) \tag{8.2.14}$$

重排后，虽然这些倾斜的平行束发自不同的源点 Z，有着不同的锥角，但它们在如图 8.2.3(b) 所示的 (t, z) 平面形成了一个高度为 $h/2$ 的严格的矩形。该矩形高度为螺距的一半，可以想象假如在第 θ 度时空间中任意一点 (x, y, z) 被通过该矩形上沿的射线照射，经过 π 度旋转之后，该点会被通过矩形下沿的射线照射，即空间中任何一点 (x, y, z) 都只被精确地照射半周。

(2) 加权滤波。

多次螺旋扫描重建算法具有简单的滤波形式，用常用的斜坡滤波器对重排后的中心虚拟探测器上的数据逐行进行滤波，滤波前需做一个锥角加权。滤波过程如下

$$P_f(\alpha, t, v) = (p_{\mathrm{re}}(\alpha, t, v) \times \cos(k(t, v))) * g(t) \tag{8.2.15}$$

其中，$k(t, v)$ 表示射束与 xy 平面的夹角，$g(t)$ 为常用的斜坡滤波器。

由图 8.2.4 可知锥角加权系数

$$\cos k = \frac{\sqrt{R^2 - t^2}}{\sqrt{R^2 - t^2 + \left(\gamma \dfrac{P}{2\pi} + v\right)^2}}, \quad \gamma = \arcsin \frac{t}{R} \tag{8.2.16}$$

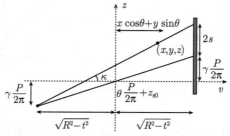

图 8.2.4　重排后点 (x, y, z) 的投影图 (Turbell et al.，1998)

(3) 反投影。

重排后的探测器的高度是 $h/2$, 即螺距的一半, 假设重建空间内一点 (x, y, z) 被中心虚拟探测器上沿的射线穿过, 经过 π 度旋转后, 由于对称性该点会被位于中心虚拟探测器下沿的射线穿过, 因此可以得出: 重排后重建空间内的任一点 (x, y, z) 都只被精确照射 π 度, 即反投影只需要 π 度内的数据便可重建出点 (x, y, z)。反投影公式如下

$$f(x, y, z) = \frac{1}{\pi} \int_{\theta(x,y,z)-\pi/2}^{\theta(x,y,z)+\pi/2} P_f(\alpha, t(x, y, \alpha), v(x, y, z, \alpha)) \mathrm{d}\alpha \tag{8.2.17}$$

其中

$$\theta(x, y, z) = (z - z_0) \times \frac{2\pi}{P}$$

$$t(x, y, \alpha) = y \times \cos\alpha - x \times \sin\alpha$$

$$s(x, y, z, \alpha) = \frac{\sqrt{R^2 - t^2}\left(z - z_{s0} - (\alpha - \gamma)\dfrac{P}{2\pi}\right)}{\sqrt{R^2 - t^2} + x\cos\alpha + y\sin\alpha} - \gamma\frac{P}{2\pi}, \quad \gamma = \arcsin\frac{t}{R}$$

8.3 横向视野扩展

能够实现锥束 CT 横向视野扩展的扫描方式有很多, 主要有偏置扫描方式 (傅健等, 2003; Gregor et al., 2003) 和旋转–平移 (rotation-translation, RT) 扫描方式 (龚磊等, 2006; 陈明等, 2009)。其中偏置扫描需要对物体做一次扫描, 其横向视野扩展率不能大于 2 倍; RT 扫描方式更为灵活, 其最少需要两次扫描, 但同时也可以通过多次扫描实现 2 倍以上的横向视野扩展。偏置扫描实际中常用修正的偏心 FDK 算法进行重建, 由于扫描方式本身带来数据缺失, 所以重建结果会有水平方向上的截断伪影。RT 扫描可以采集重建整个物体所需要的全部投影数据, 但每次扫描得到的投影数据仍是不完整的, 在水平方向上存在数据截断, 为了避免或减少这种数据截断的影响, 实际中有两种常用的重建算法, 分别是基于数据重排的滤波反投影型算法 (龚磊等, 2006) 和反投影滤波型重建算法 (陈明等, 2009), 下面将着重对这两种重建算法作介绍, 首先来看 RT 扫描的具体实现方式。

8.3.1 RT 扫描方式

图 8.3.1 为 3 次 RT 扫描模型示意图, 其他次 RT 扫描模型与此类似。如图 8.3.1 所示, S 表示 X 射线源源点, AB 表示平板探测器, SA 和 SB 间的扇面近似表示锥束 CT 的成像区域, 以 O_1, O_2, O_3 为圆心的圆表示载物台, 笛卡

儿坐标系 $o_2\text{-}xy$ 中，原点 o_2 可取任意一次螺旋轨迹的旋转轴所在位置，o_2x 轴沿平行探测器的水平方向，o_2y 轴沿垂直探测器的水平方向。扫描时，X 射线源和探测器固定不动，首先将载物台中心移动到 o_1 位置，进行第一次扫描，然后移动载物台到 o_2 和 o_3，分别进行第二次和第三次扫描。

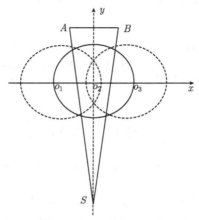

图 8.3.1　RT 扫描示意图

　　为了方便后面的讨论，将上述的 3 次 RT 扫描模型做个等价转换。在上述锥束 CT 系统中，X 射线源和平板探测器固定，承载被检物的载物台可以在 X 射线源和探测器间做各种轨迹运动。载物台沿平行探测器的水平方向上的运动，等价于射线源和探测器同时沿相反方向的运动；载物台顺时针转动，等价于射线源和探测器同时逆时针转动。因此可以将上述的 3 次 RT 扫描模型转换为如图 8.3.2 所示的等价模型。其中 S_1D_1 表示第一次扫描时射线源和探测器所在位置，S_2D_2，S_3D_3 分别表示第二次和第三次扫描时射线源和探测器所在位置。以 O 为圆心的圆表示被检物。扫描时，首先将射线源和探测器移动到 S_1D_1 位置，然后射线源和探测器沿圆轨迹运动扫描被检物，此为第一次扫描。第一次扫描完成后，先后将射线源和探测器移动到 S_0D_0 和 S_2D_2 位置，分别做第二次和第三次扫描。其中，第二次扫描 X 射线源运行的螺旋轨迹的半径为 $R=|S_2O_2|$，第一次和第三次扫描 X 射线源运行的螺旋轨迹的半径分别为 $R_1=\sqrt{R^2+O_2O_1^2}$ 和 $R_3=\sqrt{R^2+O_3O_2^2}$，R 为射线源源点到旋转轴所在平行探测器的平面的距离。取 $|O_1O_2|=|O_2O_3|$，因此 $R_1=R_3$，即第一次和第三次扫描 X 射线源运行的螺旋轨迹重合。

　　为了保证在水平方向上锥束 CT、RT 扫描的成像视野能够覆盖整个被检物，就需要多次扫描间的成像视野在水平方向上有一定的重叠且总的成像视野覆盖整个物体。如图 8.3.3 所示，即需要满足 $t_{1\max}>t_{2\min}$，$t_{2\max}<t_{3\min}$ 且 $|t_{1\min}|+$

$|t_{3\max}|$ 大于被检测物体的水平方向长度。

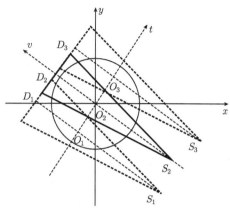

图 8.3.2 RT 扫描等效模型示意图

RT 扫描的横向视野扩展率为多次扫描的水平方向视野比上单次螺旋扫描所能达到的水平方向视野，如图 8.3.3 所示的 RT 扫描的水平方向视野扩展率为

$$\min(|t_{1\min}|, |t_{3\max}|)/\min(|t_{2\min}|, |t_{2\max}|)$$

下面对两种常用的 RT 扫描重建算法做介绍：基于数据重排的滤波反投影型算法和反投影滤波型重建算法。

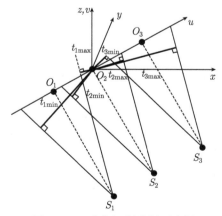

图 8.3.3 成像视野分析示意图

8.3.2　基于数据重排的滤波反投影型算法

基于数据重排的滤波反投影型算法包含三个部分，分别是：数据重排、加权滤波和反投影。

(1) 数据重排。

锥形束扫描的几何结构如图 8.3.4 所示。扫描时锥形 X 射线束从 X 射线源 S 处发出，穿过被检测物体，投影到二维的平板探测器上。由于 X 射线源的运动轨迹是一个半径为 R 的圆，因此为了便于公式描述，这里引入了一个虚拟探测器，它平行于真实探测器，且中心位于原点。而真实探测器则位于物体的后部，且 X 射线源与探测器中心的连线垂直于该检测器平面。从真实探测器到虚拟检测器的几何变换只是简单的比例变换关系，即每一条 X 射线在虚拟探测器上的投影值都可以由 $p(\beta, m, n)$ 唯一确定，这里 β 表示 X 射线源的投影角，它是 X 射线源到原点的连线与 x 轴所张的角度，m 和 n 分别为 X 射线束在虚拟探测器平面上的横坐标和纵坐标，其中 n 和 z 轴是重合。

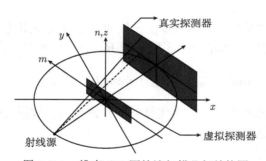

图 8.3.4　锥束 CT 圆轨迹扫描几何结构图

锥束 CT 的数据不能重排成真正的平行束投影数据，它可以重排成彼此平行的倾斜射线束，如图 8.3.5 所示。为了方便理解，重排后同样引入一个虚拟探测器，虚拟探测器位于旋转中心，且包含 z 轴。在虚拟探测器平面上建立垂直正交坐标系 $o\text{-}ts$，其中原点 o 位于旋转中心，s 轴和 z 轴重合。由图 8.3.4 和图 8.3.5 可知，重排前每一条 X 射线可由 $p(\beta, m, n)$ 唯一确定，重排后每一条射线可由 $p_v(\varphi, t, s)$ 唯一确定，其中 φ 表示平行射线与 X 轴的夹角，(t, s) 表示 X 射束在重排后的虚拟探测器上的坐标。

由图 8.3.6 重排前后坐标转换示意图易知

$$\beta = \varphi - \arcsin \frac{t}{R} \tag{8.3.1}$$

$$m = \frac{t \cdot R}{\sqrt{R^2 - t^2}} \tag{8.3.2}$$

$$n = \frac{s \cdot R^2}{R^2 - t^2} \tag{8.3.3}$$

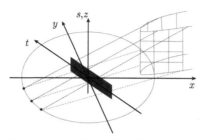

图 8.3.5　重排后圆轨扫描几何结构

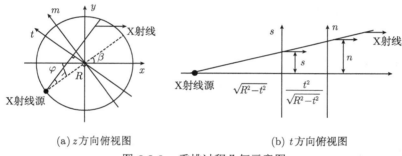

(a) z 方向俯视图　　　　　　　　　　(b) t 方向俯视图

图 8.3.6　重排过程几何示意图

总的重排过程可由下面的公式描述:

$$p_v(\varphi, t, s) = p\left(\varphi - \arcsin\frac{t}{R}, \frac{t \cdot R}{\sqrt{R^2 - t^2}}, \frac{s \cdot R^2}{R^2 - t^2}\right) \tag{8.3.4}$$

重排完成后, X 射线束将由锥束转换为倾斜的平行束, X 射线由地址空间 (β, m, n) 变换到地址空间 (φ, t, s)。

这是由锥形束投影重排成倾斜的平行束投影的过程, RT 扫描方式采集了多组锥形束投影数据, 因此应用于 RT 扫描方式的数据重排包含了同一组锥形束投影数据和不同组之间的数据重排, 其重排前后的投影模型如图 8.3.7 所示。

重排后不同次数螺旋扫描得到的投影数据不再用 i 来表示, 而统一用射束到旋转中心距离 t (t 轴上的值, 带正负) 来表示, 如图 8.3.8 中所示, 假设第一次扫描得到的投影数据到旋转中心的距离最大值为 t_1, 第三次扫描得到的投影数据到旋转中心的距离最小值是 t_3, 则在重排后的投影空间 (α, s, t) 内, 所有到旋转中心的距离小于 t_1 的射束均来自第一次扫描 $(1, \beta, v, u)$, 大于 t_3 的射束均来自第

三次扫描 $(3, \beta, v, u)$，大于 t_1 小于 t_3 的射束来自第二次扫描 $(2, \beta, v, u)$，这样选择既可以保证重排后投影数据水平方向的完整性，又能避免数据在水平方向上存在交叉重叠。

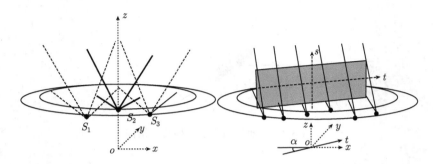

(a) 重排前锥形束　　　　　　　　(b) 重排后倾斜的平行束

图 8.3.7　重排前后投影几何模型

由图 8.3.8 易知

$$\beta = \alpha - \gamma \tag{8.3.5}$$

$$u = d \times \tan\gamma \tag{8.3.6}$$

$$\frac{v}{s'} = \frac{S_1 N_1}{S_1 N_2}, \quad S_1 N_2 = \sqrt{r^2 + t^2}, \quad S_1 N_1 = S_1 N_2 + t \times \tan\gamma \tag{8.3.7}$$

由式 (8.3.7) 可得

$$v = \frac{\sqrt{r^2 + t^2} + t \times \tan\gamma}{\sqrt{r^2 + t^2}} \times s' \tag{8.3.8}$$

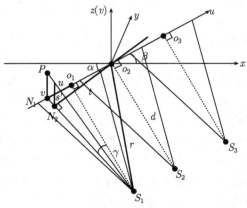

图 8.3.8　投影过程几何示意图

另外，由图 8.3.8 中几何关系可知

$$\Delta o_1 = |o_1 o_2|, \quad \Delta o_2 = 0, \quad \Delta o_3 = |o_3 o_2|; \quad r_i = \sqrt{d^2 + \Delta o_i^2}, \quad i = 1, 2, 3 \tag{8.3.9}$$

所以

$$\begin{cases} t \leqslant t_1, & \gamma = \arccos\left(\dfrac{\Delta o_1}{r_1}\right) - \arccos\left(\dfrac{t}{r_1}\right) \\[2mm] t_1 < t < t_2, & \gamma = \arccos\left(\dfrac{t}{r_2}\right) \\[2mm] t \geqslant t_2, & \gamma = \arccos\left(\dfrac{t}{r_3}\right) - \arccos\left(\dfrac{\Delta o_3}{r_3}\right) \end{cases} \tag{8.3.10}$$

因此，综上重排过程可用下面公式描述：

$$p_{\mathrm{re}}(\alpha, t, s) = p\left(i, \alpha - \gamma, d \times \tan\gamma, \frac{\sqrt{r^2 + t^2} + t \times \tan\gamma}{\sqrt{r^2 + t^2}} \times s'\right) \tag{8.3.11}$$

其中

$$\begin{aligned} t \leqslant t_1, & \quad i = 1, \quad \gamma = \arccos\left(\dfrac{\Delta o_1}{r_1}\right) - \arccos\left(\dfrac{t}{r_1}\right) \\[2mm] t_1 < t < t_2, & \quad i = 2, \quad \gamma = \arccos\left(\dfrac{t}{r_2}\right) \\[2mm] t \geqslant t_2, & \quad i = 3, \quad \gamma = \arccos\left(\dfrac{t}{r_3}\right) - \arccos\left(\dfrac{\Delta o_3}{r_3}\right) \end{aligned}$$

(2) 加权滤波。

基于数据重排的滤波反投影重建算法本质是滤波反投影型重建算法，其滤波具有简单的形式，用常用的斜坡滤波器对重排后的中心虚拟探测器上的数据逐行进行滤波，滤波前需做一个锥角加权。滤波过程如下

$$P_f(\alpha, t, s) = (p_{\mathrm{re}}(\alpha, t, s) \times \cos(k(t, s))) * g(t) \tag{8.3.12}$$

其中，$\cos(k(t, s))$ 表示锥角加权系数，$g(t)$ 为常用的斜坡滤波器。

(3) 反投影。

完成对重排后的数据加权滤波后，对数据做反投影并能得到最终的重建结果，反投影即将探测器上每个像素的值赋给当前射束穿过的所有体素的过程。反投影公式具体如下

$$f(x, y, z) = \frac{1}{2} \int_0^{2\pi} P_f(\alpha, t(x, y, \alpha), s(x, y, z, \alpha)) \mathrm{d}\alpha \tag{8.3.13}$$

其中，(x, y, z) 表示重建点坐标；$t(x, y, \alpha)$ 表示穿过点 (x, y, z) 的射线在中心虚拟探测上的横坐标；$s(x, y, z, \alpha)$ 表示穿过点 (x, y, z) 的射线在重排后探测上的纵坐标。

8.3.3 BPF 型重建算法

BPF 型重建算法最早是由 Zou 和 Pan 在解决螺旋锥术 CT 的精确重建问题时提出的，后来该形式重建算法被推广到多种扫描轨迹，Noo 等就提出了基于扇束圆轨迹扫描的重建算法 (Noo et al., 2004)。FBP 型重建算法由于其滤波的全局性，因而对有截断的投影数据不能直接重建；而 BPF 型重建算法因其滤波的局部性和滤波方向的任意选择性使其可对含某一方向截断的投影数据直接重建。RT 扫描模式下的 BPF 型算法便利用了 BPF 型算法的这种特性，直接对各组投影数据直接重建，避免了多组投影数据的重排和插值。基于锥束 CT 的 RT 扫描模式下的 BPF 型算法可按如下思路 (陈明，2008；陈明等，2009) 进行重建：借鉴 FDK 算法的思想重建可分为中心平面和非中心平面的重建。

1. 中心平面

中心平面上的重建等同于对扇束投影的重建，RT 扫描模式下的扇束投影重建是在圆轨迹扇束投影重建算法的基础上得到的，它需要进一步考虑各组投影数据的不同加权系数和如何实现对各组投影重建结果的融合。平行束 BPF 公式如下

$$b_\theta(\vec{x}) = \int_0^\pi \int_{-\infty}^{+\infty} p(r, \varphi) \delta'(\vec{x} \cdot \vec{\varphi} - r) \text{sgn}(\sin(\varphi - \theta)) \mathrm{d}r \mathrm{d}\varphi \qquad (8.3.14)$$

$$f(\vec{x}) = \frac{-1}{2\pi} H_\theta^- b_\theta(\vec{x}) \qquad (8.3.15)$$

其中，$\vec{x}$ 表示被重建点；r 表示平行束到旋转中心的距离，φ 表示平行束的旋转角度；θ 表示希尔伯特变换方向；$\delta'(\cdot)$ 表示冲激函数导数；$\text{sgn}(\cdot)$ 表示符号函数。H_θ^- 表示希尔伯特逆变换。

图 8.3.9 为扇束 RT 扫描示意图，根据图中的几何关系便可由平行束的 BPF 公式推导出扇束 RT 的 BPF 重建公式。根据图中关系可把投影数据从各组投影空间 (β, u_m) 转换到平行束投影空间 (φ, r)，这两个空间的关系是

$$\varphi = \beta + \arctan \frac{u_m}{R}, \quad r = \frac{R(u_m + h_m)}{\sqrt{R^2 + u_m^2}} \qquad (8.3.16)$$

根据式 (8.3.16) 的关系再做一定转换，便可得到扇束 RT 扫描下各组投影数

据的重建公式:

$$b_{\theta,m}(\vec{x}) = \int_0^{2\pi} \frac{R}{(R - \vec{x} \cdot (-\sin\beta, \cos\beta))^2} \frac{\mathrm{d}}{\mathrm{d}u_m} \left\{ \frac{R^2 - h_m u_m}{\sqrt{R^2 + u_m^2}} \right.$$

$$\left. \times p_m(\beta, u_m)\mathrm{sgn}(\sin(\beta + \arctan\frac{u_m}{R} - \theta)) \right\}\mathrm{d}\beta \tag{8.3.17}$$

$$b_\theta(\vec{x}) = b_{\theta,1}(\vec{x}) + \cdots + b_{\theta,m}(\vec{x}) \tag{8.3.18}$$

$$f(\vec{x}) = \frac{-1}{2\pi} H_\theta^- b_\theta(\vec{x}) \tag{8.3.19}$$

其中,R 表示光源到旋转中心的距离。

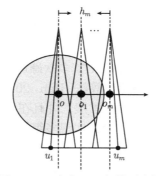

图 8.3.9　扇束 RT 扫描示意图

在处理各组投影的边界问题时,可借助 $k_\varepsilon(r)$ 函数,$k_\varepsilon(r)$ 函数具有如下性质:当 $r \geqslant \varepsilon$ 时,$k_\varepsilon(r) = 1$;当 $-\varepsilon < r < \varepsilon$ 时,$k_\varepsilon(r)$ 单调不减;当 $r \leqslant \varepsilon$ 时,$r \geqslant \varepsilon = 0$。其中 ε 为适当小正数,通过不同 ε 的选择来控制相邻组投影数据间的重叠度。

2. 非中心平面

对非中心平面的重建可借鉴 FDK 的思想,把非中心平面看作是一个倾斜的扇束平面,通过一定的加权后,再利用中心平面的重建思想重建即可。

8.4　双向视野扩展

成像视野和成像分辨率是一对矛盾的关系,当对被检测物体做高分辨率成像时,成像视野会变得很小,此时物体很容易在垂直和水平两个方向上都超出 CT 的成像视野,若要对整个物体进行成像,需要同时在垂直方向和水平方向两个维度上扩展锥束 CT 的成像视野。

目前对于锥束 CT 双向视野扩展重建算法的研究较少，2010 年，重庆大学邹晓兵等提出了锥束螺旋 CT 半覆盖扫描方式 (Zou et al.，2010) 和锥束 CT 双螺旋扫描方式 (Zou et al.，2009)，这两种扫描方式都能够实现锥束 CT 垂直方向视野和水平方向视野的同时扩展，但在水平方向视野扩展上这两种扫描方式都只能达到不大于 2 倍的视野扩展率。对于螺旋半覆盖扫描方式，邹晓兵等提出了偏心螺旋 FDK 算法，但是由于数据缺失，重建结果存在较严重的截断伪影。对于双螺旋扫描方式，提出了 FDK 型 (Zou et al.，2009)，Katsevich 型 (Zeng et al.，2010) 和 BPF 型算法 (Zeng et al.，2011)，三种算法都是在反投影时将两部分螺旋数据融合为一组，FDK 型和 Katsevich 型算法先对投影数据率波，然后反投影，由于斜坡滤波和希尔伯特滤波都是全局的，所以两种算法的重建结果都存在截断误差；而 BPF 型算法先反投影，然后做全局希尔伯特滤波，由于在反投影时已经将两组数据互补为一组完整的数据，因此该算法的重建结果横向截断误差较小，但是相比滤波反投影型算法，该算法存在 BPF 型算法计算量高，并行性差的缺点。

　　2012 年，韩玉等提出了一种锥束 CT 多次螺旋扫描方式，并推导了在该扫描几何模型下的重排滤波反投影型重建算法 (Han，2012)。该算法能够实现锥束 CT 垂直方向视野和水平方向视野的同时扩展，并且在相同维度上的视野扩展率均可大于 2 倍。在扫描时通过平移载物台，实现多组螺旋扫描，同时得到多组螺旋投影数据，每组投影数据在水平方向上只覆盖了物体的一部分，即每组投影数据都存在水平方向数据截断问题。为了解决投影数据的水平方向截断，该算法首先将多组锥束投影数据重排成一组倾斜的平行束投影，经过数据重排后，投影数据在水平方向上完全覆盖被检测物体。重排前后的投影数据如图 8.4.1 所示。重建时只需要用到 Tam 窗中的数据，在去除冗余数据的同时提高了重建速度。

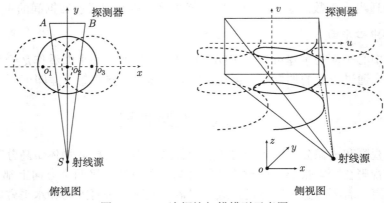

俯视图　　　　　　　　　　　　　　　　　　侧视图

图 8.4.1　　三次螺旋扫描模型示意图

下面以三次螺旋扫描为例介绍锥束 CT 多次螺旋扫描模型及重排滤波反投影型重建算法。三次螺旋扫描的成像模型如图 8.4.1 所示。

通过三次螺旋扫描，可以得到 3 组螺旋轨迹投影数据 (i, β, v, u)，其中，$i=1$, 2, 3，β 表示投影角度，(v, u) 表示平板探测器上第 u 行第 v 列像素。如图 8.4.1 所示，每组投影数据在水平方向上只覆盖了物体的一部分，即每组投影数据都存在水平方向数据截断问题。为了解决投影数据的水平方向截断，算法首先将 3 组锥束投影数据重排成一组倾斜的平行束投影 (沿旋转轴方向看射束是平行的)。重排只用了探测器上 Tam 窗内的数，重排后的数据用 (α, s, t) 表示，其中 α 表示重排后的投影角度，(s, t) 表示重排后虚拟探测器上第 t 行第 s 列像素。重排后的投影几何模型图如图 8.4.2 所示，可以看出，虽然这些倾斜的平行束发自不同的源点 Z，有着不同的锥角，但它们在中心虚拟探测器 t-s 平面形成了一个高度为 $h/2$ 的严格的矩形，这里 h 是螺旋扫描时的螺距。

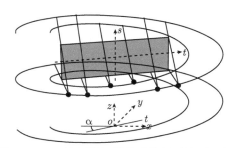

图 8.4.2　三次螺旋扫描模型数据重排后示意图

重排后的倾斜的平行束投影在横向上完全覆盖物体，不存在数据截断，因此利用三维滤波反投影算法即可完成重建。与 PI-Method 算法类似，重排后的探测器的高度是 $h/2$，即螺距的一半，因此反投影同样只需要 180° 投影角度内的数据。

为了验证锥束 CT 多次螺旋扫描方式和多次螺旋扫描重建算法的有效性，用 3D Shepp-Logan 数字体模做了仿真实验。仿真实验包含两个部分，首先模拟锥束 CT 多次螺旋扫描方式，使用像素数为 256×200 的虚拟探测器对规模为 $512 \times 512 \times 512$ 的三维 Shepp-Logan 数字体模做 3 次螺旋扫描；得到三次螺旋扫描投影数据后，使用多次螺旋扫描重建算法对投影数据做重建。为了进一步检测本章算法的重建效果，本节还仿真了另外一个对比试验，首先用像素数为 256×512 的虚拟探测器对 $512 \times 512 \times 512$ 规模的 Shepp-Logan 体模做标准螺旋扫描 (物体水平方向尺寸不超出成像视野)，然后用螺旋 FDK 算法对投影数据做重建。两次仿真实验的具体参数如表 8.4.1 所示。

三次螺旋扫描仿真试验中使用的虚拟探测器尺寸为 256×200，而仿真的被

检测物体尺寸为 $512 \times 512 \times 512$，即物体在水平和垂直两个方向均超出锥束 CT 成像视野，得到的投影图像如图 8.4.3 所示。标准螺旋扫描仿真试验中虚拟探测器尺寸为 256×512，物体的尺寸为 $512 \times 512 \times 512$，即物体尺寸在水平方向没有超出成像视野，因此采用常规的螺旋扫描方式和螺旋重建算法便可完成对仿真体模的扫描和重建，得到的投影图像如图 8.4.4 所示。两组实验结果的对比情况，可以评估提出的锥束 CT 多次螺旋扫描重建算法在处理水平方向数据截断方面的能力。

表 8.4.1　仿真实验参数

参数	三次螺旋扫描	标准螺旋扫描
源点到旋转中心距离/mm	300	300
源点到平板探测器距离/mm	900	900
Shepp-Logan 数字体模尺寸 (像素数)	$512 \times 512 \times 512$	$512 \times 512 \times 512$
Shepp-Logan 数字体模像素尺寸/mm	0.0493	0.0493
探测器尺寸 (像素数)	256×200	256×512
探测器像素尺寸/mm	0.148	0.148
第 1 次螺旋扫描平移距离/mm	-174×0.0493	
第 2 次螺旋扫描平移距离/mm	0	
第 3 次螺旋扫描平移距离/mm	174×0.0493	
螺距 (像素数)	200×0.0493	200×0.493
每圈投影数	360	360
重建图像像素尺寸/mm	0.0493	0.0493
重建图像矩阵	$512 \times 512 \times 512$	$512 \times 512 \times 512$
水平方向视野扩展	2.73	0
垂直方向视野扩展	2	2

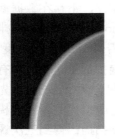 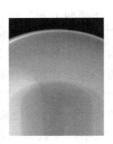 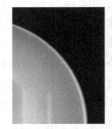

第一次螺旋扫描　　　　　第二次螺旋扫描　　　　　第三次螺旋扫描
图 8.4.3　三次螺旋扫描第 $0°$ 投影图

对两组仿真扫描实验得到的投影数据分别用螺旋 FDK 重建算法和多次螺旋扫描重建算法进行重建，重建结果如图 8.4.5 (a) 和 (c) 所示。图 8.4.5 (b) 和 (d) 分别为 (a) 和 (c) 第 256 行剖线图，其中实线表示重建值，虚线表示原始值。

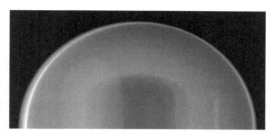

图 8.4.4 标准螺旋扫描第 0° 投影图

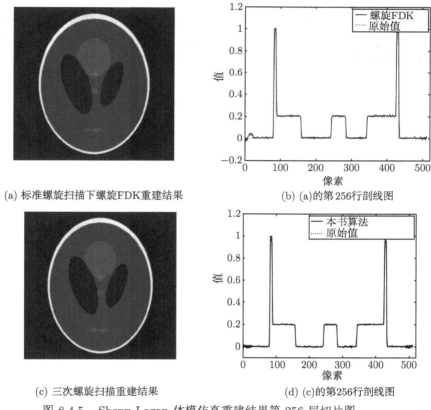

(a) 标准螺旋扫描下螺旋FDK重建结果

(b) (a)的第256行剖线图

(c) 三次螺旋扫描重建结果

(d) (c)的第256行剖线图

图 8.4.5 Shepp-Logan 体模仿真重建结果第 256 层切片图

从仿真实验结果可以看出，锥束 CT 三次螺旋重建算法很好地完成了锥束CT 三次螺旋扫描方式下的三维重建，重建图像的整体效果较好，与标准螺旋扫描线螺旋 FDK 算法重建效果相当，数值上与真实值的偏差较小，更重要的是该算法实现了锥束 CT 水平视野和垂直视野的同时扩展，其中垂直方向视野扩展率为 2 倍，水平方向视野扩展率为 2.73 倍。

8.5　本章小结

本章主要介绍了扩展锥束 CT 成像视野的扫描方式和重建算法。首先将锥束 CT 超视野成像问题分为轴向视野扩展问题、横向视野扩展问题和双向视野扩展问题，对于轴向视野扩展主要介绍了实际中应用广泛的螺旋扫描方式，并且对两种近似型螺旋重建算法：螺旋 FDK 算法和 PI-Method 算法做了重点介绍；对于横向视野扩展主要介绍了 RT 扫描方式和该扫描方式下的两种重要重建算法：基于数据重排的滤波反投影型算法和反投影滤波型算法；目前的双向视野扩展方法在数据采集时主要结合了螺旋和 RT 扫描方式，通过多次螺旋轨迹扫描得到更多的投影数据，重建时利用数据重排或 BPF 型算法先反投影后全局滤波的特点将多组截断的投影数据融合成一组完整无截断的数据进行重建。

第 9 章　图像重建并行加速技术

前面的章节侧重于向读者阐释图像重建算法的理论与原理，但 CT 图像重建具有数据量大、运算速度慢的特点，因此在工程应用中考虑重建算法的计算效率也是 CT 技术的一个重要方面。这一章首先将介绍常用的并行加速技术，以使读者对这一方向有基本的认识；然后将以实际中应用最为广泛的 Feldkamp-Davis-Kress (FDK) 算法为例，重点从工程实践的角度介绍提高算法计算效率所采用的一些方法与技巧。

9.1　并行加速技术概述

为满足 CT 图像重建实时或近实时的要求，研究重建算法的加速策略或方法变得尤为必要。CT 图像重建加速策略是在最大程度发掘算法并行性的基础上，使用专用加速器件对算法中计算复杂度高且可并行执行的部分进行加速。研究 CT 图像重建算法的并行性需要结合加速器件的特点，将算法最大程度地与加速器件的加速单元进行匹配，从而充分发挥加速器件的计算优势。常用的加速器件包括普通个人计算机 (personal computer，PC)、高性能计算机集群、多核中央处理器 (central processing unit，CPU)、数字信号处理器 (digital signal processor，DSP)、现场可编程门阵列 (field programmable gate array，FPGA) 和图形处理器 (graphics processing unit，GPU) 等 (张舒等，2009)，下面将对重建算法在这些加速器件上的实施方法进行简单介绍。

(1) 基于普通 PC 的加速方法。该技术包括几何参数表法、对称法和 Intel 单指令多数据流 (single instruction multiple data stream，SIMD) 指令优化法。

几何参数表法是针对重建算法反投影过程中需要频繁计算的耗时的三角函数 $(\sin(\cdot), \cos(\cdot))$ 提出的，主要思想是将三角函数值先计算出来并存入一张表中，然后在反投影过程中直接查表即可。这种方法因其不会占用太多内存且能明显减少计算量而在实际应用中被普遍采用。

对称法是利用几何关系的对称性，在反投影过程中只计算重建图像中的部分体素在探测器上的投影坐标，然后利用投影的对称关系得到其他体素的投影坐标。利用对称性可以显著减少计算量，提升重建速度，但是它要求重建图像的中心必须在旋转中心上，对于不满足该条件的情况则会失效。

Intel SIMD 指令优化法是针对 Intel 公司在奔腾系列 CPU 上增加的一些并行操作指令，能够一次执行多个浮点数操作。利用该方法，可以加快重建算法中浮点运算的计算速度。

(2) 基于高性能计算机集群系统的加速方法。计算机集群系统是由若干独立的计算节点组成，通过高速互联系统连接而成的强大的计算系统，该系统适合粗粒度的并行计算。对于 CT 图像重建来说，各个投影之间的运算是相对独立的，因此可以将投影数据分发到各个计算节点进行运算，之后在控制端对各个节点的计算结果进行累加。一般来说，集群中参与运算的节点数越多，获得的加速比将越大。但由于集群系统基于消息传递机制，当节点数增加时，各个节点间的通信时间也会随之增加，此时算法加速比 (串行程序的计算时间与并行程序的计算时间之比) 的增长速度将会低于线性增长速度。

(3) 基于多核 CPU 的加速方法。随着 CPU 朝着多核甚至众核方向发展，基于共享存储器的工作站或服务器在市场中占有的份额越来越大。采用基于共享存储器的高性能计算机来加速 CT 图像重建是细粒度的并行计算，主要思想是通过将程序中的 for 循环分解到 CPU 的多个核分别计算来达到加速的目的。该加速方法相比集群系统的优点是性价比高，但一般来说其加速效果低于后者。

(4) 基于多 DSP 的加速方法。DSP 是专门为数字信号处理而设计的，采用哈佛体系结构，内部有多个运算器和独立的总线，取指令和取数据可以同时进行。因此，可以利用指令重叠执行的方法构成运算流水线。从外部来看，相当于每一个时钟周期取一条指令并获得一条指令的处理结果。DSP 的突出优点是其高速的信号处理能力，可以在一个指令周期内实现乘加计算，尤其可以快速实现快速傅里叶变换 (fast Fourier transform，FFT) 算法。对于 CT 图像重建，可以通过分解反投影任务，让多个 DSP 并行执行，从而提高反投影计算的速度。

(5) 基于 FPGA 的加速方法。FPGA 是一种重要的并行计算器件，其最大特点是硬件资源可以根据不同的需要进行配置，实时性好。采用 FPGA 进行 CT 图像重建加速是利用其丰富的硬件资源来配置多条并行无等待的运算流水线，每一条流水线就相当于重建算法的一个实现，然后将投影数据分配到不同的流水线进行并行处理，从而达到加快图像重建的目的。工程实现中，进一步可以在一块电路板上设计多个 FPGA 或者将多个 FPGA 板卡通过网络连接起来达到加速的目的。

(6) 基于 GPU 的加速方法。如今，计算机图形硬件正以 3 倍于摩尔定律的速度快速发展，利用图形硬件的可编程性和并行性来实现一些复杂计算已成为当今的研究热点之一。尤其是计算统一设备体系结构 (compute unified device architecture，CUDA) 发布以后，GPU 逐步成为加速器件的主流，越来越多的研究者开始采用 GPU 来求解一些通用的计算问题。采用 GPU 进行 CT 图像重建加速的主要思想是将重建算法中的高复杂度 (如反投影) 部分分配给其内部的众核进行执行。

采用 GPU 加速图像重建有三种实现方式 (Zhang X et al., 2014)：一是使用着色语言；二是使用 CUDA 编程模型；三是使用 OpenCL (open computing language) 编程模型。第一种方法必须要依赖图形学应用程序接口 (application program interface，API)，对非图形学专业的研究人员来说，开发难度较大，且当存在多个 GPU 时，无法使用着色语言指定用于计算的设备。与着色语言相比，CUDA 编程模型以类 C 的编程风格、高精度的执行结果而更受研究人员的喜爱，在实际中得到了广泛应用。OpenCL 主要面向异构计算平台，其优点是代码的移植性好，但由于它对底层进行了抽象，其执行效率不如 CUDA 等专用性编程模型高。

在上述加速技术中，实用性最强且容易被读者接受的是基于多核 CPU 和 GPU 的加速技术。因此，本章主要介绍基于 OpenMP (open multi-processing) 的多核 CPU 并行计算技术与基于 CUDA 的 GPU 并行计算技术，其他的加速技术请读者参考相应的文献。

9.2   FDK 重建算法的并行性

9.2.1   FDK 重建算法关键步骤

FDK 算法是实际应用中最为广泛的图像重建算法，其公式已在 4.1 节中给出。由该公式的推导过程可知，其在中心平面是精确的，而在非中心平面则是近似的，且随着偏离中心平面的程度增大，其重建误差也增大。为更好地描述工程实现，在旋转中心处建立虚拟探测器，并将 FDK 算法的重建公式分解为下面三个步骤：

步骤一：投影加权

$$P_1(\lambda, u, v) = P(\lambda, u, v) \cdot \frac{R}{\sqrt{R^2 + u^2 + v^2}} \tag{9.2.1}$$

其中 R 为射线源到旋转中心的距离。

步骤二：一维滤波

$$P_2(\lambda, u, v) = P_1(\lambda, u, v) \otimes h(u) \tag{9.2.2}$$

其中 $h(u)$ 为一维滤波函数，其傅里叶变换 $H(\omega) = |\omega|$。

步骤三：加权反投影

$$f(x, y, z) = \frac{1}{2} \int_0^{2\pi} \frac{1}{U^2} P_2\left(\lambda, u(x, y, z), v(x, y, z)\right) \mathrm{d}\lambda \tag{9.2.3}$$

其中，$U = (R - x\sin\lambda + u\cos\lambda)/R$ 为加权因子，$u(x,y,z)$，$v(x,y,z)$ 为体素点 (x,y,z) 在探测器上的投影坐标，计算公式为

$$u(x,y,z) = \frac{R(x\cos\lambda + y\sin\lambda)}{R - x\sin\lambda + y\cos\lambda} \tag{9.2.4}$$

$$v(x,y,z) = \frac{Rz}{R - x\sin\lambda + y\cos\lambda} \tag{9.2.5}$$

在这三个步骤中，投影加权的计算量最小，而反投影的计算量最大，占整个算法运行时间的比重也最大。因此，对一维滤波与反投影的计算过程进行加速是 FDK 算法加速的重点。

FDK 算法常采用基于体素的重建方法，按照上述三个计算步骤，其串行程序的伪代码见表 9.2.1。

表 9.2.1　FDK 串行程序伪代码

```
for n = 1:Np
// step 1：投影加权
  for i = 1:Nh
    for j = 1:Nw
      weighting(P(n,i,j));
    end // 探测器横向像素循环
  end // 探测器纵向像素循环

//step 2：一维滤波
  for i = 1:Nh
    filtering(P(n,i,:));
  end // 按探测器行循环

//step 3：加权反投影
  for k = 1:Nz
    for j = 1:Ny
      for i = 1:Nx
        backProject(V(i,j,k)，P(n,u(i,j,k),v(i,j,k)));
      end // 体数据 X 坐标循环
    end // 体数据 Y 坐标循环
  end // 体数据 Z 坐标循环
end // 投影角度的循环
```

上述代码中的一维滤波往往在频率域中进行，因此设计频域滤波器 $|\omega|$ 是提高计算速度的一个重要环节。设虚拟探测器的采样率为 $1/d_p$，则频域滤波器的形式为

$$H\left(k\right) = \begin{cases} \dfrac{k}{Nd_p}, & 0 < k < \dfrac{N}{2} \\[3mm] \dfrac{1}{d_p}, & k = \dfrac{N}{2} \\[3mm] \left(1 - \dfrac{k}{N}\right)\dfrac{1}{d_p}, & \dfrac{N}{2} < k < N \end{cases} \tag{9.2.6}$$

该滤波器是高通滤波器，因此对高频噪声有放大作用。在实际应用中，为了抑制噪声对重建图像的影响，往往还需要进行加窗处理。值得说明的是，上述数字滤波器中的 $1/d_p$ 是为了保证 CT 重建图像的数值与真值吻合。

9.2.2　FDK 重建算法并行性分析

从表 9.2.1 可以看出，FDK 算法的并行性主要体现在以下四个方面：

(1) 投影角度间的并行性。FDK 算法中各个投影是分开处理的，因此各个投影间的运算不具有相关性，可以并行执行。投影角度间的并行属于粗粒度并行，计算机集群系统可以采用投影角度并行的方式，将不同角度下的投影分配到集群中的不同节点，待计算完成后再由控制节点将各计算节点的计算结果进行累加后输出。

(2) 投影加权的并行性。投影加权是对投影中每个像素乘以不同的权值，由于权值只与像素的坐标有关，因此各像素间的加权运算不具有相关性，可以并行执行。投影加权并行计算属于细粒度并行，适合在多核 CPU 等类型的处理器上实施。

(3) 一维滤波的并行性。投影的一维滤波按行操作，各行间的运算不具有相关性，从而可以并行执行。一维滤波也属于细粒度并行，适合在多核 CPU 等类型的处理器上实施。

(4) 反投影的并行性。反投影运算是按体数据中的体素操作，各体素点的反投影运算不具有相关性，从而可以并行执行。反投影运算也属于细粒度并行，适合在多核 CPU 等类型的处理器上实施。

从上述分析可知，FDK 算法在粗粒度和细粒度并行方面都具有非常好的性质，这也是 FDK 算法在实际中得以广泛应用的原因之一。由于计算机集群系统的性价比较低，不是所有研究人员都具备实验条件，因此本书主要介绍细粒度并行计算中的技巧。

9.3　基于多核 CPU 的图像重建并行加速技术

9.3.1　OpenMP 介绍

CPU 进入多核时代后，必须使用多线程编写程序才能让 CPU 的所有核都得到充分利用。基于多核 CPU 的并行程序应满足以下条件：在同一平台下，并行程序不随核数的变化而修改；在不同的平台上，并行程序也不需要重新修改代码。OpenMP 正是满足上述要求的一个通用规范，它是一个跨平台的多线程实现。OpenMP 基于 Fork-Join 模型，其中主线程生成一系列子线程，并将任务划分给这些子线程执行，再由编译器将这些子线程分配给不同的处理器。OpenMP 降低了并行编程的难度和复杂度，使得程序员可以把更多的精力投入到算法的并行中，而非具体实现上。

OpenMP 的语法如下

#pragma omp <directive> [clause[[,] clause] ...]

其中，directive 指令共 11 个 (见表 9.3.1)。

表 9.3.1　directive 常用指令及其含义

指令名称	指令含义
atomic	内存位置将会以原子方式更新
barrier	线程在此等待，直到所有的线程都执行到此 barrier，用来同步所有线程
critical	其后的代码块为临界区，任意时刻只能被一个线程执行
flush	所有线程对所有共享对象具有相同的内存视图
for	用在 for 循环之前，把 for 循环并行化为多个线程执行，循环变量只能是整型
master	指定由主线程来执行接下来的程式
ordered	指定在接下来的代码块中，被并行化的 for 循环将依序执行
parallel	代表接下来的代码块将被多个线程并行各执行一遍
sections	将接下来的代码块包含将被并行执行的 section 块
single	之后的程式将只会在一个线程 (未必是主线程) 中被执行，不会被并行执行
threadprivate	指定一个变量是线程局部存储

clause 指令共计 13 个 (见表 9.3.2)。

表 9.3.2　clause 指令及其含义

指令名称	指令含义
copyin	让 threadprivate 的变量的值和主线程的值相同
copyprivate	不同线程中的变量在所有线程中共享
firstprivate	对于线程局部存储的变量, 其初值是进入并行区之前的值
if	判断条件, 可用来决定是否要并行化
lastprivate	在一个循环并行执行结束后, 指定变量的值为循环体在顺序最后一次执行时取得的值, 或者在 #pragma sections 中, 按文本顺序最后一个 section 中执行取得的值
nowait	忽略 barrier 的同步等待
num_threads	设定线程数量的数量。默认值为当前计算机硬件支持的最大并发数; 一般就是 CPU 的内核数目; 超线程被操作系统视为独立的 CPU 内核
ordered	使用于 for, 可以在将循环并行化的时候, 将程式中有标记 directive ordered 的部分依序执行
private	指定变量为线程局部存储
schedule	设定 for 循环的并行化方法, 有 dynamic, guided, runtime, static 四种方法
schedule(runtime)	循环的并行化方式不在编译时静态确定, 而是推迟到程序执行时动态地根据环境变量 OMP_SCHEDULE 来决定要使用的方法
shared	指定变量为所有线程共享

OpenMP 提供了 20 多个库函数, 常用的主要有 4 个 (见表 9.3.3)。

表 9.3.3　OpenMP 常用函数库

指令名称	指令含义
int omp_get_num_procs(void)	返回当前可用的处理器个数
int omp_get_num_threads(void)	返回当前并行区域中的活动线程个数, 如果在并行区域外部调用, 返回 1
int omp_get_thread_num(void)	返回当前的线程号
int omp_set_num_threads(void)	设置进入并行区域时, 将要创建的线程个数

9.3.2　基于 OpenMP 的 FDK 重建算法并行加速策略

OpenMP 适合细粒度的并行计算, 因此基于 OpenMP 的 FDK 重建算法加速主要是将投影加权、一维滤波和反投影运算任务进行分解, 使用多核 CPU 的不同核去并行完成计算任务。基于 OpenMP 的 FDK 重建算法并行程序伪代码如表 9.3.4 所示。

表 9.3.4 OpenMP 实现 FDK 重建算法并行加速的伪代码

```
for n = 1:Np
// step 1: 投影加权
#pragma omp parallel for
  for i = 1:Nh
    for j = 1:Nw
       weighting(P(n,i,j));
    end // 探测器横向像素循环
  end // 探测器纵向像素循环

// step 2: 一维滤波
#pragma omp parallel for
  for i = 1:Nh
    filtering(P(n,i,:));
  end // 按探测器行循环

// step 3: 加权反投影
#pragma omp parallel for
  for k = 1:Nz
    for j = 1:Ny
      for i = 1:Nx
         backProject(V(i,j,k), P(n,u(i,j,k),v(i,j,k)));
      end // 体数据 X 坐标循环
    end // 体数据 Y 坐标循环
  end // 体数据 Z 坐标循环
end // 投影角度的循环
```

从伪代码可以看出，OpenMP 仅是在 for 循环之前加入了一些编译指导语句，对串行程序的改动量非常少，是并行计算中最为简单的方式。但也要注意，基于 OpenMP 的并行计算效率不是随着 CPU 核数的增加呈线性增长。

9.3.3 基于 OpenMP 的 FDK 重建算法加速实验结果

本书作者在 Windows XP 操作系统上，采用 Visual Studio 2005 作为开发平台，使用 C++ 开发了 FDK 重建算法的串行与 OpenMP 并行计算程序，实验中使用了 2 颗四核八线程的 Intel(R) Xeon(R) E5620 @2.4GHz 的 CPU，总计最大线程数为 16。在对三维 Shepp-Logan 体模仿真数据进行重建加速的实验中，重建规模为 256^3 和 512^3，分别从重建图像时间和重建质量两个方面来分析 OpenMP 的加速效果，实验结果如表 9.3.5 所示。

表 9.3.5 基于不同数量的线程 OpenMP 实现结果

重建体模大小	使用线程数量	反投影时间/s	每秒反投影次数/pps	加速比	单像素均方误差
256^3	1	2522.98	0.14	1.00	0.0048
	2	1350.21	0.27	1.87	0.0048
	4	665.05	0.54	3.79	0.0048
	8	459.73	0.78	5.49	0.0048
	16	295.62	1.22	8.53	0.0048
512^3	1	19457.68	0.02	1.00	0.0041
	2	11088.95	0.03	1.75	0.0041
	4	5280.70	0.07	3.68	0.0041
	8	3266.72	0.11	5.96	0.0041
	16	2100.59	0.17	9.26	0.0041

从表 9.3.5 的实验结果来看，无论是 256^3 还是 512^3 规模的重建数据，随着使用线程数量的增加，重建时在反投影这个步骤上使用的时间相应减少，当线程数量小于 4 时，这种减少所产生的加速效果几乎是线性的，但是当线程数量大于 4 时，受到线程间通信和同步操作的影响，开辟更多的线程加速比难以保证线性增长。这时需要人为地去分配线程的工作，以提高多线程并行计算的加速比。

从重建质量分析，以单像素偏差作为评判依据，使用多线程并没有影响重建精度。此外，通过比较图 9.3.1、图 9.3.3 所示的不同规模体数据中心切片质量和图 9.3.2、图 9.3.4 对应的中心剖线，也未发现明显差异。

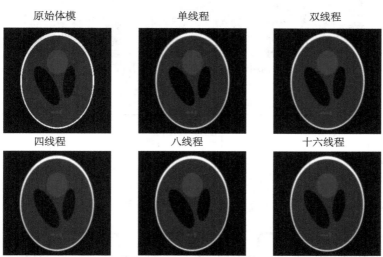

原始体模 单线程 双线程

四线程 八线程 十六线程

图 9.3.1 256^3 大小的三维 Shepp-Logan 体模重建中心切片的比较，重建时分别使用 1, 2, 4, 8, 16 个线程

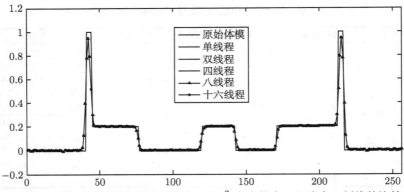

图 9.3.2   使用不同数量的线程重建，256^2 大小的中心切片中心剖线的比较

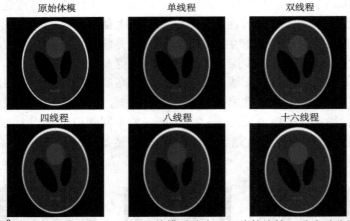

图 9.3.3 512^3 大小的三维 Shepp-Logan 体模重建中心切片的比较，重建时分别使用 1, 2, 4,
8, 16 个线程

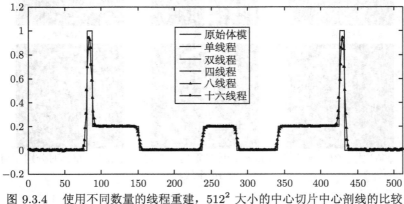

图 9.3.4   使用不同数量的线程重建，512^2 大小的中心切片中心剖线的比较

9.4 基于 GPU 的图像重建并行加速技术

GPU 的概念由美国 NVIDIA 公司于 1993 年提出，当初仅用作图形学相关的处理。随着其可编程性的不断增强，GPU 逐渐在非图形学领域得到应用，称为 GPU 通用计算 (general purpose on GPU，GPGPU)。与 CPU 相比，GPU 采用众核的架构，其内部用于计算的核心数量远远超过同一时期的主流 CPU，如 Kepler 系列 GPU 的核心数量已超过了 2000。尽管 GPU 的计算能力远超 CPU，但是 GPU 却无法取代 CPU，因为大量的控制工作并不是 GPU 的强项。因此，使用 GPU 进行并行运算是要构建 CPU+GPU 的异构计算模式，结合两者的优势来达到最高的计算效率。

与常用的硬件加速手段不同，GPU 属于通用计算器件，基于 GPU 的图像重建算法并行加速技术是将重建算法中的计算复杂度高且能并行执行的部分移到它上面执行，从而提高图像重建的速度。在 GPU 内部众核的协调计算下，图像重建的速度往往能提高上百甚至上千倍。在 GPU 的并行程序开发方式中，CUDA 因其类 C 的编程风格、高效率的执行速度和高精度的计算结果而受到研究人员的普遍欢迎。受篇幅限制，本书仅介绍 GPU 加速 FDK 重建算法的关键技术。

9.4.1 GPU 加速 FDK 重建算法的关键技术

FDK 算法由三个独立的步骤：加权、滤波和反投影组成，因此基于 CUDA 的 FDK 算法加速策略也可以简单地分为加权、滤波和反投影三个部分。

1. 加权和滤波的 CUDA 实现

加权和滤波所用时间占整个 FDK 算法消耗时间的比例较少，图 9.4.1 为数据规模为 256^3 和 512^3 时加权与滤波分别占总重建时间的比例，并且随着重建规模的增大，所占比例还会继续降低。加权运算的计算量小，对整个 FDK 算法运行时间的影响很小 (韩玉等，2012)，可选择在 CPU 或 GPU 中完成，本书中选择在 GPU 中完成加权运算。目前，对于滤波的加速大多采用 CUDA 自带的 CUFFT (compute unified fast Fourier transform) 库对投影数据做频域滤波。滤波时还利用了 FFT 函数能够同时处理一批一维 FFT 的特性，并且根据复数 FFT 的特点，一次对投影数据的两行做滤波。本书作者对滤波的加速同样采用了这种方法，只是在线程分配方式上略有不同，这对整个 FDK 算法运行速度的提升影响甚小。因此，在本书中主要针对反投影部分的加速策略展开讨论。

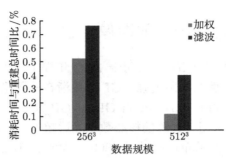

图 9.4.1　不同重建规模下加权与滤波占总重建时间比例

2. 反投影的 CUDA 实现

目前对于反投影部分的 CUDA 加速策略主要有：① 在线程分配时考虑反投参数的 Z 轴相关性。每个线程各自完成对应 Z 轴上一系列点的重建任务，这种线程分配方式可以减少 GPU 的重复计算量。② 纹理存储器的使用。纹理存储器能够被缓存，因此使用纹理存储器可以大大提高访问速度，并且纹理存储器带有优化过的寻址系统，支持方便高效的二维插值操作，可用来完成反投影中的双线性插值运算。③ 对全局存储器采用合并访问优化。在满足合并访问条件的情况下，只需要一次传输便可以处理来自一个 half-warp 的 16 个线程对全局内存的访问请求。④ 对三角函数计算的优化。在 GPU 中完成一次三角函数运算需要 32 个时钟周期，而一次乘加只需要 4 个时钟周期，因此在计算三角函数时采用递归方法，将不同角度下的三角函数运算转换为一次乘加运算，便可在一定程度上减少GPU 的运算时间。由于 GPU 架构本身在高性能计算方面的优势，在应用上述优化策略后，便可获得相比 CPU 上百倍的加速比。本书在上述并行策略的基础上，做了更加细致的优化，使得优化后的加速效果获得更大幅度的提升。相比上述优化策略，本书的方法与现有方法的不同主要体现在以下三个方面：① 线程分配方式；② 通过使用常数存储器存储计算反投影参数时的中间量，减少 GPU 的重复计算量；③ 通过优化一个 kernel 中反投影的张数，减少访问全局存储器的次数。

(1) 线程分配方式。GPU 的任务划分可以按照输入或者输出划分。对于反投影算法来说，输入为投影数据，输出为重建图像，GPU 的两种任务分配方式实质上反映了两种不同的反投影实现方式：基于射线驱动和基于体素驱动。基于射线驱动的方式按投影数据进行任务划分，一个或几个线程完成一条射线上所有体素的反投影，反投影时首先计算出当前射线穿过的所有体素，然后将这些体素的值赋为当前射线投影值，由于不同射线对应的线程或同一射线对应的不同线程可能同时给一个体素赋值，即这种方式存在 "写竞争" 问题；基于体素驱动的方式按体数据划分任务，一个线程完成一个或几个体素的反投影，反投影时首先计算出当前体素的正投影位置，然后取该位置的投影值赋给当前体素。基于体素驱动的反投影方式不存在 "写竞争" 问题，不需要设计额外的归约步骤，因此这种任务分配方式更适合于 GPU 加速。

本书作者采用基于体素的驱动方式，即按输出对任务进行划分。在线程分配时需要考虑一个很重要的原则，即流多处理器 (stream multiprocessor，SM) 的占用率不能太低，SM 占用率指的是每个 SM 上的活动 warp 数量与允许的最大活动 warp 数量之比。这主要是因为 GPU 是通过线程间的切换来隐藏长延时操作 (访问全局存储器、线程间同步等) 的，当一个 warp 中的线程进行长延时操作时，另外一个活动 warp 中的线程会自动进入运算状态，这样便可以隐藏一部分延迟。但这并不代表 SM 占用率越高越好，SM 占用率越高则每个线程占用的 GPU 资源越少，即每个线程完成的计算量越少，而每个 SM 上的最大活动 warp 数量是一定的，因此就可能出现即使 SM 中活动的 warp 数量达到了最大，由于 warp 中每个线程计算量太少，从而使所有活动 warp 中线程同时进入长延时操作，不能充分地隐藏延迟。因此，在 SM 占用率和每个线程完成的计算量间选择一个平衡点，才能使 GPU 的性能发挥到最佳。经过多次实验，最后采取了如下的线程分配方式，假设体数据的规模为 N^3，则 block 的大小恒定为 (16, 16, 2)，grid 的尺寸随 N 的改变而变化为 $(N/16, N/16, 1)$。

(2) 利用常数存储器减少重复计算。反投影需要计算重建图像中任意一点 (x, y, z) 在投影角度为 θ 时投射到探测器上的坐标 (u, v)，在这个运算过程中需要多次计算只与投影角度和几何关系有关的三角函数和其他中间变量。对于每个体素，这些相同的变量都被计算一次，假设重建图像的规模为 N^2，则这些值会被重复计算 N^3 次，造成系统资源的极大浪费。针对这个问题，本书将运算中与体素 (x, y, z) 无关的变量进行分离和合并，并在反投影前计算出来存于 GPU 的常数存储器中，反投影运算时，直接读取常数存储器中的变量参与计算。具体过程如下：

投影点坐标 (u, v) 的计算为

$$w = \frac{(x - v_{\text{Center}}) \times \text{pix} \times (-\sin(\theta)) + (y - v_{\text{Center}}) \times \text{pix} \times (\cos(\theta)) + s}{s} \tag{9.4.1}$$

$$u = \frac{(x - v_{\text{Center}}) \times \cos(\theta) + (y - v_{\text{Center}}) \sin(\theta)}{w} + p_{\text{Center}} \tag{9.4.2}$$

$$v = (z - v_{\text{Center}})/w + p_{\text{Center}} \tag{9.4.3}$$

分离和合并变量后为

$$w = x \times A[0] + y \times A[1] + A[2] \tag{9.4.4}$$

$$u = (x \times A[3] + y \times A[4] + A[5])/w + p_{\text{Center}} \tag{9.4.5}$$

$$v = (z - v_{\text{Center}})/w + p_{\text{Center}} v = (z - v_{\text{Center}})/w + p_{\text{Center}} \tag{9.4.6}$$

其中，v_{Center} 表示重建图像的中心，p_{Center} 为投影数据中心，pix 为体素大小，θ 为投影角度。

由式 (9.4.4)~(9.4.6) 可知，分离和合并变量后每一个角度的反投影运算可以提取出 6 个与体素 (x, y, z) 无关的中间变量，假设投影数为 360，则整个反投影共有 2160 个变量 (单精度浮点型) 需要在反投影前计算出来并存于 GPU 常数存储器中。常数存储器是 GPU 特有的只读存储空间，能够被缓存，并且来自同一 half-warp 的线程访问常数存储器中的同一数据时，如果发生缓存命中，只需要一个周期就可以获得数据。一般来说，常数存储器空间较小 (如 Tesla C1060 中只有 64KB)，但完全能够满足本书方法的需要。反投影时，我们只需要读取常数存储器中的变量值参与常规的乘加运算便可得到最终的反投影参数。因此，这种加速策略不仅可以避免用 GPU 去计算开销极大的三角函数，而且避免了 GPU 的重复计算，在提升反投影运算效率方面具有较好效果。

(3) 全局存储器访问次数优化。重建图像通常存放于 GPU 全局存储器内，全局存储器占据了显存绝大部分，可以用来存放大规模的数据，但全局存储器没有缓存加速，虽然合并访问方式可以极大地提高访问速度，但通常仍然会有几百个周期的访问延迟。研究表明，GPU 用于高性能计算的瓶颈不是计算消耗而是访存消耗。因此，如何缩减访问全局存储器的时间是 GPU 加速的关键。

正是基于以上考虑，本书作者设计了在一个 kernel 同时反投 m 幅投影图像的加速策略。通常情况下，一个 kernel 中只对 1 幅投影图像进行运算，对于 360 幅投影数据，整个反投影过程需要读/写全局存储器 $360 \times N^3$ 次。本书方法，一个 kernel 完成 m 个角度投影图像的反投影，每个 kernel 需要计算 m 个角度投影图像的反投影参数，但只读写全局存储器 S 次，即可以将读/写全局存储器的次数变为原来的 λ。在减少全局存储器读写次数的同时，算法会增加 kernel 中每个线程的计算负担，若一味地增大 s，势必会降低整个 GPU 中活动 block 和活动 warp 的数量，活动 block 和活动 warp 数量减少又会反过来影响 GPU 隐藏长延时操作 (访问全局存储器) 的优势。所以，寻找一个适中的 s_b 显得尤为重要。在本书的实验平台上通过多次试验发现，当一个 kernel 中同时完成的反投影图像为 6 幅时，双方达到一个平衡，加速效果最为理想。图 9.4.2 为一个 kernel 同时完成不同角度数投影图像运算时全部反投影消耗的时间。

综上分析，本书的方法与 Papenhausen 方法 (Papenhausen et al.，2011) 的不同主要体现在：① 线程分配方式不同；② 在分离与体素 $\vec{r}_0(s)$ 无关的中间变量方面，作者做了更细致的优化，变量数更少，占用 GPU 资源也更少；③ 作者的方法一次读写全局存储器可以完成更多幅投影图像的反投影，具体的流程图及伪代码分别参见图 9.4.3 和表 9.4.1。

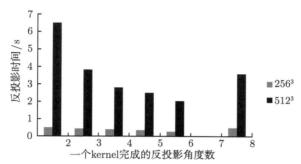

图 9.4.2 一个 kernel 同时完成不同反投影角度数时反投影的消耗时间

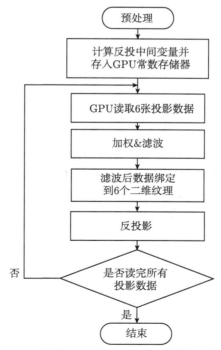

图 9.4.3 CUDA 实现 FDK 算法并行加速反投影部分的流程图

表 9.4.1　CUDA 实现 FDK 算法并行加速反投影部分的伪代码

```
texture <float,2>tex1, tex2…tex6
___constant___float A[2160]
Bp_kernel( ){
x=blockIdx.x* blockDim.x +threadIdx.x
y=blockIdx.y*blockDim.y+threadIdx.y
uz=threadIdx.z
for k=0:N/2
    z=2*k+uz
    tep=data[z*N²+y*N+x] //读出重建体数据
    //第 1 个角度投影数据反投影
    w=x*A[36i+0]+y*A[36i+1]+A[36i+2]
    u=(x*A[36i+3]+y*A[36i+4]+A[36i+5])/w+pCenter
    v=(z-vCenter)/w+pCenter
    tep+=tex2D(tex1,u+0.5,v+0.5)
    //第 1 个角度投影数据反投影 · · ·
    · · · //第 6 个角度投影数据反投影
w=x*A[36i+30]+y*A[36i+31]+A[36i+32]
    u=(x*A[36i+33]+y*A[36i+34]+A[36i+35])/w+pCenter
    v=(z-vCenter)/w+pCenter
    tep+=tex2D(tex1,u+0.5,v+0.5)
    data[z*N²+y*N+x]=tep //写入重建体数据
end }
```

9.4.2　GPU 加速 FDK 重建算法的实验结果

根据前面章节提出的方法,作者开展了如下实验。测试体模仍采用三维 Shepp-Logan 体模,重建规模为 256^3 和 512^3,投影图像规模分别为 360×256^2 和 360×512^2。测试平台为:2.27GHz Intel Xeon 双核 CPU,16GB 内存,Tesla C1060GPU;开发环境为:Visual Studio 2008,CUDA 3.0 Runtime API。重建结果如图 9.4.4 所示,重建时间 (10 次统计求均值) 如表 9.4.2 所示,反投影时间与同类文献对比如表 9.4.3 所示。

重建结果只与原始数据做了对比,并没有和 CPU 重建结果作对比,这是因为我们更关心的是重建算法相对原始值的表现,而不是不同平台上表现的比较。由图 9.4.3 中剖线图可知,GPU 加速后的重建结果与原始值比较接近,与 FDK 算法在小锥角情况下的重建表现一致,即作者针对 FDK 算法的加速策略并没有损失算法原有的重建精度。

由表 9.4.3 可知,本书的方法在已有研究成果的基础上使加速效率有了较大幅度的提升。虽然各文献中采用的 GPU 型号不同,但由表 9.4.4 列出的几款 GPU 参数对比情况可以发现,作者使用的 Tesla C1060 同其他几款 GPU 一样同属于中高端型号,在性能上并没有明显优势。这也进一步说明了本书提出的优化策略的有效性。

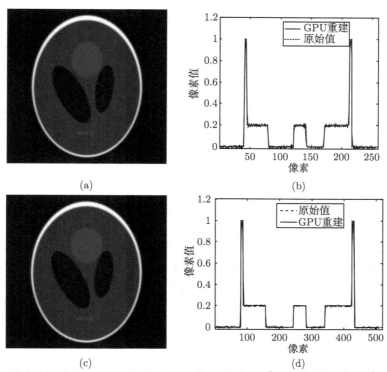

图 9.4.4 重建体数据在 $Z = 0$ 时的切片, (a) 数据规模 256^3, (c) 数据规模 512^3, (b) 和 (d) 分别对应 (a)、(c) 第 128 和 256 行数据剖线图

表 9.4.2 CUDA 各部分重建时间

重建规模	初始化/s	加权滤波/s	反投影/s	总时间/s
256^3	0.011	0.121	0.27	0.501
512^3	0.024	0.502	2.02	2.546

表 9.4.3 反投影时间与其他文献的对比

方法	GPU 设备	反投影时间 ($256^3/512^3$)/s	每秒反投影角度数/pps
王珏等, 2010	GTX260	2.40/27.9	150/12.9
李忠华等, 2011	9800GT	7.40/	48.7/
Xiao et al., 2011	GTX460	/13.9	/25.9
Scherl et al., 2007	8800GTX	/6.14	/58.6
Noël et al., 2010	GTX280	3.39/21.4	106/16.8
Papenhausen et al., 2011	GTX480	2.71/6.07	133/59.3
本书方法	Tesla C1060	0.27/2.02	1333/178.2

表 9.4.4　不同型号 GPU 参数对比

GPU 设备	流处理器/个	理论单精度计算峰值/T Flops	主频/GHz	显存/GB
Tesla C1060	240	0.933	1.3	4
GTX 480	480	1.3	1.4	1.5
GTX 460	336	1.2	1.35	1
GTX 280	240	1.0	1.3	1
GTX 260	192	1.0	1.3	896

9.5　本章小结

　　本章主要介绍图像重建算法的并行加速技术。我们首先对常用的加速技术进行了综述；然后以 FDK 算法为例，详细介绍了基于多核 CPU 和 GPU 的并行加速技术；最后通过实验结果来验证我们所提出的加速方法的有效性。综合分析目前的多种加速器件，GPU 的性价比最高，并且随着 GPU 性能的进一步提升，使用 GPU 来对图像重建算法进行并行加速将会成为未来研究的热点。

第 10 章　能谱 CT 重建算法

传统 CT 技术基于单能 X 射线假设构建数学模型，而实际成像过程中电子束打靶产生能量连续分布的多色 X 射线，成像数学模型与辐射物理过程的不一致导致 CT 图像产生伪影。能谱 CT (Spectral CT) 基于 X 射线连续光谱分布特征及其与物质作用的衰减规律进行成像，具备传统 CT 技术所没有的物质识别和成分定量分析能力，在医学成像与辅助诊断 (Silva et al., 2011) 方面具有重要的应用前景。能谱 CT 使 X 射线成像获得的信息从单一的 CT 灰度值迈向多通道特征信息，已成为 CT 技术发展的重要方向。

本章将介绍能谱 CT 重建的相关问题和基本方法。在能谱 CT 成像中，X 射线光子的能量在一定的区间内是连续分布的，而不是仅仅假设为单能。因此，对成像问题进行刻画时，成像观测过程的数学模型与传统 CT 有重要区别，加之成像的计算过程有不同的实现路径，产生了不同的能谱 CT 成像方法。一般而言，从获取最终成像目标的不同技术路线的角度来看，可以将能谱 CT 成像方法分为投影域分解、图像域分解与直接迭代重建算法三大类。本章着重介绍这三类方法中的代表性算法，为读者提供一个针对能谱 CT 成像的统一视角和基本解决方法。

10.1　X 射线产生机制

X 射线由高速电子流轰击阳极靶材料产生。X 射线发生装置主要由封装在高度真空中的阴极和阳极组成。装置工作时，阴极和阳极之间加载高电压，阴极灯丝在高温加热下产生大量游离电子，在电场力的作用下，电子由阴极端高速运动至阳极端，与阳极靶材料发生撞击。高速电子流与靶材料撞击的过程中，电子损失的动能直接或间接转化成 X 射线光子发射出去。

根据高速电子与靶材料原子的不同相互作用，这一过程将主要产生两种类型的 X 射线。第一种称为轫致辐射，如图 10.1.1(a) 所示，当高速电子靠近靶原子的原子核时，在电场力的作用下，其运动方向发生偏转、速度降低，因速度丢失而产生的能量以 X 射线光子的形式辐射出去。由于电子入射角度、位置、速度各不相同，电子入射前后损失的能量不同，导致发射的 X 射线光子的能量也不同，形成了射线能谱的连续部分。

第二种称为特征辐射，如图 10.1.1(b) 所示，当高速电子与原子核内层电子发生碰撞时，如果高速电子的能量大于原子核的内层结合能，内层电子将吸收高速电子的全部能量，而后脱离原子核束缚成为新的自由电子。此时，原子核外层电子向内跃迁、释放能量，因外层电子跃迁而释放的能量以 X 射线光子形式发射出去，形成了射线能谱的特征谱线部分。对于确定的靶材料而言，其内层电子和外层电子的结合能差是固定的，因此发生特征辐射的 X 射线能量只取决于靶材料。需要说明的是，由高速电子撞击原子核而产生的能量损失也以轫致辐射的形式发出 X 射线，但这种情况发生的概率很小，因此本章主要关注上述两种常规相互作用方式，图 10.1.1(c) 展示了由轫致辐射和特征辐射产生的连续能量下的 X 射线能谱。

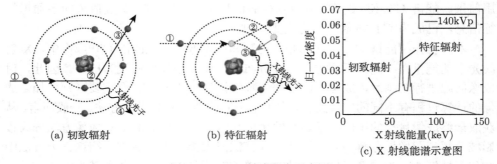

(a) 轫致辐射　　　　　　　(b) 特征辐射

(c) X 射线能谱示意图

图 10.1.1　X 射线发生示意图

当不同能量的 X 射线光子被辐射出 X 射线管后，会与被扫描物体发生包括光电效应、康普顿效应、散射效应、电子对效应等内在相互作用，导致能量衰减。当探测器接收到衰减后的 X 射线时，会将光子的能量信号转换为电信号，从而获取关于物体的 X 射线透射信息。

10.2　能谱 CT 成像基础

10.2.1　观测过程的数学描述

在能谱 CT 成像中，由于 X 射线光子的能量是连续的，因此其穿透物体后的衰减信息可以表示为不同能量光子衰减信息的加权平均：

$$I = I_0 \int_0^{E_{\max}} S(E) \exp\left(-\int_L \mu(l, E)\,\mathrm{d}l\right)\mathrm{d}E \tag{10.2.1}$$

其中，I 为 X 射线光子穿透物体后的强度，I_0 表示 X 射线光子的初始强度，$E_{\max}$ 为 X 射线能谱的最大能量，$S(E)$ 为归一化 X 射线能量分布密度函数，满足

$\int S(E)\mathrm{d}E = 1$，$\mu(l, E)$ 表示物质在能量 E 和 l 位置下的线性衰减系数，取决于物质电子密度、原子序数等信息，L 表示 X 射线穿过的积分路径。

进一步地，通过两边取负对数变换，公式 (10.2.1) 转化为

$$p = -\ln\left(\frac{I}{I_0}\right) = -\ln\left(\int_0^{E_{\max}} S(E)\exp\left(-\int_L \mu(l, E)\mathrm{d}l\right)\mathrm{d}E\right) \quad (10.2.2)$$

其中，p 称为 X 射线投影，由探测器接收到的 X 射线衰减强度 I 和初始强度 I_0 计算得到。

在图像重建过程中，外层的积分计算过程采用数值积分方式进行计算，内层积分一般采用离散投影过程进行计算，则上述连续数据模型转化为离散数据模型：

$$p = -\ln\left(\sum_{E=0}^{E_{\max}} S(E)\exp(-A\mu(l, E))\right) \quad (10.2.3)$$

其中，$\sum_{E=0}^{E_{\max}} S(E) = 1$，$A$ 为投影系统矩阵，是对衰减系数 $\mu(l, E)$ 沿路径 L 进行线积分的离散化表达。这个计算公式与常规基于线性观测模型 $p = A\mu(l)$ 相比，物质衰减系数 $\mu(l, E)$ 同时关联了 X 射线的能量和物质的衰减系数。由于不同物质对于不同能量 E 的 X 射线具有不同的衰减性质，因此能谱 CT 具备物质分辨能力；此外，由于能谱 CT 考虑到了 X 射线源能谱连续分布的特性，X 射线的硬化过程能被有效处理，重建的观测模型的一致性和匹配度可获得有效提升，硬化伪影、金属伪影等问题能够得到有效抑制。

能谱 CT 技术利用物体在不同能量下的衰减信息进行重建，一般会采用多个不同能量通道进行观测和重建。在 X 射线离散投影模型 (10.2.3) 的基础上，多个能量通道的投影模型表示为

$$p_i = -\ln\left(\sum_{E=0}^{E_{\max}} S_i(E)\exp(-A\mu(l, E))\right), \quad i = 1, 2, \cdots, I \quad (10.2.4)$$

其中，p_i 表示第 i 个能量通道下的 X 射线投影，I 表示 X 射线能量通道的个数。在双能 CT 成像中，采用两个能量进行投影采集，此时 $I = 2$，上述方程组简化为高、低能投影数据模型。

10.2.2 能谱成像分解模型

为了实现线性衰减系数 $\mu(l, E)$ 中材料项和能量项的解耦，达到物质识别和伪影抑制 (Alvarez et al., 1976) 的目的，能谱 CT 重建一般将线性衰减系数 $\mu(l, E)$

分解为若干个基函数的组合。常见的分解方式有基效应分解和基材料分解。下面对两种不同分解方式的数学模型进行介绍。

(1) 在基效应分解中，$\mu(l, E)$ 一般可以分解为光电效应 $\mu_{pe}(l, E)$ 和康普顿效应 $\mu_{KN}(l, E)$ 的组合，而两种相互作用又可以分别分解为能量相关项和材料相关项，则线性衰减系数 $\mu(l, E)$ 表示为如下形式：

$$\mu(l, E) \approx \mu_{pe}(l, E) + \mu_{KN}(l, E) = a_{pe}(l) f_{pe}(E) + a_{KN}(l) f_{KN}(E) \qquad (10.2.5)$$

其中，$f_{pe}(E)$ 和 $f_{KN}(E)$ 分别表示光电效应和康普顿效应中的能量相关项，而 $a_{pe}(l)$ 和 $a_{KN}(l)$ 为两种效应中的材料相关项。

(2) 在基材料分解中，物质材料的衰减系数 $\mu(l, E)$ 可由多种已知基材料线性衰减系数的组合来表示，此处以两种材料为例进行说明：

$$\mu(l, E) = b_1(l)\mu_1(E) + b_2(l)\mu_2(E) \qquad (10.2.6)$$

其中，$\mu_1(E)$ 和 $\mu_2(E)$ 分别代表两种基材料物质的线性衰减系数，只与 X 射线光子能量有关。当基材料确定后，其线性衰减系数即为物理常量。$b_1(l)$ 和 $b_2(l)$ 表示两种基材料物质的分解系数，其只与物质材料有关，表示两种基材料在同一像素位置的体积分数。由基材料分解系数组成的图像称为基材料分解图像，其维度与 CT 重建图像维度一致。

10.2.3　材料重建方法分类

无论是基效应分解还是基材料分解，如何利用不同能量下的投影测量数据 p^m，基于能谱 CT 数据模型 (10.2.4) 求解得到高质量的基效应或基材料分解系数，是能谱 CT 图像重建研究的主要内容。为此，研究者们提出了不同类型的重建算法，从材料重建的不同实现途径来看，可以将能谱重建大致分为三种，分别是基于投影域分解方法、基于图像域分解方法和直接迭代重建方法。

1. 投影域分解方法

基于投影域分解的方法采用"先分解、后重建"的基本流程。以基材料分解为例，假设 μ^m 表示材料 m 的衰减信息，先按照材料的种类，将每个角度下 M 个能量通道的投影数据 $\{p(b^m, \mu^m)\}_{m=1}^{M}$ 分解成 M 种材料的投影数据 $\{p(b^m)\}_{m=1}^{M}$，然后利用重建算法对每个材料投影进行重建，得到每个材料的分解系数图像 $\{b^m\}_{m=1}^{M}$。该类方法在投影分解过程中，考虑了投影数据采集过程中的多材料和多能谱物理作用特性，能够有效抑制射线多色特性对后续重建的影响。

投影域分解较早的方法为基于数据保真的最大似然法 (Schlomka, 2008)，该方法采用求多元函数局部最小值的 Nelder-Mead 算法 (Nelder et al., 1965) 优化数据保真函数,验证了投影域分解技术在光子计数能谱 CT 成像实际数据上的可行性;针对锥束 CT 能谱成像,考虑投影域分解中如何有效融合先验并抑制噪声的实际需求,基于正则化的非线性投影分解方法 (Ducros et al., 2017) 被提出,有效地推进了能谱 CT 成像的实用化发展进程。

值得注意的是,投影域分解的方法需要同一个角度下各个能谱的投影数据,一般不适用于射线源管电压切换的能谱成像方式。

2. 图像域分解方法

基于图像域分解的方法采用 "先重建、后分解" 的思路,即先对每个能谱的投影数据 $\{p(b^m, \mu^m)\}_{m=1}^M$ 进行图像重建,得到 M 个通道的 CT 图像 $\{\mu^m(b^m)\}_{m=1}^M$。每个 CT 图像可以看成是不同材料在不同系数下的线性组合,然后对线性方程组求逆得到 M 种材料的分解系数图像 $\{b^m\}_{m=1}^M$。基于模型正则化的方法利用基材料图像本身的先验特征,设计相关分解模型和算法,是图像域分解的主流方法之一。

2010 年,Szczykutowicz 等 (Szczykutowicz and Chen, 2010) 针对 kVp 慢速切换的能谱 CT 系统,提出了一种基于先验图像约束的算法,该算法利用全能量下的重建图像作为先验约束构建正则化模型,引导不同能量下的稀疏 CT 图像重建,获得了较高质量的重建图像和基材料分解结果。2014 年,牛田野等 (Niu et al., 2014) 提出了一种图像域双能 CT 双材料迭代分解算法,该算法利用噪声方差-协方差矩阵,设计惩罚加权最小二乘目标函数,并且基于物体边缘信息构建正则化项,利用共轭梯度法对模型进行求解,在较好抑制分解噪声的同时保持了图像边缘结构信息。在特定应用中,对先验进行进一步挖掘或者基于数据驱动的方法,又有一些新的重要进展,如单张图像实现多材料分解 (Xue et al., 2019)、对称蝶形网络分解 (Zhang W et al., 2019)、字典学习先验学习 (Wu et al., 2020) 等。

图像域分解方法在重建的过程中未考虑每个能量通道数据的不同材料的衰减特性。该类方法属于一种图像域后处理方式,对同一个角度下是否需要所有能谱数据没有严格要求。

3. 直接迭代重建方法

直接迭代重建的方法构造合理重建模型并设计迭代算法进行求解,一般有代数迭代算法与统计迭代算法两类。观测得到的投影数据为 $\{p_{A,\mu^m}(b^m)\}_{m=1}^M$,其中 A 代表可以确知的投影计算过程,μ^m 为已知的基材料物质与不同能量 X 射线作用的衰减信息。直接迭代重建的方法通过构建 p_{A,μ^m} 与 b^m 的优化模型,设计特定的算法进行求解,可以得到材料的分解系数图像 $\{b^m\}_{m=1}^M$。一般而言,由于观测模型的非线性特性,优化模型一般具有非凸性,求解算法的设计需要能够应对这一特性对求解的影响。

　　针对直接迭代重建问题，诸多学者提出了不同的代数重建模型 (Chen B et al., 2017; Zhao et al., 2015; Zhang et al., 2021) 和统计重建模型 (Zhang R et al., 2014; Long et al., 2014) 的算法，其中代数迭代重建算法近年来获得了较多发展。代数迭代重建算法中比较具有代表性的方法为基于扩展代数重建技术的算法 (Zhao et al., 2015)，该方法基于 ART 算法思想，采用局部点线性化近似的技术，对每轮迭代后的观测方程进行线性化近似，是一种易于实现的能谱迭代重建算法；基于 POCS 算法的思想，潘晓川团队采用一种非凸 POCS (non-convex POCS, NC-POCS) 技术来处理非线性观测方程求解问题，并提出了 ASD-NC-POCS 算法 (Chen B, 2017)，成功将 ASD-POCS 算法拓展到了能谱 CT 重建中；受 ASD-NC-POCS 算法处理非线性问题的技术思路的启发，潘晓川团队又提出了基于非凸原始对偶 (non-convex primal-dual, NCPD) 方法的迭代技术 (Chen et al., 2021)，并在非标准扫描配置的能谱 CT 模拟系统中进行了验证。这些能谱直接代数重建算法在实际应用中迭代收敛速率往往较慢，需要大量迭代轮数。针对代数迭代重建算法收敛速率的改进，代表性的工作有改进投影方向 (Zhao et al., 2021) 和采用单色图像引导 (Zhang et al., 2021) 等技术。

10.3　投影域分解算法

10.3.1　正向观测过程

　　投影域分解的方法将材料分解置于图像重建之前，主要的任务是根据多个能谱投影数据 $\{p(b^m, \mu^m)\}_{m=1}^{M}$，分解出多个材料 (或多种效应) 相应的投影数据 $\{p(b^m)\}_{m=1}^{M}$。令符号 s 表示取负对数前的观测值 (即 $p = -\ln(s)$)，理想情况下，探测器位置为 u 的探元在第 i 个能谱的观测值 $s_i(u)$ 可以表示为

$$s_i(u) = \int_{E_{\min}^i}^{E_{\max}^i} S_i(E) R(E) \exp\left(-\int_L \mu(E, x) \mathrm{d}l\right) \mathrm{d}E \tag{10.3.1}$$

其中，$R(E) \in [0, 1]$ 为探测器探元对入射能量 E 的射线的响应 (这里假定每个探元响应相同)，$\mu(E, x)$ 为物体位置为 $x \in \Omega$ 处的点对于能量 E 的射线的线性衰减系数。对于线性衰减系数 $\mu(E, x)$ 而言，若物质包含 M 种材料，可以基于能量 E 和空间位置 x 对其进行分解，也即

$$\mu(E, x) = \sum_{m=1}^{M} \rho_m(x) \tau_m(E) \tag{10.3.2}$$

其中，τ_m 为选定的基函数，ρ_m 为基函数线性衰减系数中基函数的权重，为最终需要求解的量。在基效应分解中，τ_m 代表物理效应的模型，如光电效应、康普顿效

应等；在基材料分解中，τ_m 可以代表物体组成中物质 m 的质量衰减系数，ρ_m 为物质 m 在相应位置的等效密度。在投影分解模型中，将式 (10.3.2) 代入 (10.3.1) 中，可以得到

$$s_i(u) = \int_{E_{\min}^i}^{E_{\max}^i} S_i(E) R(E) \exp \left(-\sum_{m=1}^{M} \int_{L(u)} \rho_m(x) \mathrm{d}l \tau_m(E) \right) \mathrm{d}E \qquad (10.3.3)$$

用 $a_m(u) = \displaystyle\int_{L(u)} \rho_m(x) \mathrm{d}l$ 进行替代，则有

$$s_i(u) = \int_{E_{\min}^i}^{E_{\max}^i} S_i(E) R(E) \exp \left[-\sum_{m=1}^{M} a_m(u) \tau_m(E) \right] \mathrm{d}E$$

上式中，$s_i(u)$ 和 $\tau_m(E)$ 分别为观测值和已知值，$S_i(E)$ 和 $R(E)$ 为系统模型参数，也为已知量。投影域分解的基本问题就是根据这些已知量，求解等效投影密度 a_m。将上式的积分计算进行离散化处理，设探测器探元数量为 P，能谱的数量为 I，待分解的物质的种类为 M，则观测值 $s \in R^{PI}$ 与待分解的等效投影密度 $a \in R^{MP}$ 的离散化表达为

$$s_{p,i} = \sum_{n=0}^{N_{\max}} S_i(n \cdot \Delta E) R(n \cdot \Delta E) \exp \left[-\sum_{m=1}^{M} a_{m,p} \tau_m(n \cdot \Delta E) \right] \Delta E$$

$$p = 1, 2, \cdots, P; \quad i = 1, 2, \cdots, I$$

这里将积分采用累积求和的数值计算格式，其中 ΔE 为能谱细分单元，可根据实际成像中能谱的情况进行设计，例如在百千电子伏特能量成像系统中，ΔE 的一个典型值为 1keV(或者更小)。令 $\Delta E = 1$，$R(n \cdot \Delta E) = 1$，则向量 s 与向量 a 可进一步表达为

$$s_{p,i} = \sum_{n=0}^{N_{\max}} S_i(n) \exp \left(-\sum_{m=1}^{M} \tau_m(n) a_{m,p} \right) \qquad (10.3.4)$$

并简写为

$$s = F(a) \qquad (10.3.5)$$

其中，F 代表 (10.3.4) 所表达的非线性映射关系，F 的具体形式依赖于 a 的具体取值，因此 F 无法用固定的矩阵进行描述。并且，从方程和未知数的个数来看，要开展 M 种材料分解，能谱的数量需要满足 $I \geqslant M$。在实际中，因为式 (10.3.5) 中的方程往往具有强相关性，要想获得高质量的分解系数，能谱数量 I 往往需要多于材料种类 M。

10.3.2 分解模型与求解

根据正向观测过程 $s = F(a)$，对等效投影密度 a 进行求解本质上是求解一个反问题。在无法直接计算的情况下，基于非线性正向观测过程的数学和统计特性设计最优化模型和算法 (Ducros et al., 2017) 能够获得可用的近似解 $\tilde{a}$。

1. 加权最小二乘模型

假定观测数据服从一定的统计特性，不妨令 $s \sim P(\lambda)$，也即投影数据服从均值为 $\lambda = \bar{s}$ 的泊松分布。则基于加权最小二乘的等效投影密度 a 估计模型可以表达为

$$\tilde{a} = \arg\min_a L(a) = \arg\min_a \frac{1}{2} \|s - F(a)\|_W^2 \tag{10.3.6}$$

其中，W 为加权矩阵，一般采用非负定矩阵，且与噪声方差呈反相关，若已知观测数据服从泊松分布，可令 $W = \mathrm{diag}(1/s)$。对于上述最优化问题的求解，可以基于梯度下降的思想设计迭代求解格式：

$$a^{(k+1)} = a^{(k)} - \lambda^{(k)} \nabla_{a^{(k)}} L(a) \tag{10.3.7}$$

其中，$\lambda^{(k)}$ 为下降步长，$\nabla_{a^{(k)}} L(a)$ 为函数 $L(a)$ 在 $a^{(k)}$ 处的梯度，$\nabla_{a^{(k)}} L(a) = J^{\mathrm{T}} W(F(a^{(k)}) - s)$，其中 J 为函数 $F(a)$ 在 $a^{(k)}$ 处的雅可比矩阵 $J = \dfrac{\partial s}{\partial a}$，其中

$$\frac{\partial s_{i,p}}{\partial a_{m,p'}} = \begin{cases} 0, & p \neq p' \\ -\displaystyle\sum_{n=0}^{N_{\max}} S_i(n)\tau_m(n) \exp\left(-\sum_{m=1}^{M} \tau_m(n) a_{m,p}\right), & p = p' \end{cases} \tag{10.3.8}$$

下降步长 $\lambda^{(k)}$ 的设置可以基于最优先搜索进行设置，其计算模型为

$$\lambda^{(k)} = \arg\min_{\lambda} L(a^{(k)} - \lambda \nabla_{a^{(k)}} L(a)) \tag{10.3.9}$$

也即，从点 $a^{(k)}$ 处沿着 $\nabla_{a^{(k)}} L(a)$ 的负方向使函数 $L(a)$ 达到最小的步长即为 λ 的最速下降步长。

基于一阶最优条件最速下降方法可能需要多次迭代，因而并不是最合适的算法，而高斯-牛顿迭代格式的方法可作为备选方法之一。高斯-牛顿迭代格式如下

$$a^{(k+1)} = a^{(k)} - \lambda^{(k)} \delta a^{(k)}$$

其中，$\delta a^{(k)}$ 为高斯牛顿下降方向，$\lambda^{(k)}$ 为下降步长。$\delta a^{(k)}$ 的计算方法为

$$\delta a^{(k)} = \left(J^{\mathrm{T}} W J \right)^{-1} \nabla_{a^{(k)}} L(a) \tag{10.3.10}$$

下降步长 $\lambda^{(k)}$ 设置与 (10.3.9) 方法相同。

2. 惩罚加权最小二乘模型

基于模型 (10.3.6) 的分解方法未考虑 a 本身可能含有的先验信息，在实际应用中稳定性和抗噪声性能存在不足，引入描述等效投影密度 a 的先验的变分正则化模型可以有效抵抗噪声和数据不足引起的不适定性。基于变分正则化的模型一般考虑在加权最小二乘的模型基础上增加一个正则化能量泛函 $R(a)$，该函数描述了 a 本身可能存在的某种特性，例如稀疏性 (或变换域的稀疏性) 或者其他统计特性等。

考虑构建基于正则化能量泛函 $R(a)$ 与加权最小二乘的模型的分解模型如下

$$\tilde{a} = \arg\min_a L(a) + \alpha R(a) \tag{10.3.11}$$

其中，$\alpha > 0$ 为惩罚系数，采用 $R(a)$ 对原本的加权最小二乘 $L(a)$ 进行进一步惩罚的方法称为惩罚加权最小二乘 (penalized weighted least square, PWLS) 方法。对于形如 (10.3.11) 的 PWLS 问题的求解，有多种方法，根据正则化函数 $R(a)$ 的不同形式进行设计。

本书基于函数 $R(a)$ 的可微性进行分析。若定义了 $R(a)$ 的一阶导数、二阶导数，PWLS 问题可以设计基于梯度下降的算法，其中 $G(a^{(k)}) = \left(J^{\mathrm{T}} W J + \alpha H^{(k)} \right)^{-1} g^{(k)}$，基于最速下降梯度方法的迭代格式为

$$a^{(k+1)} = a^{(k)} - \lambda^{(k)} \left\{ \nabla_{a^{(k)}} L(a) + \alpha \nabla_{a^{(k)}} R(a) \right\} \tag{10.3.12}$$

其中，$\nabla_{a^{(k)}} R(a)$ 为函数 $R(a)$ 在点 $a^{(k)}$ 处的梯度。基于高斯-牛顿迭代格式为

$$a^{(k+1)} = a^{(k)} - \lambda^{(k)} G(a^{(k)}) \tag{10.3.13}$$

其中，$G(a^{(k)})$ 为下降方向，计算方式为

$$G(a^{(k)}) = \left(J^{\mathrm{T}} W J + \alpha H^{(k)} \right)^{-1} g^{(k)} \tag{10.3.14}$$

其中，$H^{(k)}$ 为函数 $R(a)$ 在点 $a^{(k)}$ 处的黑塞矩阵，定义为 $H^{(k)} = \dfrac{\partial^2 R}{\partial a \partial a^{\mathrm{T}}}$，$g^{(k)}$ 为 PWLS 目标函数在点 $a^{(k)}$ 处的梯度 $g^{(k)} = \nabla_{a^{(k)}} L(a) + \alpha \nabla_{a^{(k)}} R(a)$。

基于可分离二次型代替项的迭代格式为

$$a^{(k+1)} = a^{(k)} - \lambda \frac{\nabla_{a^{(k)}} L(a) + \alpha \nabla_{a^{(k)}} R(a)}{J^{\mathrm{T}} W J \cdot \mathbf{1} + \alpha H^{(k)} \cdot \mathbf{1}} \tag{10.3.15}$$

其中，$\lambda \in (0, 1]$ 为松弛因子。

　　若函数 $R(a)$ 不可求导,则梯度下降类算法无法直接应用,在这种情况下,一般采用变量替换的方式,对 $R(a)$ 进行部分或者整体代换。例如，若 $R(a) = r(Ta)$，其中 $r(\cdot)$ 为不可求导的简单凸函数，T 为线性变换，则可以采用引入新的变量 $z = Ta$ 或者 $z = a$ 方式将上述 PWLS 问题转化成:

$$\tilde{a} = \arg\min_{a, z} L(a) + \alpha r(z), \quad z = Ta \tag{10.3.16}$$

或者

$$\tilde{a} = \arg\min_{a, z} L(a) + \alpha r(Tz), \quad z = a \tag{10.3.17}$$

采用交替方向乘子法的框架可以对变量 a, z 实现解耦合，对函数 $R(a)$ 的处理转化成处理 $r(z)$ 或者 $r(Tz)$ 的临近点问题，也即

$$\tilde{z} = \arg\min_z r(z) + \frac{\varepsilon}{2} \|z - m\|_2^2$$

或者

$$\tilde{z} = \arg\min_z r(Tz) + \frac{\varepsilon}{2} \|z - m\|_2^2$$

针对形如 L1 范数的函数或者某凸集的示性函数，均有相应的紧缩算子算法或者投影到凸集的算法。

10.3.3　实验验证

　　如图 10.3.1(a) 所示，本小节采用胸腹 CT 数据进行实验验证。所选样本数据体素规模为 $480 \times 370 \times 167$，体素尺寸大小为 $(0.961 \times 0.961 \times 1.8) \mathrm{mm}^3$。该数据由骨骼、软组织、钆三种基材料构成。仿真实验中 X 射线源管电压为 120kVp，滤波片采用 1.2mm 的铝材料滤波片。为了模拟光子计数过程，X 射线能谱被划分为 4 个能级，门限分别为 15keV，36keV，60keV，91keV。射线源 X 射线能谱分布、探测器能谱响应曲线与基材料衰减系数分别如图 10.3.1(b)~(d) 所示。X 射线源距离平板探测器中心距离为 1500mm，投影像素矩阵规模为 256×256，初始入射光子数 N_0 为 10^7。

　　利用公式 (10.3.15) 的方法迭代计算投影分解结果 (图 10.3.2)。惩罚加权最小二乘算法在四个能量通道投影数据的基础上实现了三种基材料的分解。所得到的

基材料投影结构总体完整、边缘较为清晰，细节保持良好，验证了该方法在多材料分解中的有效性。

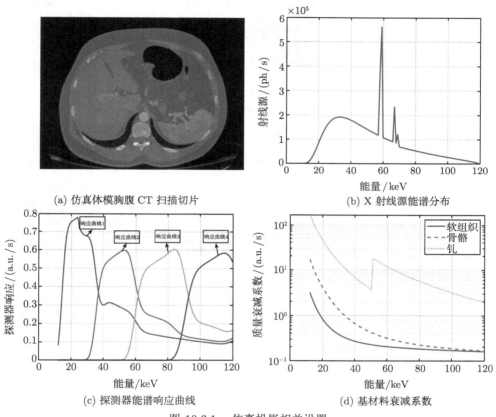

(a) 仿真体模胸腹 CT 扫描切片

(b) X 射线源能谱分布

(c) 探测器能谱响应曲线

(d) 基材料衰减系数

图 10.3.1 仿真投影相关设置

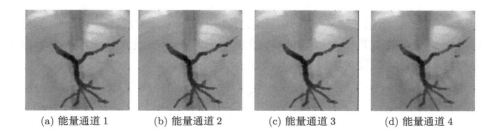

(a) 能量通道 1   (b) 能量通道 2   (c) 能量通道 3   (d) 能量通道 4

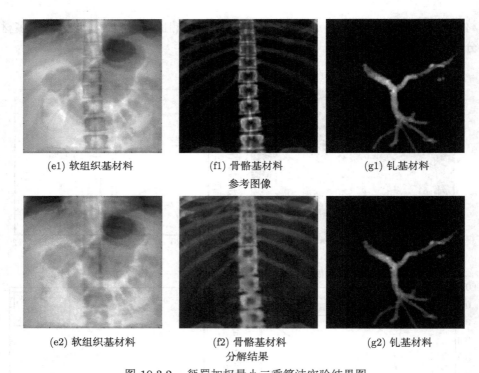

(e1) 软组织基材料　　　　　　(f1) 骨骼基材料　　　　　　(g1) 钆基材料

参考图像

(e2) 软组织基材料　　　　　　(f2) 骨骼基材料　　　　　　(g2) 钆基材料

分解结果

图 10.3.2　　惩罚加权最小二乘算法实验结果图

(a)～(d) 能谱 CT 不同能量通道的投影数据，从左到右分别是能量通道 1 到 4；(e1)～(g1) 进行实验的参考图像；(e2)～(g2) 采用惩罚加权最小二乘算法的实验结果，基材料图像显示灰阶范围是 $[0.1\mathrm{cm}^{-1}, 1.0\mathrm{cm}^{-1}]$，迭代过程中，正则化参数为 $\alpha = 10^{-0.5}$，迭代轮次为 11 轮

10.4　图像域分解算法

10.4.1　图像域分解模型

基于图像域基材料分解的能谱 CT 重建算法首先利用传统 CT 重建算法获得不同 X 射线能量下的 CT 重建图像，而后利用图像域分解算法获得不同基材料分解图像。在双能 CT 图像域基材料分解中，CT 图像的线性衰减系数表示为不同基材料线性衰减系数的加权和，如下所示

$$\left(\begin{array}{c} \mu_{i,j}^{H} \\ \mu_{i,j}^{L} \end{array} \right) = \left(\begin{array}{cc} \mu^{1H} & \mu^{2H} \\ \mu^{1L} & \mu^{2L} \end{array} \right) \left(\begin{array}{c} b_{i,j}^{1} \\ b_{i,j}^{2} \end{array} \right) \tag{10.4.1}$$

符号 H 和 L 分别表示高低能谱，1 和 2 分别表示两种基材料；$\mu_{i,j}^{H}$ 和 $\mu_{i,j}^{L}$ 分别表示高、低能图像中 (i,j) 处的线性衰减系数；μ^{1H}, μ^{2H} 分别表示高能通道不同

基材料的衰减系数，μ^{1L}, μ^{2L} 表示低能通道下不同基材料的衰减系数。$b_{i,j}^1$ 和 $b_{i,j}^2$ 表示两种基材料在位置 (i,j) 处的分解系数。

由公式 (10.4.1) 可知，高能与低能 CT 图像的衰减系数能够表示为基材料线性衰减系数与分解系数的线性组合。由于该方程组是一个线性模型，因此传统的图像域基材料分解算法通过直接矩阵求逆来获取基材料分解图像，如下所示

$$
\begin{pmatrix} b_{i,j}^1 \\ b_{i,j}^2 \end{pmatrix} = \begin{pmatrix} \alpha & \beta \\ \chi & \delta \end{pmatrix} \begin{pmatrix} \mu_{i,j}^H \\ \mu_{i,j}^L \end{pmatrix} = \frac{1}{\mu^{1H}\mu^{2L} - \mu^{2H}\mu^{1L}} \begin{pmatrix} \mu^{2L} & -\mu^{2H} \\ -\mu^{1L} & \mu^{1H} \end{pmatrix} \begin{pmatrix} \mu_{i,j}^H \\ \mu_{i,j}^L \end{pmatrix}
$$
(10.4.2)

其中，$\alpha, \beta, \chi, \delta$ 是二阶分解矩阵元素，它们的取值分别为

$$
\alpha = \mu^{2L}/D_\mu, \quad \beta = -\mu^{2H}/D_\mu, \quad \chi = -\mu^{1L}/D_\mu, \quad \delta = \mu^{1H}/D_\mu
$$

其中，$D_\mu = \mu^{1H}\mu^{2L} - \mu^{2H}\mu^{1L}$。

虽然通过直接矩阵求逆能够方便、快捷地获得基材料分解图像，但这将导致基材料分解噪声激增。造成这种问题的原因可从基材料分解图像中单个像素的噪声方差进行分析：

$$
\begin{aligned}
v_{x1} &= \alpha^2 \mathrm{var}(n_H) + \beta^2 \mathrm{var}(n_L) \\
&\quad + 2\alpha\beta \sqrt{\mathrm{var}(n_H)\mathrm{var}(n_L)}\,\mathrm{corr}(n_H, n_L) \\
v_{x2} &= \chi^2 \mathrm{var}(n_H) + \delta^2 \mathrm{var}(n_L) \\
&\quad + 2\chi\delta \sqrt{\mathrm{var}(n_H)\mathrm{var}(n_L)}\,\mathrm{corr}(n_H, n_L)
\end{aligned}
$$
(10.4.3)

n_H 和 n_L 分别表示高、低能 CT 图像在同一像素位置的噪声，$\mathrm{var}(\cdot)$ 表示噪声的方差，$\mathrm{corr}(\cdot)$ 表示噪声相关性。当高、低能 CT 图像的重建过程相互独立时，噪声相关性为 0，则上述公式中的第三项被消除，两种基材料分解图像中的噪声方差只决定于前两项，在这种情况下，高、低能 CT 重建图像中的噪声通过矩阵分解系数 $\alpha, \beta, \chi, \delta$ 被严重放大，导致基材料分解图像质量下降。

10.4.2 正则化分解算法

为了解决图像域基材料分解噪声激增的问题，牛田野于 2014 年提出了一种实用的图像域正则化分解迭代方法 (Niu et al., 2014)。令 $\vec{\mu} = (\vec{\mu}_H; \vec{\mu}_L)$，其中 $\vec{\mu}_H, \vec{\mu}_L$ 分别为维度为 $N \times N$ 的高、低能重建图像的向量化表示；$\vec{b} = (\vec{b}_1; \vec{b}_2)$，其中 $\vec{b}_1, \vec{b}_2$ 分别为维度为 $N \times N$ 的两种基材料分解图像的向量化表示，则公式 (10.4.1) 可以重写为

$$
\vec{\mu} = D\vec{b} = \begin{pmatrix} \mu^{1H}I & \mu^{2H}I \\ \mu^{1L}I & \mu^{2L}I \end{pmatrix} \vec{b}
$$
(10.4.4)

其中，D 表示材料组合矩阵，维度为 $2N \times 2N$，I 为维度为 $N \times N$ 单位矩阵。在上述模型的基础上，基于高斯-马尔可夫定理和最优线性无偏估计的设计原则，建立如下优化模型：

$$\min_{\vec{x}} \quad (\vec{b} - D^{-1}\vec{\mu})^{\mathrm{T}} W^{-1} (\vec{b} - D^{-1}\vec{\mu}) + \lambda R(\vec{b}) \tag{10.4.5}$$

其中，D^{-1} 表示基材料分解矩阵，W^{-1} 表示观测数据的噪声方差-协方差矩阵，且满足

$$W^{-1} = D^{\mathrm{T}} V^{-1} D \tag{10.4.6}$$

上式中，V 为对角矩阵，其对角线元素表示高、低能图像像素的噪声方差：

$$V = \mathrm{diag}(\mathrm{var}(\vec{n}_{H1}), \cdots, \mathrm{var}(\vec{n}_{HN}), \mathrm{var}(\vec{n}_{L1}), \cdots, \mathrm{var}(\vec{n}_{LN})) \tag{10.4.7}$$

其中，$\vec{n}_{Hn}$ 和 $\vec{n}_{Ln}$ 表示高、低能图像在第 n 个像素的统计噪声。新建立的模型将估计得到的噪声方差-协方差矩阵作为惩罚加权项融入基材料分解模型中，能够提升算法对噪声的抑制能力。

考虑到 CT 重建图像和基材料分解图像具有相同的结构边缘，且 CT 重建图像具有更高的信噪比，该算法通过提取 CT 重建图像的边缘信息，设计基于边缘惩罚函数的正则化项，以此来引导提升基材料分解图像的边缘保持效果，边缘保持正则化项设计为如下形式：

$$R(\vec{b}) = \frac{1}{2} \sum_n \sum_{k \in N_f} e_{nk} \left(b(n) - b(k)\right)^2 \tag{10.4.8}$$

其中，N_f 表示图像第 n 个像素相邻 4 个像素的集合，e_{nk} 表示边缘检测权重，当第 n 个像素或者其相邻 4 个像素位于边缘位置时，其取值很小 (例如 0.1)，否则赋值为 1。对该优化模型利用共轭梯度算法，可以在较低的时间消耗下获得稳定的基材料分解图像。

10.4.3 实验验证

本小节对图像域正则化基材料分解算法进行实验验证。图 10.4.1 表示高、低能 CT 重建图像及其基材料分解结果。投影采集管电压为 125kVp 和 75kVp，高低能 CT 图像由 FBP 算法获得，重建图像规模为 512×512，像素尺寸为 $(0.5 \times 0.5)\mathrm{mm}^2$，利用图像域正则化分解算法迭代轮次为 500 轮。

如图 10.4.1 所示为图像域分解算法基于实际数据所获得的分解结果。结果显示直接矩阵求逆的方法所得到的结果中存在大量噪声，尽管在整体结构上区分了两种物质，但图像边缘模糊、细节缺失，基材料图像质量较低。相较于直接矩阵

求逆的方法，图像域正则化算法所获得的结果中，噪声得到了显著抑制，图像边缘相对清晰，图像细节保留较为完整，验证了图像域正则化分解算法的有效性。

高、低能图像　　　　　直接矩阵求逆　　　　图像域正则化算法

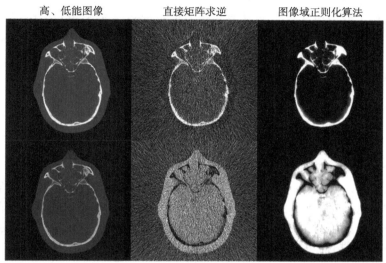

图 10.4.1　　图像域正则化算法实际数据基材料分解效果从左至右依次是高、低能 CT 图像，直接矩阵求逆，图像域正则化算法的基材料分解结果；基材料分解图像显示的灰阶范围为 $[0.1\text{cm}^{-1}, 1.0\text{cm}^{-1}]$

10.5　代数迭代重建算法

10.5.1　E-SART 算法

根据成像扫描获得的不同能谱数据的光源位置序列是否严格一致，可以将能谱成像数据分为几何一致型与几何不一致型两种类型。例如，基于射线源管电压切换的双能成像，其高电压数据每个角度的光源位置与低电压的光源位置交错间隔，每个光源位置只有一种电压下的数据，这是一种典型的几何不一致型数据。基于多阈值的光子计数能谱成像，可以从探测器设置的多个阈值解析出多个能谱的数据，是一种典型的几何一致型数据。对于几何一致型数据，可以使用投影域分解算法；而对于几何不一致型数据，由于同个光源位置缺少严格一致的各个能谱数据，一般难以直接采用投影域分解算法。对于几何不一致型数据，采用基于代数技术与统计思想的直接迭代算法，是常用的重建方法。

直接迭代重建的方法根据观测和材料分解系数之间的非线性关系，建立优化模型进行重建。在这类方法中，图像重建和材料分解没有明显的分界。赵云松等 (Zhao et al., 2015) 对传统 CT 重建中的 ART 算法进行扩展，提出了一种适应于

双能 CT 基材料直接迭代重建的扩展代数迭代算法 (extended ART, E-ART)，该算法利用泰勒级数展开来解决多色投影模型非线性求解问题，从高、低能投影数据直接重建得到基材料分解图像。对该算法的残差修正方法进行进一步改进 (Hu et al., 2016)，得到与 SART 算法具有相似更新策略的 E-SART(extended-SART) 算法，能够提升计算效率。E-ART 算法与 E-SART 算法基本原理一致，本书以 E-SART 算法为主介绍直接迭代重建算法。

根据公式 (10.2.4)，投影过程可以表示为

$$p^m = -\ln\left(\sum_{E=0}^{E_{\max}^m} S^m(E)\exp(-A\mu(l,E))\right), \quad m=1,2,\cdots,M$$

令 i 表示扫描角度 Ψ 下的投影射线索引，$1 \leqslant i \leqslant U$，$Q_\Psi$ 表示该角度下的所有投影射线集合，$i \in Q_\Psi$；令 j 表示重建图像像素索引，$1 \leqslant j \leqslant N$，$N$ 表示图像像素个数；系统矩阵 $A \in \mathbb{R}^{U \times N}$，其中元素为 a_{ij}，由基于射线与像素间交线长的线性模型计算得到。基于上述定义，将基材料分解公式 (10.2.6) 代入投影模型 (10.2.4) 中，则扫描角度 Ψ 下的第 $i \in Q_\Psi$ 条射线的投影值为

$$p_i^m = -\ln\left(\sum_{E=0}^{E_{\max}^m} S^m(E)\exp\left(-A_i(b_1\mu_1(E)+b_2\mu_2(E))\right)\right)$$

$$m=1,2,\cdots,M \tag{10.5.1}$$

其中，$A_i = (a_{i,1}, a_{i,2}, \cdots, a_{i,N})$ 为投影矩阵的第 i 行，b_1 和 b_2 为基材料分解图像的向量化表示。为了避免非线性方程组求解对基材料分解带来的不利影响，将上述公式在 $(b_1^{(k)}, b_2^{(k)})$ 点处进行一阶泰勒展开，得到公式 (10.5.1) 的近似线性表示

$$p_i^m = p_i^{m,(k)} + \left(\frac{\Phi_i^{m,(k)}}{q_i^{m,(k)}}A_i, \frac{\Theta_i^{m,(k)}}{q_i^{m,(k)}}A_i\right)\begin{pmatrix} b_1 - b_1^{(k)} \\ b_2 - b_2^{(k)} \end{pmatrix} \tag{10.5.2}$$

其中

$$q_i^{m,(k)} = \sum_{E=0}^{E_{\max}^m} S^m(E)\exp\left(-A_i(b_1^{(k)}\mu_1(E)+b_2^{(k)}\mu_2(E))\right)$$

$$p_i^{m,(k)} = -\ln\sum_{E=0}^{E_{\max}^m} S^m(E)\exp\left(-A_i(b_1^{(k)}\mu_1(E)+b_2^{(k)}\mu_2(E))\right)$$

$$\Phi_i^{m,(k)} = \sum_{E=0}^{E_{\max}^m} S^m(E)\mu_1(E)\exp\left(-A_i(b_1^{(k)}\mu_1(E)+b_2^{(k)}\mu_2(E))\right)$$

$$\Theta_i^{m,(k)} = \sum_{E=0}^{E_{\max}^m} S^m(E)\mu_2(E) \exp\left(-A_i(b_1^{(k)}\mu_1(E) + b_2^{(k)}\mu_2(E))\right) \tag{10.5.3}$$

基于 SART 迭代算法框架对公式 (10.5.2) 表示的线性方程组进行求解，则变量 b_1 和 b_2 中像素 j 的更新公式为

$$b_{1,j}^{(k+1)} = b_{1,j}^{(k)} + \lambda \frac{\sum_{i \in Q_\Psi} a_{i,j} \left(\frac{\Phi_1^{m,(k)} q_i^{m,(k)} \left(p_i^m - p_i^{m,(k)}\right)}{\left((\Phi_1^{m,(k)})^2 + (\Theta_1^{m,(k)})^2\right) \sum_{j=1}^N a_{i,j}} \right)}{\sum_{i \in Q_\Psi} a_{i,j}} \tag{10.5.4}$$

$$b_{2,j}^{(k+1)} = b_{2,j}^{(k)} + \lambda \frac{\sum_{i \in Q_\Psi} a_{i,j} \left(\frac{\Theta_1^{m,(k)} q_i^{m,(k)} \left(p_i^m - p_i^{m,(k)}\right)}{\left((\Phi_1^{m,(k)})^2 + (\Theta_1^{m,(k)})^2\right) \sum_{j=1}^N a_{i,j}} \right)}{\sum_{i \in Q_\Psi} a_{i,j}} \tag{10.5.5}$$

其中，λ 为松弛因子，k 为迭代轮数。

在成像几何不一致的情况下 E-SART 算法的收敛速度较慢，特别是多材料重建情形。这是由多方面原因造成的：一是因为所使用的多个 X 射线能谱存在较大程度的交叉覆盖，使得两个 X 射线能谱的相关性较大，不利于构造有效线性方程组，会导致大量方程具有较高相关性，造成方程组高度病态性；二是因为成像目标里物质的 X 射线线性衰减系数曲线可能非常相近，例如乳腺成像中的乳腺脂肪和纤维腺体在不同的能谱下的差异均不明显，会进一步加重方程组病态性；三是因为不一致的成像几何下，更新投影参数无法使用直接解析求逆实现，而是采用加权分配的近似处理，导致收敛速度较慢。

在不一致成像几何情况下，多因素造成方程组存在大量高度相关的方程，这导致各个能谱的曲面方程非常接近。如图 10.5.1 所示，如果当前点附近的线性化近似产生的两个超平面的夹角 θ_1 较小；如图 10.5.1 所示，即使两超平面的交点与两个曲面的交点非常接近，仍然需要大量迭代过程才能获得较为满意的成像结果。

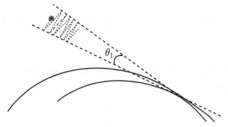

图 10.5.1　E-SART 收敛慢的原因示意图

根据公式 (10.5.2)，可以计算图 10.5.1 所示两条直线的夹角 θ_1，利用该公式中 (b_1, b_2) 的系数进行计算，可以得到夹角 θ_1 的角度为

$$\theta_1 = \arccos\left(\frac{(\Phi_{1,i}^{(n)}, \Theta_{1,i}^{(n)}) \cdot (\Phi_{2,i}^{(n)}, \Theta_{2,i}^{(n)})}{\sqrt{(\Phi_{1,i}^{(n)})^2 + (\Theta_{1,i}^{(n)})^2}\sqrt{(\Phi_{2,i}^{(n)})^2 + (\Theta_{2,i}^{(n)})^2}}\right) \tag{10.5.6}$$

(b_1, b_2) 的系数向量 $(\Phi_{1,i}^{(n)}, \Theta_{1,i}^{(n)})$ 与 $(\Phi_{2,i}^{(n)}, \Theta_{2,i}^{(n)})$ 非常接近，导致夹角 θ_1 的余弦值非常接近于 1，从而夹角 θ_1 接近于零度，造成迭代慢且易受噪声影响。

10.5.2　单色图像引导加速

2021 年，Zhang 等提出了基于单色图像 (monochromatic image, MI) 引导的加速收敛的方法 (Zhang et al., 2021)。对两条夹角非常小的直线进行线性变换，在变换后的坐标系下可具有较大甚至于接近直角的夹角。基于这种考虑，引入不同的两个能量 E_1, E_2，则在这两个能量下的虚拟单色 CT 图像分别为 I_{E_1}, I_{E_2}；则虚拟单色图像可以由物质基材料的线性组合表出，也即

$$\begin{pmatrix} I_{E_1}(x) \\ I_{E_2}(x) \end{pmatrix} = \begin{pmatrix} \mu_1(E_1)\ \mu_2(E_1) \\ \mu_1(E_2)\ \mu_2(E_2) \end{pmatrix} \begin{pmatrix} b_1(x) \\ b_2(x) \end{pmatrix} \tag{10.5.7}$$

等价地，则有

$$\begin{aligned} \begin{pmatrix} b_1(x) \\ b_2(x) \end{pmatrix} &= \begin{pmatrix} \mu_1(E_1)\ \mu_2(E_1) \\ \mu_1(E_2)\ \mu_2(E_2) \end{pmatrix}^{-1} \begin{pmatrix} I_{E_1}(x) \\ I_{E_2}(x) \end{pmatrix} \\ &= \begin{pmatrix} c_{11}\ c_{12} \\ c_{21}\ c_{22} \end{pmatrix} \begin{pmatrix} I_{E_1}(x) \\ I_{E_2}(x) \end{pmatrix} \end{aligned} \tag{10.5.8}$$

其中，$c_{11}, c_{12}, c_{21}, c_{22}$ 为衰减系数矩阵 $\begin{pmatrix} \mu_1(E_1) & \mu_2(E_1) \\ \mu_1(E_2) & \mu_2(E_2) \end{pmatrix}$ 的逆矩阵的各个元素。

将投影算子 A 作用在上式左右两端，则有

$$\begin{pmatrix} F \\ G \end{pmatrix} = \begin{pmatrix} c_{11} & c_{12} \\ c_{21} & c_{22} \end{pmatrix} \begin{pmatrix} F' \\ G' \end{pmatrix} \tag{10.5.9}$$

其中，$F = Ab_1, G = Ab_2, F' = A\left(I_{E_1}(x)\right), G' = A\left(I_{E_2}(x)\right)$。基于这种考虑，用 F', G' 代换掉公式 (10.5.1) 中的 Ab_1, Ab_2，则公式 (10.5.1) 可以有另一种等价形式的表达：

$$p_{k,i}^{(n)} = -\ln \sum_{m=1}^{M_k} S_{k,m} \delta \exp\left(-\bar{\mu}_1'(m)F'^{(n)} - \bar{\mu}_2'(m)G'^{(n)}\right) \tag{10.5.10}$$

其中，$\bar{\mu}_1'(m) = c_{11}\bar{\mu}_1(m) + c_{21}\bar{\mu}_2(m)$，$\bar{\mu}_2'(m) = c_{12}\bar{\mu}_1(m) + c_{22}\bar{\mu}_2(m)$，则线性化的相关系数项可以表达为

$$q_{k,i}'^{(n)} = \sum_{m=1}^{M_k} S_{k,m} \delta \exp\left(-\bar{\mu}_1'(m)F'^{(n)} - \bar{\mu}_2'(m)G'^{(n)}\right) \tag{10.5.11}$$

$$\Phi_{k,i}'^{(n)} = \sum_{m=1}^{M_k} S_{k,m} \delta \bar{\mu}_1'(m) \exp\left(-\bar{\mu}_1(m)F'^{(n)} - \bar{\mu}_2(m)G'^{(n)}\right) \tag{10.5.12}$$

$$\Theta_{k,i}'^{(n)} = \sum_{m=1}^{M_k} S_{k,m} \delta \bar{\mu}_2'(m) \exp\left(-\bar{\mu}_1(m)F'^{(n)} - \bar{\mu}_2(m)G'^{(n)}\right) \tag{10.5.13}$$

代换后，方程的系数矩阵之间满足的关系为

$$\begin{pmatrix} \dfrac{\Phi_{1,L}'^{(n)}}{q_{1,L}'^{(n)}} & \dfrac{\Theta_{1,L}'^{(n)}}{q_{1,L}'^{(n)}} \\[2mm] \dfrac{\Phi_{2,L}'^{(n)}}{q_{2,L}'^{(n)}} & \dfrac{\Theta_{2,L}'^{(n)}}{q_{2,L}'^{(n)}} \end{pmatrix} = \begin{pmatrix} \dfrac{\Phi_{1,L}^{(n)}}{q_{1,L}^{(n)}} & \dfrac{\Theta_{1,L}^{(n)}}{q_{1,L}^{(n)}} \\[2mm] \dfrac{\Phi_{2,L}^{(n)}}{q_{2,L}^{(n)}} & \dfrac{\Theta_{2,L}^{(n)}}{q_{2,L}^{(n)}} \end{pmatrix} \begin{pmatrix} \mu_1(E_1) & \mu_2(E_1) \\ \mu_1(E_2) & \mu_2(E_2) \end{pmatrix}^{-1} \tag{10.5.14}$$

在该代换下，线性化的两条直线方程的夹角 θ_2 可以表达为

$$\theta_2 = \arccos\left(\frac{(\Phi_{1,i}'^{(n)}, \Theta_{1,i}'^{(n)}) \cdot (\Phi_{2,i}'^{(n)}, \Theta_{2,i}'^{(n)})}{\sqrt{(\Phi_{1,i}'^{(n)})^2 + (\Theta_{1,i}'^{(n)})^2}\sqrt{(\Phi_{2,i}'^{(n)})^2 + (\Theta_{2,i}'^{(n)})^2}}\right) \tag{10.5.15}$$

通过适当选取两个能量 E_1, E_2，可以有效提高 θ_2 角度，提升迭代收敛效率。如图 10.5.2 所示，当 $\dfrac{\pi}{2} \geqslant \theta_2 \gg \theta_1$ 时，迭代收敛效率显著提升。

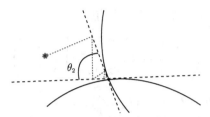

图 10.5.2　MI-ESART 收敛快的原因示意图

MI-ESART 算法的计算步骤可以归纳为如下步骤：

(1) 选取两个能量 E_1, E_2，计算衰减系数矩阵 $\mu_1(E_1), \mu_2(E_1), \mu_1(E_2), \mu_2(E_2)$ 及其逆矩阵 $c_{11}, c_{12}, c_{21}, c_{22}$，计算等效系数 $\bar{\mu}_1'(m) = c_{11}\bar{\mu}_1(m) + c_{21}\bar{\mu}_2(m), \bar{\mu}_2'(m) = c_{12}\bar{\mu}_1(m) + c_{22}\bar{\mu}_2(m)$。

(2) 根据 $\bar{\mu}_1'(m)$ 和 $\bar{\mu}_2'(m)$，采用 E-SART 的计算方式 (10.5.4) 和 (10.5.5)，迭代更新所选取的两个能量 E_1, E_2 下的虚拟单色 CT 图像 I_{E_1}, I_{E_2}。

(3) 根据算得的虚拟单色 CT 图像 I_{E_1}, I_{E_2} 与基材料图像之间的关系 (10.5.8)，计算基材料图像 b_1, b_2。

10.5.3　实验验证

本小节基于数字仿真体模展开验证实验，在射线源管电压切换的成像几何不一致的情况下，对比了 E-SART 方法和 MI-ESART 方法在基材料分解任务中的性能。如图 10.5.3 所示，本实验建立了大小为 128×128 的仿真体模。仿真体模包含骨骼和水两种基材料图像，骨骼基材料图像含有 2 个灰度级，水基材料图像含有 5 个灰度级 (包含背景灰度值 0)，将每种基材料图像中仅含有骨骼或水材料的像素灰度值设为 1，将含有混合材料的像素灰度值设为 0.95，1.05，1.06，利用骨骼和水基材料数据生成双能 CT 投影。

本小节以 1keV 为间隔模拟生成 80kVp 和 140kVp 下的高、低能 X 射线源能谱，并生成基于骨骼和水基材料的线性衰减系数曲线。图 10.5.3 展示了 X 射线源能谱以及不同基材料的线性衰减曲线。投影过程模拟圆轨迹扇束扫描方式，射线源到物体与射线源到探测器的距离分别为 300mm 和 600mm，并在 360° 范围内采集 720 帧不同能量下的高、低能投影数据，高、低能投影数据的成像几何条件不一致，探测器探元尺寸为 0.124mm，探元数目为 256。实验设置为无噪声条件，重建图像大小为 128×128。

图 10.5.4(a)，(b) 分别为成像几何不一致条件下 E-SART 算法和 MI-ESART

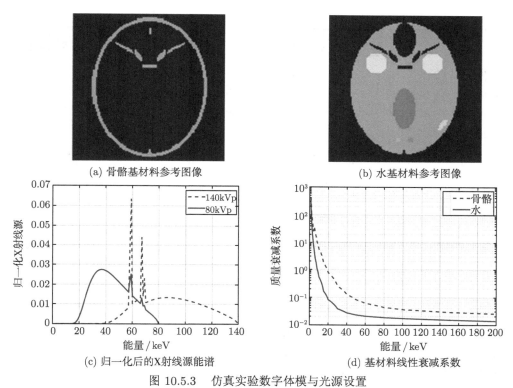

(a) 骨骼基材料参考图像　　　　　　　　　　(b) 水基材料参考图像

(c) 归一化后的X射线源能谱　　　　　　　　(d) 基材料线性衰减系数

图 10.5.3　仿真实验数字体模与光源设置

(a) 表示仿真体模骨骼基材料图像；(b) 表示水基材料图像，图像显示灰阶范围是 $[0.8\text{cm}^{-1}, 1.2\text{cm}^{-1}]$；(c) 表示归一化后的 X 射线源能谱；(d) 表示基材料线性衰减曲线

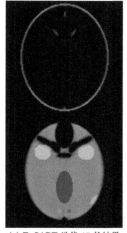

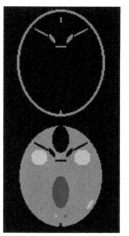

(a) E-SART 迭代 15 轮结果　　　　　　　　(b) MI-ESART 迭代 15 轮结果

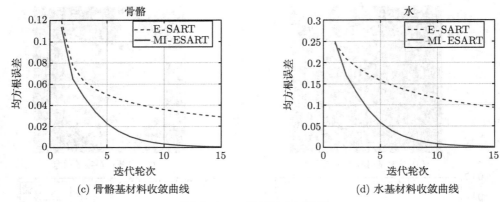

图 10.5.4   基材料分解结果

(a) 表示经过 E-SART 算法 15 轮迭代后的基材料分解结果；(b) 表示经过 MI-ESART 算法 15 轮迭代后的基材料分解结果，(a)、(b) 图像显示灰阶范围是 $[0.8\text{cm}^{-1}, 1.2\text{cm}^{-1}]$；(c) 表示骨骼基材料图像分解的收敛曲线；(d) 表示水基材料图像分解的收敛曲线，图中虚线表示 E-SART 算法对应的收敛曲线，实线表示 MI-ESART 算法对应的收敛曲线

算法经过 15 轮迭代后的基材料分解结果，相较于 E-SART，MI-ESART 所得到的结果结构完整、边缘清晰，更接近于参考图像。图 10.5.4(c)，(d) 分别为成像几何不一致条件下 E-SART 和 MI-ESART 算法骨骼和水基材料分解收敛曲线。在几何不一致的条件下，MI-ESART 算法相较于 E-SART 算法具有更快的收敛速度。

10.6   统计迭代重建算法

10.6.1   光子统计建模

对光子统计特性进行建模和分析，可以设计从观测数据直接求解基材料的统计迭代重建算法。考虑到光子测量数据一般以泊松分布作为标准统计分布，可以建立基于 Kullback-Leibler 散度 (KL 散度) 的数据保真优化模型。对于某条射线的测量光子数量 $y_{ik}^{[M]}$，其分布服从以下概率模型：

$$y_{ik}^{[M]} \sim \text{Poisson}\,(y_{ik}) \tag{10.6.1}$$

其中，y_{ik} 为泊松分布的数字特征，i 表示能量通道，k 表示探元，其意义为观测到的光子数的期望值，该值可以由观测物理模型表示为

$$y_{ik} = \int S_k(E) \exp\left(-\sum_m \mu_m(E) \sum_j a_{i,j} b_{mj}\right) \mathrm{d}E \tag{10.6.2}$$

其中，$S_k(E)$ 表示对应能量通道的能谱在能量 E 上对应的值，$\mu_m(E)$ 表示物质 $m\ (=1, 2, \cdots, M)$ 的衰减系数在能量 E 上对应的值，$a_{i,j}$ 表示能量通道 $i\ (=1, 2, \cdots, I)$ 对应的系统矩阵在像素位置 $j\ (=1, 2, \cdots, J)$ 上对应的值，在此基础上，进一步建立估计材料分解系数 b_{mj} 的优化模型如下

$$\min_b D(b) = \sum_{i,k} \left(y_{ik}(b) - y_{ik}^{[M]} \ln y_{ik}(b) \right) \tag{10.6.3}$$

针对以上模型，可采用基于梯度下降的迭代算法：

$$b_m^{(n+1)} = b_m^{(n)} - \alpha_m \left. \frac{\nabla_m D(b)}{\nabla_m^2 D(b) \cdot \mathbf{1}} \right|_{b=b^{(n)}}, \quad m = 1, 2, \cdots, M \tag{10.6.4}$$

其中，α_m 为迭代步长，一般可以取 $0 < \alpha_m < 2.0$，典型值为 $\alpha_m = 1.0$。

10.6.2 代理函数选择

梯度下降算法实现的关键是对目标函数 $D(b)$ 求一阶梯度与二阶梯度。由于 $y_{ik}^{[M]} \ln y_{ik}(b)$ 中包含积分的对数，二阶梯度计算的离散化实现会造成表达式中含有大量 b 的二次相关项，不利于数值实现，且难以得到稳定的解析解。采用合适的代理函数对此优化问题进行迭代求解可以避免上述问题。

根据最优化传递原理 (optimization transfer principle)(de Pierro, 1995)，假定已知中间迭代估计结果 $b^{(n)}$，取目标函数 $D(b)$ 的一个代理函数 $\widehat{D}(b, b^{(n)})$ 作为其近似，其中 $\widehat{D}(x, y)$ 在 x 与 y 处均连续。

当代理函数 $\widehat{D}(b, b^{(n)})$ 以如下准则选取时：

$$D(b) \leqslant \widehat{D}(b, b^{(n)}), \quad D(b^{(n)}) = \widehat{D}(b, b^{(n)})$$

且

$$\widehat{D}'(b, b^{(n)}; d)|_{b=b^{(n)}} = D'(b^{(n)}; d)$$

其中方向导数定义为 $f'(x; d) \triangleq \lim_{\lambda \to 0} \inf \dfrac{f(x + \lambda d) - f(x)}{\lambda}$。则由代理函数 $\widehat{D}(b, b^{(n)})$ 得到的序列 $\{b^{(n)}\}$ 满足

$$D(b) - D(b^{(n)}) \leqslant \widehat{D}(b, b^{(n)}) - \widehat{D}(b^{(n)}, b^{(n)}), \quad \forall b$$

这意味着可以通过下降算法：

$$b_m^{(n+1)} = b_m^{(n)} - \alpha_m \left. \frac{\nabla_m \widehat{D}(b, b^{(n)})}{\nabla_m^2 \widehat{D}(b, b^{(n)}) \cdot \mathbf{1}} \right|_{b=b^{(n)}}, \quad m = 1, 2, \cdots, M$$

对代理函数 $\widehat{D}(b, b^{(n)})$ 的极小化来逼近目标函数 $D(b)$ 的极小值点。

本书给出 $\widehat{D}(b, b^{(n)})$ 的一个典型的表达式：

$$\widehat{D}(b, b^{(n)}) = \sum_{i,k} \left(\begin{array}{l} \displaystyle \int \frac{S_k(E)}{p_{ik}^{(n)}(E)} p_{ik}^{(n)}(E) q_{ik}(E, b) \mathrm{d}E \\ \displaystyle - y_{ik}^{[M]} \int \frac{S_k(E)}{p_{ik}^{(n)}(E)} \ln p_{ik}^{(n)}(E) q_{ik}(E, b) \mathrm{d}E \end{array} \right) \tag{10.6.5}$$

其中，$q_{ik}(E, b) = \exp\left(-\sum_m \mu_m(E) \sum_j a_{i,j} b_{mj} \right)$ 以及

$$p_{ik}(E, b) = \frac{\displaystyle \int S_k(E) q_{ik}(E, b) \mathrm{d}E}{q_{ik}(E, b)} \tag{10.6.6}$$

可以验证式 (10.6.5) 中 $\widehat{D}\left(b, b^{(n)}\right)$ 满足代理函数选取准则。使用代理函数 $\widehat{D}(b, b^{(n)})$ 替换 $D(b)$，将梯度下降算法 (10.6.4) 表达为

$$b_m^{(n+1)} = b_m^{(n)} - \alpha_m \left. \frac{\nabla_m \widehat{D}(b, b^{(n)})}{\nabla_m^2 \widehat{D}(b, b^{(n)}) \cdot \mathbf{1}} \right|_{b=b^{(n)}}, \quad m = 1, 2, \cdots, M \tag{10.6.7}$$

令 $y_{ik}^{(n)} = \int S_k(E) q_{ik}(E, b^{(n)}) \mathrm{d}E$，则式中一阶梯度 $\nabla_m \widehat{D}(b, b^{(n)})$ 的每个元素的计算公式为

$$\left. \frac{\partial \widehat{D}(b, b^{(n)})}{\partial b_{mj}} \right|_{b_m = b_m^{(n)}} = \sum_k \sum_i a_{ij} \left(\frac{y_{ik}^{[M]}}{y_{ik}^{(n)}} - 1 \right) \int S_k(E) q_{ik}(E, b^{(n)}) \mu_m(E) \mathrm{d}E$$

$$\tag{10.6.8}$$

式 (10.6.8) 中的二阶梯度相关项 $\nabla_m^2 D(b) \cdot \mathbf{1}$ 与一阶梯度的维度一致，其中的每个元素的计算公式为

$$\sum_r \left. \frac{\partial^2 \widehat{D}(b, b^{(n)})}{\partial b_{mj} \partial b_{mr}} \right|_{b_m = b_m^{(n)}} = \sum_k \sum_i a_{ij} \sum_r a_{ir} \int S_k(E) q_{ik}(E, b^{(n)}) \mu_m^2(E) \mathrm{d}E$$

$$\tag{10.6.9}$$

其中 $m\,(= 1, 2, \cdots, M)$ 代表材料种类索引，$j\,(= 1, 2, \cdots, J)$ 为基材料图像中像素索引。

10.6.3 算法具体实现

为了便于数值编程实现，本书采用矩阵与向量的表达给出算法的具体实现方式。以 a_{ij} 代表系统投影矩阵 A 的第 i 行、第 j 列的元素，并且令

$$y_k^{[M]} = (y_{1k}^{[M]}, y_{2k}^{[M]}, \cdots, y_{ik}^{[M]}, \cdots)^{\mathrm{T}}$$

$$b_m^{(n)} = (b_{m1}^{(n)}, b_{m2}^{(n)}, \cdots, b_{mj}^{(n)}, \cdots)^{\mathrm{T}}$$

$$y_{imk}^{(n)} = \int S_k(E) q_{ik}(E, b^{(n)}) \mu_m(E) \mathrm{d}E$$

$$y_{im^2k}^{(n)} = \int S_k(E) q_{ik}(E, b^{(n)}) \mu_m^2(E) \mathrm{d}E$$

并定义

$$y_k^{(n)} = (y_{1k}^{(n)}, y_{2k}^{(n)}, \cdots, y_{ik}^{(n)}, \cdots)^{\mathrm{T}}$$

$$y_{mk}^{(n)} = (y_{1mk}^{(n)}, y_{2mk}^{(n)}, \cdots, y_{imk}^{(n)}, \cdots)^{\mathrm{T}}$$

$$y_{m^2k}^{(n)} = (y_{1m^2k}^{(n)}, y_{2m^2k}^{(n)}, \cdots, y_{im^2k}^{(n)}, \cdots)^{\mathrm{T}}$$

则算法 (10.6.7) 的等价表达可以写为

$$b_m^{(n+1)} = b_m^{(n)} - \alpha_m \frac{\sum\limits_k A^{\mathrm{T}} \left(\left(y_k^{[M]} \circ (y_k^{(n)})^{-1} - 1 \right) \circ y_{mk}^{(n)} \right)}{\sum\limits_k A^{\mathrm{T}}(r \circ y_{m^2k}^{(n)})} \tag{10.6.10}$$

其中，$m = 1, 2, \cdots, M$, $r = (A1)$ 为常向量，$(y_k^{(n)})^{-1} = ((y_{1k}^{(n)})^{-1}, (y_{2k}^{(n)})^{-1}, \cdots, (y_{ik}^{(n)})^{-1}, \cdots)^{\mathrm{T}}$, 以 "$\circ$" 标记的运算为向量点乘，以 "$-$" 标记的运算为向量逐元素除法。具体的实现可以归纳为对于 K 种能谱观测下的 M 种物质的观测数据 $y^{[M]}$，迭代的第 n 次按以下步骤执行：

(1) 计算前向指数投影 $q_k^{(n)}(E, b^{(n)}) \leftarrow \exp\left(-\sum\limits_m \mu_m(E) A_k b_m^{(n)} \right)$;

(2) 计算估计观测数据 $y_k^{(n)} \leftarrow \int S_k(E) q_k^{(n)}(E, b^{(n)}) \mathrm{d}E$;

(3) 计算加权估计数据 $y_{mk}^{(n)} \leftarrow \int S_k(E) \mu_m(E) q_k^{(n)}(E, b^{(n)}) \mathrm{d}E$ 与 $y_{m^2k}^{(n)} \leftarrow \int S_k(E) \mu_m^2(E) q_k^{(n)}(E, b^{(n)}) \mathrm{d}E$;

(4) 计算估计数据误差 $\Delta y_{mk}^{(n)} \leftarrow (y_k^{[M]} \circ (y_k^{(n)})^{-1} - 1) \circ y_{mk}^{(n)}$;

(5) 计算误差反投影 $(\Delta b_{mk}^{(n)}, \Delta b_{m^2k}^{(n)}) \leftarrow \sum\limits_{k} A^{\mathrm{T}}(\Delta y_{mk}^{(n)}, r \circ y_{m^2k}^{(n)});$

(6) 更新基材料图像 $b_m^{(n+1)} \leftarrow b_m^{(n)} - \alpha_m \Delta b_{mk}^{(n)} \circ (\Delta b_{m^2k}^{(n)})^{-1}.$

统计迭代重建算法没有因为数据是否几何一致,而在推导和实现上有所不同。该算法在处理成像几何一致和不一致两种情况下的精度基本一致。需要指出的是,以上迭代过程可以按照逐射线的方式进行更新,也可以按照逐角度更新,或者按适当的数据子集顺序进行。当以上的迭代过程满足停机条件或到达指定的迭代轮次时,算法停止执行并输出 $b_m^{(n+1)}$ 的结果作为基材料重建结果。

10.6.4 实验验证

本小节以数字体模对统计迭代算法在不同几何条件下的实用性进行了验证。实验分别在成像几何一致 (模拟光子计数型能谱 CT) 和几何不一致 (模拟管电压快速切换型能谱 CT) 两种情况下,对比了统计迭代重建算法在基材料分解中的性能。成像几何分为一致和成像几何不一致两种情况,除了光源点位置按照不同的成像条件进行设置外,其余基本实验参数设置与 10.5.3 节中的实验保持一致。

图 10.6.1(a),(b) 分别为两种成像几何条件下统计迭代重建算法经过 500 轮迭代后的基材料分解结果。其中,图 10.6.1(c),(d) 分别为成像几何一致条件和成像几何不一致条件下统计迭代算法骨骼和水基材料分解收敛曲线。综合上述结

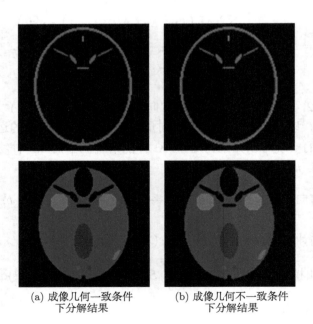

(a) 成像几何一致条件　　　　　　(b) 成像几何不一致条件
下分解结果　　　　　　　　　　　下分解结果

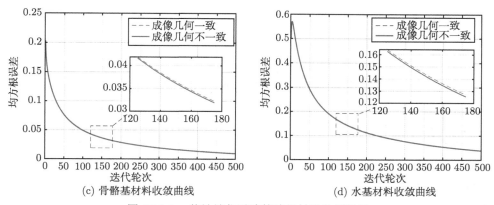

图 10.6.1　统计迭代重建算法基材料分解结果

(a)、(b) 图像显示灰阶范围是 $[0.8\text{cm}^{-1}, 1.2\text{cm}^{-1}]$；(c)、(d) 中虚线表示成像几何一致条件下得到的结果，实线表示成像几何不一致条件下得到的结果

果可知，在不同的成像几何条件下，统计迭代重建算法的基材料分解结果误差表现基本一致；在对算法重建结果的精度有较高要求时，需要较多的迭代轮数。

10.7　本 章 小 结

本章介绍了能谱成像的基本物理过程、相关数学描述以及一些典型算法。当 X 射线具有多色谱分布特性时，基于单能 X 射线假设的解析或迭代算法难以获得精确的物质基材料或者基效应图像。本章介绍的相关算法均是基于优化模型的迭代类算法，相关算法的成像精度和效率与多种因素相关，包括物理模型刻画精度、参数选择以及相关图像先验的设计等。

值得指出的是，将本章介绍的相关算法投入实际使用时，需注意相关算法的局限性。投影域分解算法的基本前提是各个能谱的成像几何必须严格一致，并且需要应用相关重建算法对分解结果进行重建，以获得基材料分布图像。图像域分解算法的精度受各个能量通道 CT 重建结果的影响，因此只适用于窄带能谱成像，很难有效应对宽能谱带来的硬化伪影影响。直接迭代重建算法，需要较高准确度的 X 射线能谱分布信息，以及成像物体内部的材料种类及相关物理参数。如何根据实际问题成像需求，采用更有效的方法是目前能谱成像领域值得研究的重要问题。

第 11 章 深度学习重建方法

近年来,深度学习在计算机视觉和自然语言处理等领域取得了突破性进展,受到了越来越多的关注;深度学习技术采用了数据驱动思想,这为解决 CT 成像领域相关问题提供了新的启发。与传统机器学习的一个关键区别在于,深度学习模型的结构具有高度复杂性,待估计参数数量庞大,对于大规模训练数据集具有更强的依赖性。

随着医学与工业成像应用的不断发展,逐渐积累出了大规模的影像数据集,同时高性能计算设备不断涌现,这为发展基于数据驱动的成像理论与方法提供了数据与算力基础。

本章介绍深度学习在 CT 图像重建领域的相关研究成果。主要包括图像域后处理、直接投影成像和物理模型与神经网络融合等方面的代表性方法。值得指出的是,采用深度网络对稀疏角度、有限角度或者低剂量重建图像进行后处理,是最早发展起来的一类方法;这类方法基于深度网络强大的非线性拟合能力,利用大规模有标注的标准数据集对网络进行训练,实现从低质量到高质量图像的转换,并且具有快速和实用的特点。直接投影成像的深度学习方法是一种有监督的学习方法,其建立和训练从投影数据直接到 CT 图像的 "端到端" 网络模型,对计算资源要求很高。物理模型与神经网络融合的方法有效利用成像模型与成像数据两方面的先验,是目前研究的热点方向之一。

11.1 数据驱动重建

深度学习是机器学习的一个分支,其在人工神经网络的基础上,通过多层次的非线性变换来对数据进行建模和抽象表示 (LeCun et al., 2015)。与传统基于优化模型的方法相比,深度学习重建方法基于数据驱动,使用大量的数据来训练多层神经网络,从而有效表征图像特征。在 CT 重建任务中,利用经过训练的神经网络模型,进行直接或间接估计成像结果,以提升成像质量。

11.1.1 神经网络模型

如图 11.1.1(a) 所示,人工神经网络由输入层、隐藏层以及输出层构成。输入层接收外部信息,并将其传递给隐藏层,隐藏层对输入信息进行处理后再传递到输出层,输出层最终输出神经网络的结果。在神经网络中,当前层的每个节点与下一层多个节点相连接、输入层、输出层与隐藏层的每个节点之间具有一定的权重，当前所有节点与各自的权重相乘并增加相应的偏置，线性映射后得到下一层节点值。

为了使神经网络具有较强的非线性映射能力，通常在节点的输出位置增加一个非线性激活函数。如图 11.1.1(b) 所示，常见的激活函数有 Sigmoid，Tanh 和 ReLU 等，经过函数作用后得到该层节点的激活值输出，作为下一层节点的输入。引入非线性映射的激活函数可以提高神经网络对复杂语义特征的建模能力。

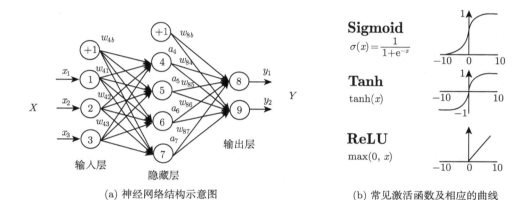

(a) 神经网络结构示意图   (b) 常见激活函数及相应的曲线

图 11.1.1   神经网络模型与激活函数

(a) 神经网络结构示意图。输入层、输出层节点与隐藏层节点之间由权重 w_{hj} 和偏置 w_{hb} 组合构成；其中，h 代表不同层下标，j 代表节点数。(b) 常见激活函数及相应的曲线 (Sigmoid，Tanh 和 ReLU)

神经网络的损失函数用来度量网络输出与标签之间的差距，是评估模型性能的重要指标。其结果通常是一个数值，表示网络预测值和真实值之间的误差大小。常见的损失函数有均方误差 (mean squared error，MSE)、交叉熵 (cross entropy，CE)、对数损失 (logloss) 及 KL 散度 (Kullback-Leibler divergence，KL divergence) 等 (Wang et al., 2019)。在训练过程中，神经网络通过反向传播算法来调整权重值以最小化损失函数，因此，选择合适的损失函数对于神经网络的训练非常重要。

11.1.2 数据驱动范式

数据驱动重建的基本范式可大致分为以下相关流程 (图 11.1.2)：问题分析、数据准备与网络设计、网络训练与评估、布署与维护等。

问题分析。分析问题的基本特点、成像需求与应用目标等，对于特定医学 CT 图像重建任务，需要分析以明确数据的可获取性与获取成本、成像对象的具体特点，分析重建的质量和效率需求是什么、针对的诊疗疾病有哪些，以及其他相关问题。

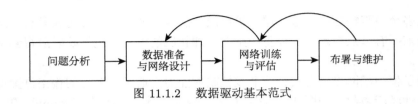

图 11.1.2　　数据驱动基本范式

数据准备与网络设计。针对特定的成像问题和目标，对数据进行标准化处理：收集数据并分析数据的标注情况，判断和排除不适当的数据或进行数据增强，按照一定的比例将数据集划分为训练集、验证集和测试集。根据实际问题的特点和训练数据的规模，设计合理的网络架构。

　　网络训练与评估。设计适当的损失函数，采用有效的训练算法，利用训练集对神经网络进行训练，不断拟合输入样本与真实标签之间的映射关系，以提取样本数据的潜在特征；在训练过程中，不断监测网络在验证集上性能评价指标的动态变化，避免欠拟合与过拟合。经过训练后，利用测试集对网络进行进一步更全面的测试与评估。

　　布署与维护。网络训练与评估完成后，即可进入布署应用与维护阶段：设计与实现数据输入和输出接口规范，配置好相关软件与硬件平台，系统投入运行后监测系统工作状态并进行系统维护。

　　在数据驱动重建任务中，相关过程之间可能需要多次交互，以实现较优的成像质量。网络训练与评估难以获得良好效果时，可能需要在数据准备和网络设计上进行调整；布署与维护过程中可能因为性能或效率不佳或者应用目标的变化，而需要在网络训练与评估，甚至是数据集和网络结构等方面进行不断调整与优化。

11.2　图像域后处理方法

　　由于在实际的低剂量 CT 成像逆问题中，X 射线通量低、投影角度欠采样等因素易导致重建图像严重退化。除此之外，锥束 CT 成像中的散射效应、大尺寸或含有高衰减材料 (如金属植入物) 物体的扫描、器官运动等也会产生相应的图像伪影或噪声。而传统的手工设计特征的图像处理方法很难准确刻画图像域中的噪声分布和伪影严重程度，很难取得令人满意的 CT 图像降噪和去伪影性能。

　　图像域后处理方法采用传统解析或者迭代算法的重建图像作为网络模型的输入，以正常剂量图像作为标签，通过深度神经网络在图像域拟合映射关系。基于大量的样本数据，深度网络不断学习图像中的噪声和伪影特性，能够帮助重建图像有效减少噪声和抑制伪影。

　　本节介绍具有代表性意义的图像域后处理方法：基于卷积神经网络 (convolutional neural networks, CNN) 架构的 FBPConvNet (Jin et al., 2017) 以及基于生成对抗网络架构的 WGAN-VGG (Yang et al., 2018)。

11.2.1 FBPConvNet

FBPConvNet 是一种经典的基于 U-Net 的图像域后处理方法。FBPConvNet 在原有 U-Net 模型的基础上保留了 CNN 方法的特点与优势，而且在深度先验特征提取、图像细节结构恢复、随机噪声抑制等方面具有较好的效果。特别地，FBPConvNet 在处理低剂量、稀疏角度 CT 图像重建问题中，能够有效减少因剂量较低、数据不完备所造成的图像噪声和伪影。

1. 网络基本结构

基于 U-Net 的 FBPConvNet 在网络架构上主要有以下特点：① 多尺度分解，采用基于最大池化的多尺度分解，该结构很好地模拟了迭代方法中的多分辨小波变换，能够充分提取不同层次的语义特征。② 多通道滤波，每一级具有多个通道的特征图，能够提高网络的表达能力。③ 残差学习，在网络输入和输出之间添加一个残差连接，使神经网络学习输入和输出之间的差异。该设计能够缓解训练过程中梯度消失的问题，提升网络性能。

如图 11.2.1 所示，FBPConvNet 包含四个模块：下采样、上采样、跳跃连接和残差学习。其中，下采样模块包含四个阶段，每个下采样阶段的特征图的空间维度缩减为原特征图空间维度的 1/2，而通道维度扩展为 2 倍。每阶段均使用 3×3 大小的卷积核，每阶段卷积层后都有一个批量归一化层和一个 ReLU 层。上采样与下采样形成镜像对称的 U 型结构，每次上采样过程特征图大小扩展为上一张特征图的 2 倍，通道数缩减为上一阶段的 1/2，直到恢复为原图像尺寸。下采样路径与上采样路径之间使用了跳跃连接结构，将下采样过程中的特征图信息传递到上采样过程中，实现多尺度信息的融合与交互。通过在输入和输出之间增加残差连接，提高 FBPConvNet 对噪声特征的提取能力。

2. 代价函数设计

为了验证 FBPConvNet 的性能，重点关注稀疏角度 CT 图像重建问题。FBPConvNet 使用成对的稀疏角度 FBP 图像和全角度 FBP 图像作为网络的输入和输出进行训练。训练时，通常选取 MSE 作为损失函数来衡量输出图像与标签的像素级差异，假设经过 FBP 重建后的图像 x_{FBP} 经过 FBPConvNet 得到网络生成的图像 $\varepsilon_\theta(x_{\mathrm{FBP}})$，与之相对应的是不带噪声的标签图像 y_{clean}。那么，MSE 函数可以由下式表示

$$L(y_{\mathrm{clean}}, \varepsilon_\theta(x_{\mathrm{FBP}})) = \|\varepsilon_\theta(x_{\mathrm{FBP}}) - y_{\mathrm{clean}}\|_2^2 \qquad (11.2.1)$$

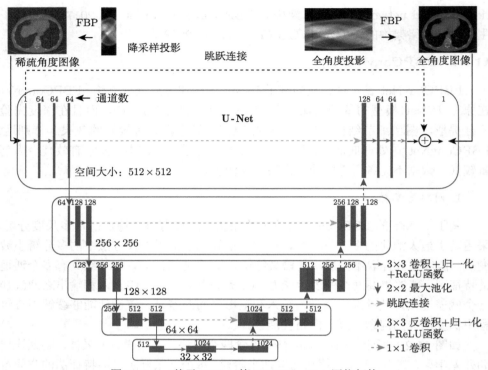

图 11.2.1　基于 U-Net 的 FBPConvNet 网络架构

在理想情况下，图像中所有样本点的损失函数能够达到最小化，期望的 MSE 代价函数 $\gamma_{\mathrm{MSE}}(\varepsilon)$ 为

$$\gamma_{\mathrm{MSE}}(\varepsilon) = E_{x \sim P_{\mathrm{data}}}(L(y_{\mathrm{clean}}, \varepsilon_{\theta}(x_{\mathrm{FBP}})))$$

$$= \int_{X,Y} L(y_{\mathrm{clean}}, \varepsilon_{\theta}(x_{\mathrm{FBP}})) P(x_{\mathrm{FBP}}, y_{\mathrm{clean}}) \mathrm{d}x \mathrm{d}y \qquad (11.2.2)$$

其中，$E_{x \sim P_{\mathrm{data}}}$ 代表重建图像的期望数据分布。

　　然而，实际中无法实现网络输出图像与标签达到全局最优的拟合情况，而且基于期望风险的代价函数往往难以求解，因此，一般采用基于经验风险的代价函数 $R_{\mathrm{MSE}}(\varepsilon)$，以达到样本的局部最优拟合：

$$R_{\mathrm{MSE}}(\varepsilon) = \frac{1}{N \times N} \sum_{i}^{N} \sum_{j}^{N} L(y_{\mathrm{clean}}, \varepsilon_{\theta}(x_{\mathrm{FBP}})) \qquad (11.2.3)$$

式 (11.2.3) 中，$N \times N$ 为图像大小，i, j 分别代表沿图像长和宽的像素值下标。

由此可见，经验风险是对训练集中的所有样本点损失函数的平均最小化，经验风险越小说明 FBPConvNet 对训练集的拟合程度越好。通常采用基于局部最优的经验代价函数代替全局最优的期望代价函数，以实现经验风险最小化，从而更好地拟合标签。

实际应用中，FBPConvNet 能够处理不同扫描模式、采样率和采样角度等多种类型的扫描数据，具有较强的通用性。相比基于 TV 正则化的经典迭代算法，FBPConvNet 具有更好保留图像结构细节的能力。另一方面，经典的迭代方法必须显式地强制执行正则化，需要人工调节超参数以达到更好的效果；而 FBPConvNet 可以隐式地从大样本数据中学习正则化参数，无须手动调参。

3. 验证实验与分析

验证实验选取生物医学数据集 (包含美国 Mayo 医疗中心的 "Low Dose CT Grand Challenge-AAPM" 挑战赛数据库的 500 张胸腔 CT 图像)。其中，全角度投影数据的大小为 729×1100 (角度数为 729，探元个数为 1100)。为了制作稀疏角度的 FBP 重建图像，对投影数据进行 1:20 下采样，即产生 50 个角度的稀疏投影。在训练网络时，选取训练集 475 张、测试集 25 张，使用一对稀疏角度和全角度 FBP 重建图像分别作为输入和标签进行训练。在运算效率方面，对于每一张大小为 512×512 的 CT 图像，FBPConvNet 处理时长约为 200ms，相比 CNN 提升近 110ms。此外，在更高的噪声水平以及扫描角度更小的情况下，FBPConvNet 仍具有较好的重建性能，进一步验证了网络架构的鲁棒性。

在图像质量评价方面，采用信噪比 (signal-to-noise ratio, SNR) 作为定量指标，SNR 越高，成像质量越好。图 11.2.2 展示了角度为 50° 的重建图像在不同方法下的定性和定量结果。从定量结果来看，FBPConvNet 的 SNR 分别比 FBP 和 TV 的方法高 15.1dB，3.64dB，与真值图像在像素值上更为接近。从定性角度来看，稀疏角度 FBP 重建图像中含有严重的条纹伪影，而 TV 正则化和 FBPConvNet 均能很好地去除条纹伪影。然而，TV 重建结果相比 FBPConvNet 在细节结构上较为模糊，图像组织结构产生过度平滑，而 FBPConvNet 更好地保留了图像的精细结构。

FBPConvNet 是基于 U-Net 架构的经典图像域后处理方法，具有特征提取能力强、去噪效果好、成像质量高等优势。然而，FBPConvNet 在数据的泛化性能上表现较差，且过于依赖大样本数据集。为了进一步提升低剂量 CT 成像质量，Kang 等提出了一种新的基于 CNN 的 AAPM-Net (Kang et al., 2018)，该网络同样采用 U-Net 作为骨干网络，并引入方向小波变换，从而减轻对大样本数据的依赖。Ye 等 (2018) 根据扩展卷积小框架的思想，从精确重建的角度解释深度神经网络，并基于一种迭代低剂量 CT 去噪算法设计了两种 U-Net 变体，在稀疏角度图像重建后处理任务中取得了较好的效果。

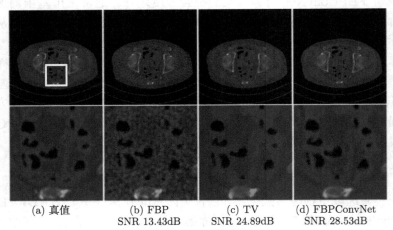

(a) 真值　　　　　(b) FBP　　　　　(c) TV　　　　　(d) FBPConvNet
SNR 13.43dB　　　SNR 24.89dB　　　SNR 28.53dB

图 11.2.2　稀疏角度投影重建结果 (角度为 50°)

从左到右依次为真值、FBP 重建、TV 正则化重建和 FBPConvNet 重建，第一行与第二行分别为重建结果切片
和相应的 ROI 区域放大图

11.2.2　WGAN-VGG

1. 生成对抗学习与成像

近年来，生成对抗网络 (generative adversarial network, GAN) 在图像生成领域引起了越来越多的关注 (Goodfellow et al., 2014)。在 GAN 中，生成模型和判别模型分别简称为生成器 (generator) 和判别器 (discriminator)。判别器判定生成目标图像是否属于实际训练数据集，即判断生成图像是真实的还是伪造的；而生成器学习真实数据的分布，以尽可能生成真实的目标图像。

在经典 GAN 中，生成器 G 和判别器 D 通过优化以下目标函数进行训练：

$$\min_{G} \max_{D} L_{\mathrm{GAN}}(D, G) = E_{x \sim P_r}[\log D(x)]$$
$$+ E_{z \sim P_z}[\log(1 - D(G(z)))] \tag{11.2.4}$$

其中，E 表示期望函数，P_r 和 P_z 分别是真实图像和噪声图像分布，生成器 G 将噪声图像分布 P_z 中的采样值 z 映射到生成图像分布 P_g 中的采样值。在训练过程中，生成器 G 尽可能生成逼真的图片或样本，以欺骗判别器 D，而判别器 D 的目的是尽可能可靠地识别伪造图像和真实图像。因此，G 和 D 的相互作用是一个动态的对抗过程。GAN 中每一个生成器和判别器都试图击败对方，通过竞争的方式同时进行优化训练。

Wolterink 等首次将 GAN 应用于 3D 低剂量心脏 CT 去噪 (Wolterink et al.，2017)。采用七个卷积层的 CNN 作为生成器对正常剂量 CT 图像进行预测。使用由九个卷积层和一个全连接层组成的判别器来辅助提高网络性能。Wolterink 等提出的方法有两个主要不足。首先，GAN 在训练过程中调参十分困难，通过损失函数值无法得知模型的收敛情况；其次，采用逐像素求均方误差 (MSE) 的损失函数策略容易产生过平滑和特征模糊，这是由于 D 为固定生成器 G 的最优判别器，因此生成器的最优化相当于最小化 P_r 和 P_g 之间的 Jensen-Shannon (JS) 散度，这有可能导致生成器梯度消失。

为了解决这两个问题，Arjovsky 等于 2017 年提出将 JS 散度替换为 Wasserstein 距离 (Arjovsky et al.，2017)，构造了一种新的 GAN 网络，即 WGAN。Wasserstein 距离又叫 Earth-Mover (EM) 距离，定义如下

$$W(P_r, P_g) = \inf_{\gamma \sim \Pi(P_r, P_g)} E_{(x,y) \sim \gamma} \left[\|x - y\| \right] \tag{11.2.5}$$

其中，$\Pi(P_r, P_g)$ 表示 P_r 和 P_g 所有可能的联合分布的集合，对于每一个可能的联合分布 γ，可以从中采样得到一个真实样本 x 和一个生成样本 y，从而可以得到该联合分布 γ 下样本对距离的期望值 $E_{(x,y) \sim \gamma} \left[\|x - y\| \right]$，inf 表示下界值。在某些松弛假设下，Wasserstein 距离在任何位置都是连续可微的，而 KL 散度以及 JS 散度不一定成立。最后，我们可以构造一个含参数 ω、最后一层不是非线性激活层的判别器网络 $f_\omega(x)$，在限制 ω 不超过某个范围的条件下，分别得到生成器和判别器的损失函数 L_G，L_D 分别为

$$\begin{aligned} L_G &= -E_{x \sim P_g} \left[f_\omega(x) \right] \\ L_D &= E_{x \sim P_g} \left[f_\omega(x) \right] - E_{x \sim P_r} \left[f_\omega(x) \right] \end{aligned} \tag{11.2.6}$$

生成器与判别器的损失函数可以指示训练进程，其数值越小，表示真实分布与生成分布的 Wasserstein 距离越小，GAN 训练得越好。

2. WGAN-VGG 方法

Yang 等 (2018) 用基于 Wasserstein 距离的 WGAN 取代了 GAN，并通过 VGG 网络引入感知损失 (perceptual loss) 函数，以解决图像结构模糊的问题。在 WGAN 的损失函数中，引入感知损失是十分重要的。其原因有两个：第一，在人类视觉系统 (human visual system, HVS) 中，物体的特征是人类视觉感知的基本元素，人们是在结构上对物体进行比较，而不是在像素值上进行比较。基于这一观点，采用预训练好的 VGG 网络 (Simonyan et al.，2014) 来衡量特征空间中的差异，以模拟 HVS 原理。第二，低剂量 CT 图像可以近似看作分布在低维流形

上，因此，逐像素 MSE 只能衡量欧几里得空间中的表面差异，这与 HVS 感知方式不一致，可能导致生成图像中产生伪影。而在被转换到特征空间后，低剂量 CT 图像被投影到特定的流形上，从而很容易计算出测地距离，以比较图像与其内在结构的关系。因此，感知损失的引入可以提高 WGAN 在图像细节结构上的恢复能力。WGAN-VGG 的体系结构如图 11.2.3 所示。

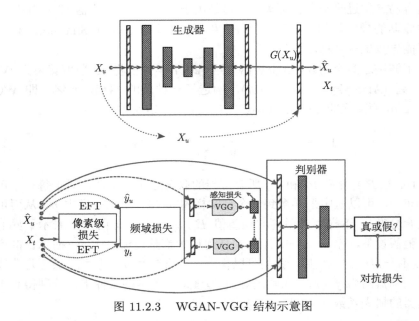

图 11.2.3　WGAN-VGG 结构示意图

上图为生成器的网络架构，下图为判别器的网络架构，总损失函数包含生成损失、判别损失以及感知损失

　　虽然 VGG 网络的最后三个全连接层被丢弃，但前 16 个 CNN 层被保留为特征提取层。使用 ImageNet 中的自然图像对 VGG 网络进行预训练，并计算特征空间中的欧几里得距离作为感知损失。在图 11.2.4 中，可以观察到 WGAN-VGG 的生成区域与原始正常剂量 CT 图像具有更高的相似度。

　　WGAN 中 Wasserstein 距离将生成器与判别器之间的博弈转化为一个最小化问题，即最小化生成图像与真实图像之间的距离，有效地解决了 GAN 训练不稳定、图像特征模糊等问题，在图像重建问题中能够生成和恢复退化的结构，从而在低剂量 CT 重建、超分辨率等问题中具有一定的应用价值。然而，WGAN 在处理 Lipschitz 限制条件时直接采用了权重截断的方法，以限制模型参数在一个范围之内，超出这个范围的参数设定为常量，随着网络层数加深可能会出现梯度消失和梯度爆炸的现象。因此，Gulrajani 等 (2017) 将 WGAN 进一步与梯度惩罚损失相结合，得到改进的 WGAN-GP，以加速网络的收敛。上述改进使得 WGAN

在训练过程中更加稳定，同时也产生了更高质量的生成图像。

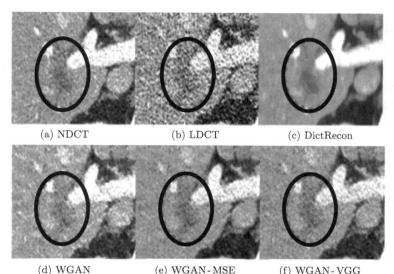

(a) NDCT   (b) LDCT   (c) DictRecon

(d) WGAN   (e) WGAN-MSE   (f) WGAN-VGG

图 11.2.4　不同方法对病变区域 (椭圆形标记区域) 的重建结果，包括 DictRecon，WGAN 和 WGAN-MSE (在 WGAN 框架中有 MSE 损失)

11.3　直接投影深度学习重建方法

　　基于图像域后处理的方法是一种比较实用的图像重建方法，然而未将观测到的投影数据信息充分利用。直接投影深度学习重建方法是一种将深度学习应用于 CT 图像重建的新兴方法，其基本思想是利用深度学习网络直接学习反投影这一物理过程，具备直接、准确等优势。本小节介绍具有代表性意义的直接投影深度学习重建方法，基于流形近似的自动变换方法。

11.3.1　基于流形近似的自动变换

　　2018 年，Zhu 等在 *Nature* 期刊上提出了一种统一的图像重建框架——基于流形近似的自动变换网络 (automated transform by manifold approximation, AUTOMAP)(Zhu et al.，2018)，它将图像重建作为一种数据驱动的监督学习任务，通过训练构建好的数据集，学习多模态数据的投影域和图像域之间的映射关系，从而实现较少采样、快速变换和高分辨图像重建。

　　经典方法利用已知先验信息的正则变换来建立神经网络模型，或者在神经网络处理之前执行显式变换，用于减少图像伪影。这些处理方式可能包括各种离散变换 (例如傅里叶变换、希尔伯特变换或拉东变换、数据插值技术、非线性优化和各种滤波机制)。受感知学习的启发，AUTOMAP 用一个统一的图像重建框架代替这种方法，该框架能够在没有先验知识的情况下学习投影域和图像域之间的重建关系。如图 11.3.1(a) 所示，AUTOMAP 的所有重建任务均采用相同的网络架构和超参数，只有训练数据在网络输入和输出端不同，并且为了学习特定编码采集的某一新重建模态，只需使用编码前向模型生成训练数据集。AUTOMAP 用单一网络表示各种复杂变换函数的能力是基于非线性多层感知机固有的数据泛化特性。因此，AUTOMAP 可被广泛应用于多模态的 MRI、CT、超声以及无线电成像等。

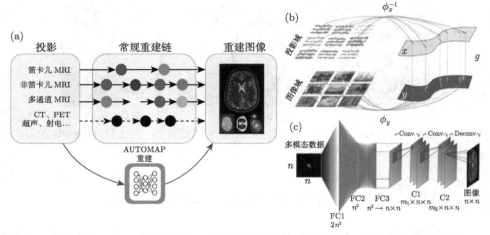

图 11.3.1　　AUTOMAP 图像重建框架

在训练过程中，AUTOMAP 通过学习两个域中数据的隐式特征，从而实现投影域和图像域之间的映射。如图 11.3.1(b) 所示，观测数据经过一定的编码，在变换域的低维数据流形中实现 $x \to y$ 的映射，再经过图像域解码得到多模态的重建图像。

11.3.2　AUTOMAP 基本结构

AUTOMAP 的网络结构采用由全连接层和稀疏卷积自编码器组成的深度神经网络前馈架构，如图 11.3.1(c) 所示。全连接层近似从投影域到图像域的映射。卷积层从数据中提取高维特征，使得图像在卷积特征空间中可以稀疏表示。其中，全连接层 (FC1∼FC3) 采用 Tanh 激活函数，后接具有非线性 ReLU 激活函数的卷积层构成卷积自编码器。该网络在 C1 和 C2 处分别包含 m_1 和 m_2 个卷积特征图。卷积和反卷积操作分别标记为 Conv 和 Deconv。输入到网络的数据维度为 $n \times n$。最终，通过设计的 AUTOMAP 重建网络可以很好地整合复杂的常规重建过程，并实现更高精度的重建。这种新的重建范式将有助于跨成像模态开发，优化新类别数据的采集策略，能够在没有先验知识的情况下学习任意编码方案的重建。

AUTOMAP 为经典的图像重建方法提供了一种新的范例，能够进一步减少噪声和数据欠采样所造成的伪影，提高重建精度。然而，由于 AUTOMAP 使用了三个全连接层，这具有参数量大、实现困难等问题。为了解决该问题，Li 等 (2019) 构建了一个网络来仿真 FBP 重建的核心过程，并将 AUTOMAP 的复杂度进行了有效降低。Xie 等 (2019) 仅使用 ImageNet 数据集上的样本训练网络，进一步降低了复杂性，并采用了迁移学习技术。这些策略可以有效地提升网络学习的效率。

11.4　迭代与深度学习融合方法

图像后处理方法并不符合 CT 的物理成像过程。由于前端的 FBP 解析在欠采样低剂量条件下会引入误差，图像后处理方法只能在图像域修正误差，重建效果有限。直接投影深度学习成像方法虽然符合物理成像过程，但是该方法利用神经网络直接学习这一过程，存在学习难度大和参数多的问题，可能导致模型输出结果的可靠性不足。图像后处理方法和直接投影深度学习成像方法都只利用数据驱动技术对成像结果进行改善，容易受到噪声的干扰导致重建结果不够稳定。基于迭代与深度学习融合的方法能够发挥深度学习技术的优势构建高效的非线性重建模型，并且迭代可以降低学习难度，同时在迭代过程中利用观测到的投影数据对结果不断优化进行误差修正，取得更好的重建效果。该方法可以根据实际需求和数据集进行不断的优化和改进，适应不同的应用场景和数据类型，具有更好的可扩展性。

综合来看，基于迭代与深度学习融合的方法具有更好的效果和应用价值，正逐渐成为图像重建领域的主流技术之一。本节介绍具有代表性意义的迭代与深度学习融合方法，基于可训练参数的 3pADMM (He et al., 2018) 以及基于原始对偶最优化框架的学习原始对偶方法 (Adler et al.，2018)。

11.4.1　参数化即插即用 ADMM

CT 成像中通用的双域优化问题表示如下

$$\min_{x,y} \quad \frac{1}{2}\|\hat{y}-y\|_{\Sigma_y^{-1}}^2 + \frac{1}{2}\|Ax-y\|_{\Sigma_x^{-1}}^2 + \lambda R_y(y) + \gamma R_x(x) \tag{11.4.1}$$

其中，$\hat{y}$ 表示真实观测数据，y 代表需要恢复的观测数据，x 表示要重建的图像，A 是系统矩阵，Σ_y^{-1} 和 Σ_x^{-1} 分别是投影和图像数据的两个对角加权矩阵，λ 和 γ

分别是 R_y 和 R_x 的两个正则化参数。ADMM 可用于求解方程公式 (11.4.1)，通过引入辅助变量 z，公式 (11.4.1) 可转化为以下优化问题：

$$L(x,y,z,\alpha) = \frac{1}{2}\|\hat{y}-y\|_{\Sigma_y^{-1}}^2 + \frac{1}{2}\|Ax-y\|_{\Sigma_x^{-1}}^2 + \lambda R_y(y) + \gamma R_x(z)$$
$$+ \langle \alpha, x-z \rangle + \frac{\rho}{2}\|x-z\|_2^2 \tag{11.4.2}$$

其中 α 是拉格朗日乘子，ρ 是惩罚参数。设 $\beta = \alpha/\rho$，公式 (11.4.2) 可通过公式 (11.4.3) 求解四个子问题：

$$\begin{cases} y^{(n)} = \left[I - l_{ry}\left(\Sigma_y^{-1}-\Sigma_x^{-1}\right)\right]y^{(n-1)} + l_{ry}\left(\Sigma_y^{-1}\hat{y} + \Sigma_x^{-1}Ax^{(n-1)}\right) \\ \qquad - \lambda\nabla R_y(y^{(n-1)}) \\ x^{(n)} = (1-l_{rx}\rho)x^{(n-1)} + l_{rx}\rho(z^{(n-1)}-\beta^{(n-1)}) \\ \qquad - l_{rx}A^{\mathrm{T}}\Sigma_x^{-1}(Ax^{(n-1)}-y^{(n)}) \\ z^{(n)} = (1-l_{rz}\rho)z^{(n-1)} + l_{rz}\rho(x^{(n)}+\beta^{(n-1)}) - \gamma\nabla R_x(z^{(n-1)}) \\ \beta^{(n)} = \beta^{(n-1)} + \eta(x^{(n)}-z^{(n)}) \end{cases} \tag{11.4.3}$$

其中，I 表示单位矩阵，上标 T 表示转置运算，l_{rx}，l_{ry} 和 l_{rz} 是步长，η 表示更新率，∇ 是梯度算子。可以发现公式 (11.4.3) 中需要手动选择的参数太多。

为了解决基于模型的迭代重建方法中出现的两个主要问题 (即适当的先验假设和自适应参数优化)，2018 年马建华团队提出了一种参数化即插即用 ADMM (parameterized plug-and-play ADMM, 3pADMM)(He et al., 2018)，该方法对基于模型的 ADMM 迭代公式 (11.4.3) 进行了如下修改：第一，在每次迭代中允许通用参数不一样，以提高重建质量。第二，由于正则化项 R_x 的选取比较灵活，因此使用图 11.4.1 中所示的结构来表示相应的梯度 ∇R_x。此外，为了减少网络参数数量并确保仅产生一个残差图像，第一层 "Conv+BN+ReLU" 包含大小为 $w_f \times w_f$ 的 L 个滤波器，而第二层仅包含一个滤波器。第三，利用二次惩罚约束 y 以简化问题，即 $R_y = \frac{1}{2}\sum_j \sum_{m\in N_j} \omega_{jm}(y_j-y_m)^2$。然后，$\nabla R_y = y - Dy$，其中 D 表示对应于权重 ω 的滤波操作。通过这些修改，3pADMM 求解子问题如下

$$
\begin{cases}
y^{(n)} = \left(I - \tilde{\Sigma}_y^{(n)} - \tilde{\Sigma}_x^{(n)} - \lambda^{(n)} I \right) y^{(n-1)} \\
\qquad + \tilde{\Sigma}_y^{(n)} \hat{y} + \tilde{\Sigma}_x^{(n)} A x^{(n-1)} + \tilde{\lambda}^{(n)} D y^{(n-1)} \\
x^{(n)} = (1 - \theta^{(n)}) x^{(n-1)} + \theta^{(n)} (z^{(n-1)} - \beta^{(n-1)}) - A^{\mathrm{T}} \tilde{\Sigma}_x^{(n)} (A x^{(n-1)} - y^{(n)}) \\
z^{(n)} = (1 - \tilde{\theta}^{(n)}) z^{(n-1)} + \tilde{\theta}^{(n)} (x^{(n)} + \beta^{(n-1)}) - \tilde{\gamma}^{(n)} \mathrm{Res}^{(n)}(z^{(n-1)}) \\
\beta^{(n)} = \beta^{(n-1)} + \tilde{\eta}^{(n)} (x^{(n)} - z^{(n)})
\end{cases}
$$

$$(11.4.4)$$

3pADMM 可以展开为深度重建神经网络，该网络包括四个基本块。总体架构如图 11.4.2 所示。3pADMM 的参数可以通过最小化重建的 CT 图像和高质量参考图像之间的 MSE 来优化。

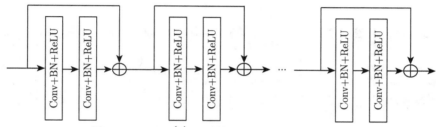

图 11.4.1 $\mathrm{Res}^{(n)}(\cdot)$ 结构 (其包含多个残差单元)

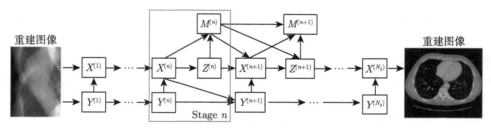

图 11.4.2 3pADMM 网络总体架构

3pADMM 模型使用的初始化和优化过程与通用惩罚加权最小二乘 (penalized weighted least square, PWLS) 模型使用的初始化和优化过程相同。其中，单域通用 PWLS 模型的 3pADMM 用 3pADMM[1] 表示，双域通用 PWLS 模型的 3pADMM 用 3pADMM[2] 表示。图 11.4.3 显示了一个病例在不同方法下的腹部 CT 图像，该病例是用 7 种不同的方法从 20mAs 的模拟投影数据重建的。可以观察到 FBP 重建的图像被噪声引起的伪影严重破坏，并且肝脏中的大多数细节被该图像中的噪声遮蔽。在 PWLS-TV (Sidky et al.，2008)、KSAE (Wu et al.，2017) 和 ADMM-Net (Sun et al.，2016) 方法重建的图像中，噪声得到了一定程

度的抑制，但肝脏中的细节仍然难以识别。相比之下，RED-CNN (Chen H et al.,
2017) 和 3pADMM 不仅在降噪方面产生了理想的结果，而且能够较好地重建细
节信息。为了更好地展示 3pADMM 的优越性，在图的右下角放大显示了病变区
域。如黄色箭头所示，可以观察到 RED-CNN 和 3pADMM^1 的结果比较模糊，而
3pADMM^2 可以清晰地重建病变区域。

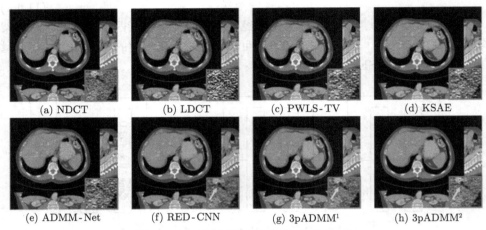

图 11.4.3　不同方法重建的腹部 CT 图像

　　3pADMM 通过对大量有标签的图像进行训练，同时解决先验知识设计和自
适应参数选择的问题。在临床数据的实验中，定性和定量结果都证明了该方法在
低剂量 CT 去噪方面的有效性。但是，3pADMM 也有潜在的局限性，比如过分
依赖数据集和人工选择残差 CNN 模块引入的额外参数。首先，3pADMM 根据不
同的临床要求，选择特定的训练数据集以提高诊断性能；其次，残差 CNN 模块
的深度、滤波器数量和迭代次数都与数据噪声统计高度相关，需要人工设置这些
参数。因此，如何解决 3pADMM 的局限性以提升方法的鲁棒性和重建质量是进
一步研究的方向。

11.4.2　基于学习的原始对偶方法

　　基于正则化信号恢复的通用目标函数可以表示为

$$\underset{x}{\arg\min}\, E(x) \approx \underset{x}{\arg\min}[L(T(X), y) + \lambda R(x)] \tag{11.4.5}$$

其中 T 是前向算子，其等价于 CT 成像中的系数矩阵 A。L 和 R 可以分别看作
是数据保真项和正则项。假设公式 (11.4.5) 的正则项是可微且凸的情况，可以应

用梯度下降方法来找到公式 (11.4.5) 的最小值：

$$x_k = x_{k-1} - \sigma(\nabla L[T(\cdot), y](x_{k-1}) + \lambda \nabla R(x_{k-1})) \tag{11.4.6}$$

其中 σ 是步长。通过引入参数化更新算子 Λ_Θ 和保存早期迭代信息的记忆项 s，公式 (11.4.6) 可以转换为以下两个步骤：

$$\begin{cases} (s_k, \Delta x_k) \leftarrow \Lambda_\Theta(x_{k-1}, s_{k-1}, \nabla L[T(\cdot), y](x_{k-1}) + \lambda \nabla R(x_{k-1})) \\ x_k \leftarrow x_{k-1} + \Delta x_k \end{cases} \tag{11.4.7}$$

其中 Λ_Θ 为训练的三层 CNN，这被称为基于学习的部分梯度下降 (learned partial gradient decent, LPGD) 方法。该方法可以使用任何形式的 L，T 和 R，显示其灵活性。需要注意的是，LPGD 假设公式 (11.4.5) 的正则项是可微的，这一条件并不能总是得到满足。

为了解决这个问题，Adler 等 (2018) 采用了原对偶混合梯度 (primal-dual hybrid gradient, PDHG) 算法 (Chambolle et al.，2011) 进行非光滑凸优化。给出公式 (11.4.5) 更通用的版本：

$$\arg\min_x E(x) \approx \arg\min_x [F(J(x)) + G(x)] \tag{11.4.8}$$

其中 J 代表变换操作，F 和 G 分别是对偶/原始空间上的函数。可以通过迭代执行公式 (11.4.9) 来求解公式 (11.4.8)：

$$\begin{aligned} h_{k+1} &\leftarrow \mathrm{prox}_{\sigma F^*}(h_k + \sigma J(\bar{x}_k)) \\ x_{k+1} &\leftarrow \mathrm{prox}_{\tau G}(x_k - \tau[\partial J(x_k)]^*(h_{k+1})) \\ \bar{x}_{k+1} &\leftarrow x_{k+1} + \gamma(x_{k+1} - x_k) \end{aligned} \tag{11.4.9}$$

其中，h 是对偶变量，F^* 是 F 的 Fenchel 共轭，$[\partial J(x_k)]^*$ 是 J 在 x_k 点的导数的伴随。在 CT 成像中，映射函数 J 及其导数的伴随通常是投影和反投影。近端算子 prox 可以被其他算子取代，如非局部均值方法。

要将 PDHG 展开为神经网络，需要指定迭代次数。在每次迭代中，原始空间和对偶空间的近端算子被几个卷积层取代。在网络训练过程中，也可以学习到 σ，τ 和 γ 参数。基于学习的 PDHG 比传统方法具有更好的性能，但仍有改进的潜力。

(1) 原始空间和对偶空间可以使用来自先前迭代 (记忆) 的信息进行扩展，以提高每次迭代的效率 (Adler et al.，2017)。然后，原始变量和对偶变量分别更新为 $x = [x^{(1)}, x^{(2)}, \cdots, x^{(N_{\mathrm{primal}})}]$ 和 $h = [h^{(1)}, h^{(2)}, \cdots, h^{(N_{\mathrm{dual}})}]$。

(2) 不更新固定形式的变量 $h_k + \sigma J(\bar{x}_k)$，而是让神经网络学习如何通过训练将 h_k 和 $J(\bar{x}_k)$ 组合起来。

(3) 可以允许神经网络为前向算子找到更合适的点，而不是对过松弛 $\bar{x}_{k+1} = x_{k+1} + \gamma(x_{k+1} - x_k)$ 进行硬编码。

(4) 让每次迭代中的近端算子不同，这增加了参数的数量，但显著提高了重建质量。

根据上述基于学习 PDHG 的局限性，Adler 等 (2018) 提出了更理想的基于学习的原始对偶方法，如算法 1 所示，其中 θ_k^d 和 θ_k^p 是在第 k 次迭代中网络学习获得的参数。

算法 1　基于学习的原始对偶方法

初始化：x_0, h_0
For $k = 1, 2, \cdots, N$ **do**
　　$h_k = \Gamma_{\theta_k^d}(h_{k-1}, J(x_{k-1}^{(2)}), y)$
　　$x_k = \Lambda_{\theta_k^p}(x_{k-1}, [\partial J(x_{k-1}^{(1)})]^*(h_k^{(1)}))$
End for
输出 $x_N^{(1)}$

图 11.4.4(a) 显示了基于学习的原始对偶方法使用 CNN 作为投影算子的投影梯度下降 (projected gradient descent, PGD) 的框图，其中 E 是数据保真项，γ 是步长。图 11.4.4(b) 显示了一种松弛的 PGD 来改进 PGD，以保持重建图像和测量数据之间的一致性。此外，基于学习的原始对偶方法还提出了一种混合重

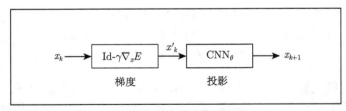

(a) 使用 CNN 作为投影算子

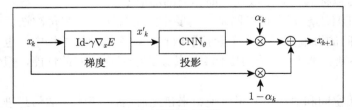

(b) 松弛投影梯度下降

图 11.4.4　投影梯度下降方法

建框架，将基于模型的稀疏正则化与数据驱动的深度学习相结合。并且，使用剪切变换实现可见和不可见部分的分解。其中，使用 U-Net 来推断不可见部分，并采用传统的基于正则化的模型来恢复可见部分。

基于学习的原始对偶方法在人体模型上进行了实验研究。图 11.4.5 显示了不同方法的重建图像，可以观察到基于学习的原始对偶方法能较好恢复图像细节。而其他方法的左边放大区域的真实特征与相同大小/对比度的其他虚假特征无法区分开，右边放大区域存在条纹伪影。

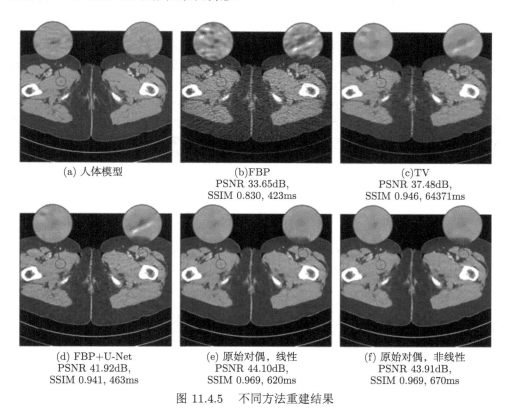

(a) 人体模型

(b)FBP
PSNR 33.65dB,
SSIM 0.830, 423ms

(c)TV
PSNR 37.48dB,
SSIM 0.946, 64371ms

(d) FBP+U-Net
PSNR 41.92dB,
SSIM 0.941, 463ms

(e) 原始对偶，线性
PSNR 44.10dB,
SSIM 0.969, 620ms

(f) 原始对偶，非线性
PSNR 43.91dB,
SSIM 0.969, 670ms

图 11.4.5 不同方法重建结果

基于学习的原始对偶方法的灵感来自 PDHG 方法，不同之处在于该方法用学习算子代替了近端算子。在人体模型实验中，该方法能够重建比其他对比方法更精细的细节结构，提供较优的重建质量。然而，基于学习的原始对偶方法使用的网络结构是常见的 CNN，通过为学习的近端算子选择更优的网络结构以及进行大量实验来选取经验参数，以进一步提升重建精度是十分重要的。

11.5　本章小结

在 CT 图像重建问题中，相关深度学习算法在诸多问题的解决中取得了积极进展。本章主要介绍了基于深度学习技术的图像域后处理方法、直接投影重建方法和迭代与深度网络融合的方法，阐述了这些方法的基本思想、主要技术和部分验证结果。本章内容部分材料参考了文献 (Wang G et al., 2019)。

基于深度学习技术的图像重建方法仍然需要开展进一步的研究，包括但不限于以下方面。

(1) 半监督或无监督重建：目前大多数深度学习方法是基于带标签的有监督重建，而实际中标签数据集的获取和构建较为困难，如何实现快速、半监督或无监督 CT 重建是一个需要研究的重要问题。

(2) 深度模型可解释性：目前深度网络模型的设计依赖经验性，缺乏严格的理论基础作为指导，探索深度学习在 CT 图像重建问题中的建模机理，研究相关模型和结构的理论性质，有利于保证模型应用的稳定性和可靠性。

参 考 文 献

包尚联. 2004. 现代医学影像物理学 [M]. 北京: 北京大学医学出版社.

陈明. 2008. 工业 CT 视野拓展方法及图像伪影校正研究 [D]. 北京: 首都师范大学.

陈明, 张慧淘, 陈德峰, 等. 2009. 转台单侧多次偏置的旋转扫描模式的重建算法 [J]. 无损检测, 31(1): 29-34.

傅健, 路宏年. 2003. 扇束 X 射线 ICT 偏置扫描方式及其重构算法 [J]. 光学技术, 29(1): 115-118.

高河伟, 张丽, 陈志强, 等. 2006. 有限角度 CT 图像重建算法综述 [J]. CT 理论与应用研究, 15(1): 46-50.

龚磊, 傅健, 路宏年, 等. 2006. 锥束射线 RT 扫描大视场三维 CT 成像方法研究 [J]. 光学技术, 32(4): 567-570.

韩玉, 闫镔, 宇超群, 等. 2012. 锥束 CT FDK 重建算法的 GPU 并行实现 [J]. 计算机应用, 32(5): 1407-1410.

焦李成, 杨淑媛, 刘芳, 等. 2011. 压缩感知回顾与展望 [J]. 电子学报, 39(7): 1651-1662.

李亮, 陈志强, 康克军, 等. 2009. 感兴趣区域 CT 图像重建方法及模拟实验 [J]. CT 理论与应用研究, 18(1): 1-7.

李忠华, 周付根, 白相志. 2011. 一种基于 GPU 的体积 CT 快速重建算法 [J]. 生物医学工程学杂志, 28(2): 238-242.

刘继军. 2005. 不适定问题的正则化方法及应用 [M]. 北京: 科学出版社.

汪先超, 闫镔, 刘宏奎, 等, 2013. 一种圆轨迹锥束 CT 中截断投影数据的高效重建算法 [J]. 物理学报, 62(9): 501-507.

王珏, 曹思远, 邹永宁. 2010. 利用 CUDA 技术实现锥束 CT 图像快速重建 [J]. 核电子学与探测技术, 30(3): 315-320.

王林元, 李磊, 闫镔, 等. 2009. 稀疏信号恢复理论在 CT 图像重建中的应用 [J]. CT 理论与应用研究, 18(3): 22-29.

文再文, 印卧涛, 刘歆, 等. 2012. 压缩感知和稀疏优化简介 [J]. 运筹学学报, 16(3): 49-64.

肖庭延, 于慎根, 王彦飞. 2003. 反问题的数值解法 [M]. 北京: 科学出版社.

曾更生. 2010. 医学图像重建 [M]. 北京: 高等教育出版社.

张朝宗, 郭志平, 张朋, 等. 2009. 工业 CT 技术和原理 [M]. 北京: 科学出版社.

张舒, 褚艳利, 赵开勇, 等. 2009. GPU 高性能运算之 CUDA [M]. 北京: 中国水利水电出版社.

庄天戈. 1992. CT 原理与算法 [M]. 上海: 上海交通大学出版社.

Adler J, Öktem O. 2017. Solving ill-posed inverse problems using iterative deep neural networks[J]. Inverse Problems, 33(12): 124007.

Adler J, Öktem O. 2018. Learned primal-dual reconstruction[J]. IEEE Transactions on Medical Imaging, 37(6): 1322-1332.

Alvarez R E, Macovski A. 1976. Energy-selective reconstructions in X-ray computerised tomography[J]. Phys. Med. Biol., 21(5):733-744. https://doi.org/10.1088/0031-9155/21/5/002.

Andersen A H. 1989. Algebraic reconstruction in CT from limited views [J]. IEEE Transactions on Medical Imaging, 8: 50-55.

Andersen A H, Kak A C. 1984. Simultaneous algebraic reconstruction technique (SART): A superior implementation of the ART algorithm[J]. Ultrasonic Imaging, 6: 81-94.

Arjovsky M, Chintala S, Bottou L. 2017. Wasserstein GAN [J]. arXiv:1701.07875. http://arxiv.org/abs/1701.07875.

Artzy E, Elfving T, Herman G T. 1979. Quadratic optimization for image reconstruction [J]. Computer Graphics & Image Processing, 11(3): 242-261.

Barrett H H, Wilson D W, Tsui B M W. 1994. Noise properties of the EM algorithm [J]. Phys Med Biol, 39: 833-846.

Beck A, Teboulle M. 2009. A fast iterative shrinkage-thresholding algorithm for linear inverse problems [J]. SIAM Journal on Imaging Sciences, 2(1): 183-202.

Becker S, Bobin J, Candès E J. 2011. NESTA: A fast and accurate first-order method for sparse recovery [J]. SIAM Journal on Imaging Sciences, 4(1): 1-39.

Blanchard J D, Cartis C, Tanner J. 2009. Decay properties of restricted isometry constants [J]. IEEE Signal Proc. Letters, 16(7): 572-575.

Bojarski N. 1982. Inverse black body radiation [J]. IEEE Trans. Antennas and Propagation, 30(4): 778-780.

Bracewell R N. 1986. The Fourier Transform and its Applications [M]. New York: McGraw-Hill College.

Browne M W. 1992. Circumplex models for correlation matrices[J]. Psychometrika，57(4): 469-497.

Bruckner G. 1995. On the regularization of the ill-posed logarithmic kernel integral equation of the first kind [J]. Inverse Problems, 11: 65-77.

Bruckner G, Pereverzev S V. 2003. Self-regularization of projection methods with a-posteriori discretization level choice for severely ill-posed problems [J]. Inverse Problems, 19(1): 147-156.

Candès E J. 2012. l_1-magic. http://www.acm.caltech.edu/l1magic/.

Candès E J. 2008. The restricted isometry property and its implications for compressed sensing [J]. Comptes Rendus Mathématique, 346(9/10): 589-592.

Candès E J, Romberg J, Tao T. 2006a. Robust uncertainty principles: Exact signal reconstruction from highly incomplete frequency information [J]. IEEE Transactions on Information Theory, 52(2): 489-509.

Candès E J, Romberg J, Tao T. 2006b. Stable signal recovery from incomplete and inaccurate measurements [J]. Commun. Pure Appl. Math, 59(8): 1207-1306.

Candès E J, Tao T. 2005. Decoding by linear programming [J]. IEEE Transactions on Information Theory, 51(12): 4203-4215.

Candès E J, Wakin M B. 2008. People hearing without listening: An introduction to compressive sampling [J]. IEEE Signal Processing Magazine, 25(2): 21-30.

Chambolle A, Pock T. 2011. A first-order primal-dual algorithm for convex problems with applications to imaging[J]. Journal of Mathematical Imaging and Vision, 2011, 40(1): 120-145.

Chartrand R. 2007. Exact reconstruction of sparse signals via nonconvex minimization [J]. IEEE Signal Process Lett, 14(10): 707-710.

Chen B, Zhang Z, Sidky E Y, et al. 2017. Image reconstruction and scan configurations enabled by optimization-based algorithms in multispectral CT[J]. Phys. Med. Biol., 62(22): 8763-8793.

Chen B, Zhang Z, Xia D, et al. 2021. Non-convex primal-dual algorithm for image reconstruction in spectral CT[J]. Comput. Med. Imaging Graphics, 87: 101821 https://doi.org/10.1016/j.compmedimag.2020.101821.

Chen G, Teboulle M. 1994. A proximal-based decomposition method for convex minimization problems [J]. Mathematical Programming, 64(1-3): 81-101.

Chen G H, Tang J, Leng S, 2008. Prior image constrained compressed sensing (PICCS): A method to accurately reconstruct dynamic CT images from highly undersampled projection data sets [J]. Med. Phys., 35(2): 660-663.

Chen G H. 2003. A new framework of image reconstruction from fan beam projections [J]. Med Phys, 30:1151-1161.

Chen H, Zhang Y, Kalra M K, et al. 2017. Low-dose CT with a residual encoder-decoder convolutional neural network[J]. IEEE Transactions on Medical Imaging, 36(12): 2524-2535.

Chen M, Zhang H T, Zhang P. 2008. BPF-based reconstruction algorithm for multiple rotation-translation scan mode [J]. Progress in Natural Science, 18: 209-216.

Cheng W, Wang Y, Chi Y, et al. 2019. Learned full-sampling reconstruction[C]. International Conference on Medical Image Computing and Computer Assisted Intervention, 2019, Shenzhen, China, pp. 375-384.

Clack R, Defrise M. 1994. A. Cone-beam reconstruction by the use of Radon transform intermediate functions [J]. Journal of Optical Society America, 11(2): 580-585.

Cormack A M. 1963. Representation of a function by its line integrals with some radiological applications [J]. Journal of Applied Physics, 34(9): 2722-2727.

Crawford C R, King K F. 1993. Method for fan beam helical scanning using rebinning [P]. The United States Patent, NO. 5216601.

Crawford C R. 1991. Method for reducing skew image artifacts in helical projection imaging [P]. The United States Patent, NO. 5046003.

Danielsson P E, Edholm P, Eriksson J, et al. 1997. Towards exact 3D-reconstruction for helical cone-beam scanning of long objects. A new detector arrangement and a new completeness condition [C]. Proc. Int. Meet. on Fully Three-Dimensional Image Reconstruction in Radiology and Nuclear Medicine (Pittsburgh), 141-144.

de Pierro A R. 1995. A modified expectation maximization algorithm for penalized likelihood estimation in emission tomography[J]. IEEE Transactions on Medical Imaging, 14(1): 132-137. https://doi.org/10.1109/42.370409.

Deans S R. 1983. The Radon Transform and Some of its Applications [M]. New York: John Wiley & Sons.

Defrise M, Clack R. 1994. A cone-beam reconstruction algorithm using shift-variant filtering and cone-beam backprojection [J]. IEEE Transactions on Medical Imaging, 13(1): 186-195.

Defrise M, Noo F, Clackdoyle R, et al. 2006. Truncated Hilbert transform and image reconstruction from limited tomographic data [J]. Inverse Problems, 22(3): 1037-1053.

Defrise M, Noo F, Kudo H. 2000. A solution to the long-object problem in helical cone-beam tomography [J]. Phys. Med. Biol., 45(3): 623-643.

Dempster A P, Laird N M, Rubin D B. 1977. Maximum likelihood from incomplete data via the EM algorithm [J]. Journal of the Royal Statistical Society. Series B (Methodological): 1-38.

Dennerlein F, Noo F, Hornegger J, et al. 2007. Fan-beam filtered-backprojection reconstruction without backprojection weight [J]. Phys. Med. Biol., 52: 3227-3240.

Dong B, Li J, Shen Z. 2013. X-ray CT image reconstruction via wavelet frame based regularization and Radon domain inpainting[J]. Journal of Scientific Computing, 54(2-3): 333-349.

Donoho D L, Elad M. 2003. Optimally sparse representation in general (nonorthogonal) dictionaries via l_1 minimization [C]. Proc. Nat. Aca. Sci., 100(5): 2197-2202.

Donoho D L. 2006a. Compressed sensing [J]. IEEE Transactions on Information Theory, 52(4): 1289-1306.

Donoho D L. 2006b. For most large underdetermined systems of linear equations, the minimal l_1 norm solution is also the sparsest solution [J]. Communications on Pure and Applied Mathematics, 59(6): 797-829.

Ducros N, Abascal J F, Sixou B, et al. 2017. Regularization of nonlinear decomposition of spectral X-ray projection images[J]. Medical Physics, 44(9): E174-E187. https://doi.org/10.1002/mp.12283.

Eckstein J, Fukushima M. 1994. Some reformulations and applications of the alternating direction method of multipliers [J]. Large Scale Optimization: State of the Art, 115-134.

Faridani A, Ritman E L, Smith K T, 1992. Local tomography [J]. SIAM Appl. Math., 52: 459-484.

Feldkamp L A, Davis L C, Kress J W. 1984. Practical cone-beam algorithm [J]. J. Opt. Soc. Am., 1(A): 612-619.

Figueiredo M, Nowak R, Wright S. 2007. Gradient projection for sparse reconstruction: application to compressed sensing and other inverse problems [J]. IEEE Journal of Selected Topics in Signal Processing, 1(4): 586-597.

Gabay D, Mercier B. 1976. A dual algorithm for the solution of nonlinear variational problems via finite element approximation [J]. Computers and Mathematics with Applications, 2(1): 17-40.

Gao H, Zhang L, Chen Z, et al. 2006. An extrapolation method for image reconstruction from a straight-line trajectory[C]. IEEE Nuclear Science Symposium Conference Record, 4: 2304-2308.

Goodfellow I J, Pouget-Abadie J, Mirza M, et al. 2014. Generative adversarial networks[EB/OL]. arXiv:1406.2661. http://arxiv.org/abs/1406.2661.

Gordon R, Bender R, Herman G T. 1970. Algebraic reconstruction techniques (ART) for three-dimensional electron microscopy and X-ray photography [J]. Journal of Theoretical Biology, 29(3): 471-481.

Grangeat P. 1991. Mathematical framework of cone-beam 3D reconstruction via the first derivative of the Radon transform[J]. Mathematical Methods in Tomography. Berlin: Spring-Verla, 66-97.

Grass M, Köhler T, Proksa R. 2000. 3D cone-beam CT reconstruction for circular trajectories [J]. Phys. Med. Biol., 45: 329-347.

Gregor J, Gleason S S, Paulus M J. 2003. Conebeam X-ray computed tomography with an offset detector array [C]. IEEE International Conference on Image Processing, 2: 803-806.

Gribonval R, Nielsen M. 2003. Sparse representations in unions of bases[J]. IEEE Transactions on Information Theory, 49(12): 3320-3325.

Gullberg G T. 1979. The reconstruction of fan-beam data by filtering the back-projection [J]. Computer Graphics and Image Processing, 10: 30-47.

Gulrajani I, Ahmed F, Arjovsky M, et al. 2017. Improved training of Wasserstein GANs Advances in Neural Information Processing Systems[EB/OL]. arXiv:1704.00028. http://arxiv.org/abs/1704.00028.

Hadamard J. 1923. Lectures on the Cauchy's Problems in Linear Partial Differential Equations [M]. New Haven: Yale University Press.

Hahn S L. 1996. Hilbert Transforms in Signal Processing [M]. Boston: Artech House Publishers.

Hale E, Yin W, Zhang Y. 2008. Fixed-point continuation for l_1-minimization: Methodology and convergence [J]. SIAM Journal on Optimization, 19(3): 1107-1130.

Hale E, Yin W, Zhang Y. 2010. Fixed-point continuation applied to compressed sensing: Implementation and numerical experiments [J]. Journal of Computational Mathematics, 28(2): 170-194.

Han Y, Yan B, Li L, et al. 2012. Multiple helical scans and the reconstruction of over FOV-sized objects in cone-beam CT[J]. Chinese Physics B, 21(6): 068701.

He J, Yang Y, Wang Y, et al. 2018. Optimizing a parameterized plug-and-play ADMM for iterative low-dose CT reconstruction[J]. IEEE Transactions on Medical Imaging, 38(2): 371-382.

Hebert T J, Leahy R. 1992. Statistic-based MAP image reconstruction from Poisson data using Gibbs priors [J]. IEEE Trans. Sig. Processing, 40: 2290-2303.

Herman G T, Lent A. 1976. Quadratic optimization for image reconstruction [J]. Computer Graphics & Image Processing, 5: 319-332.

Hestenes M R. 1969. Multiplier and gradient methods [J]. Journal of Optimization Theory and Applications, 4: 303-320.

Horn B K P. 1978. Density reconstruction using arbitrary ray-sampling schemes [J]. Proceedings of the IEEE, 66: 551-562.

Horn B K P. 1979. Fan-beam reconstruction methods [J]. Proceedings of the IEEE, 67: 1616-1623.

Hounsfield G N. 1973. Computerized transverse axial scanning(tomography): Part 1. Description of system[J]. British Journal of Radiology, 46: 1016-1022.

Hu J, Zhao X, Wang F. 2016. An extended simultaneous algebraic reconstruction technique (E-SART) for X-ray dual spectral computed tomography[J]. Scanning, 38(6): 599-611. https://doi.org/10.1002/sca.21306.

Jin K H, McCann M T, Froustey E, et al. 2017. Deep convolutional neural network for inverse problems in imaging[J]. IEEE Transactions on Image Processing, 26(9): 4509-4522.

Kacmarz S. 1937. Angenaherte Aufosung von systemen linearer gleichungen[J]. Bull. Acad. Polon. Sci. A, 35:355-357.

Kak A C, Slaney M. 1998. Principles of Computerized Tomographic Imaging [M]. New York: IEEE Press.

Kang E, Chang W, Yoo J, et al. 2018. Deep convolutional framelet denosing for low-dose CT via wavelet residual network[J]. IEEE Transactions on Medical Imaging, 37(6): 1358-1369.

Katsevich A. 2002a. Analysis of an exact inversion algorithm for spiral cone-beam CT [J]. Phys. Med. Bio., 47: 2583-2597.

Katsevich A. 2002b. Theoretically exact filtered backprojection-type inversion algorithm for spiral CT [J]. SIAM J. Appl. Math., 62(6): 2012-2026.

Katsevich A. 2004. An improved exact filtered backprojection algorithm for spiral computed tomography [J]. Adv. Appl. Math., 32: 681-697.

Katsevich A. 2006. 3 PI algorithms for helical computer tomography[J]. Advances in Applied Mathematics, 36: 213-250.

Katsevich A, Basu S, Hsieh J. 2004. Exact filtered backprojection reconstruction for dynamic pitch helical cone beam computed tomography[J]. Physics in Medicine and Biology, 49: 3089-3103.

Katsevich A, Ramm A G. 1996. Pseudolocal tomography [J]. SIAM J. Appl. Math., 56: 167-191.

Kirillov A A. 1961. On a problem of I. M [J]. Gelfand. Sov. Math. Dokl., 2: 268-269.

Kudo H, Satio T. 1991. Helical-scan computed tomography using cone-beam projections[C]. Nuclear Science Symposium and Medical Imaging Conference, 23(12): 1958-1962.

Kudo H, Saito T. 1994. Derivation and implementation of a cone-beam reconstruction algorithm for nonplanar orbits [J]. IEEE Transactions on Medical Imaging, 13(1): 196-211.

Kudo H, Park S, Noo F, et al. 1999. Performance of quasi-exact cone-beam filtered backprojection algorithm for axially truncated helical data[J]. IEEE Trans. on Nuclear Science, 46(3): 608-617.

Lange K, Carson R. 1984. EM reconstruction algorithms for emission and transmission tomography [J]. Journal of Computer Assisted Tomography, 8(2): 306-316.

LaRoque S J, Sidky E Y, Pan X C. 2008. Accurate image reconstruction from few-view and limited-angle data in diffraction tomography [J]. Opt. Soc. Am. A, 25: 1772-1782.

LeCun Y, Bengio Y, Hinton G. 2015. Deep learning[J]. Nature, 521(7553):436-444.

Li C. 2010. An efficient algorithm for total variation regularization with applications to the single pixel camera and compressive sensing [D]. Houston: Rice University.

Li L，Kang K J, Chen Z Q，et al. 2009. A General Hilbert Transform [J]. J. X-ray Sci. Tech., 17: 135-152.

Li Y, Li K, Zhang C, et al. 2019. Learning to reconstruct computed tomography (CT) images directly from sinogram data under a variety of data acquisition conditions[J]. IEEE Transactions on Medical Imaging, 38(10): 2469-2481.

Li Z, Cai A, Wang L, et al. 2019. Promising generative adversarial network based sinogram inpainting method for ultra-limited-angle computed tomography imaging [J]. Sensors, 19(18): 3941.

Long Y, Fessler J A. 2014. Multi-material decomposition using statistical image reconstruction for spectral CT[J]. IEEE Transactions on Medical Imaging, 33(8): 1614-1626. https://doi.org/10.1109/TMI.2014.2320284.

Mori I. 1986. Computerized tomographic apparatus utilizing a radiation source[P]. The United States Patent, NO. 4630202.

Natterer F, Wubbeling F, Wang G. 2002. Mathematical methods in image reconstruction[J]. Medical Physics, 29(1): 107-108.

Natterer F. 1986. The Mathematics of Computerized Tomography [M]. New York: Wiley.

Natterer N. 1993. Sampling in fan-beam tomography [J]. SIAM J. Appl. Math., 53: 358-380.

Nelder J A, Mead R. 1965. A simplex method for function minimization[J]. The Computer Journal, 7(4): 308-313. https://doi.org/10.1093/comjnl/7.4.308.

Niu T, Dong X, Petrongolo M. et al. 2014. Iterative image-domain decomposition for dual-energy CT[J]. Medical Physics, 41(4): 041901. https://doi.org/10.1118/1.4866386.

Noël P, Walczak A M, Xu J, et al. 2010. GPU-based cone beam computed tomography [J]. Computer Methods and Programs in Biomedicine, 98(3): 271-277.

Noo F, Clackdoyle R, Pack J D. 2004. A two-step Hilbert transform method for 2D image reconstruction [J]. Phys. Med. Biol., 49: 3903-3923.

Noo F, Defrise M, Clackdoyle R, et al. 2002. Image reconstruction from fan-beam projections on less than a short scan [J]. Phys. Med. Biol., 47: 2525-2546.

Pan X C, Xia D, Zou Y, et al. 2004. A unified analysis of FBP-based algorithms in helical cone-beam and circular cone- and fan-beam scans [J]. Phys. Med. Biol., 49: 4349-4369.

Pan X C, Zou Y, Xia D. 2005. Image reconstruction in peripheral and central regions-of-interest and data redundancy [J]. Med. Phys., 32(3): 673-684.

Papenhausen E, Zheng Z, Mueller K. 2011. GPU-accelerated back-projection revisited: Squeezing performance by careful tuning [C]. International Meeting on Fully Three Dimensional, 1-4.

Quinto E T. 2017. Artifacts and visible singularities in limited data X-ray tomography[J]. Sensing and Imaging, 18(1): 9.

Radon J. 1917. Berichte sächsisiche akademie der wissenschaft[J]. Math. Phya, 30: 262-277.

Schaller S, Sauer F, Tam K C, et al. 2000. Exact Radon rebinning algorithm for the long object problem in helical cone-beam CT[J]. IEEE Transactions on Medical Imaging, 19(5): 361-375.

Scherl H, Keck B, Kowarschik M, et al. 2007. Fast GPU-Based CT reconstruction using the common unified device architecture [C]. 2007 IEEE Nuclear Science Symposium conference Record. Nuclear Science Symposium, 6: 4464-4466.

Schlomka J P, Roessl E, Dorscheid R, et al. 2008. Experimental feasibility of multi-energy photon-counting K-edge imaging in pre-clinical computed tomography[J]. Physics in Medicine & Biology, 53(15): 4031-4047. http://dx.doi.org/10.1088/0031-9155/53/15/002.

Shepp L A, Vardi Y. 1982. Maximum likelihood estimation for emission tomography [J]. Trans. Med. Imaging, 1:113-121.

Sidky E Y, Chartrand R, Pan X C. 2007. Image reconstruction from few views by non-convex optimization [J]. IEEE Nucl. Sci. Conf. Rec., 5: 3526-3530.

Sidky E Y, Kao C M, Pan X C. 2006a. Accurate image reconstruction from few-views and limited-angle data in divergent-beam CT [J]. Journal of X-ray Science and Technology, 14(2): 119-139.

Sidky E Y, Pan X C. 2006b. Accurate image reconstruction in circular cone-beam computed tomography by total variation minimization: A preliminary investigation [J]. IEEE Nucl. Sci. Conf. Rec., 5: 2904-2907.

Sidky E Y, Pan X C. 2008. Image reconstruction in circular cone-beam computed tomography by constrained, total-variation minimization [J]. Phys. Med. Biol., 53(17): 4777-4807.

Silva A C, Morse B G, Hara A K, et al. 2011. Dual-energy (spectral) CT: Applications in abdominal imaging[J]. Radiographics, 31(4): 1031-1046. https://doi.org/10.1148/rg. 314105159.

Simonyan K, Zisserman A. 2014. Very deep convolutional networks for large-scale image recognition [EB/OL]. arXiv:1409.1556. http://arxiv.org/abs/1409.1556.

Smith B D, Chen J. 1992. Implementation, investigation, and improvement of a novel cone-beam reconstruction method [C]. IEEE Transactions on Medical Imaging, 11(2): 260-266.

Smith B D. 1985. Image reconstruction from cone-beam projections: necessary and sufficient conditions and reconstruction methods [C]. IEEE Transactions on Medical Imaging, MI-4(1): 14-25.

Smith K T, Keinert F, 1985. Mathematical foundations of computed tomography [J]. Appl. Optics., 24: 3950-3957.

Sun J, Li H, Xu Z. 2016. Deep ADMM-Net for compressive sensing MRI[J]. Advances in neural information processing systems, 29.

Szczykutowicz T P, Chen G. 2010. Dual energy CT using slow kVp switching acquisition and prior image constrained compressed sensing[J]. Physics in Medicine and Biology, 55(21): 6411-6429. https://doi.org/10.1088/0031-9155/55/21/005.

Tam K C. 1993. Method and apparatus for converting cone beam X-ray projection data to planar integral and reconstructing a three-dimensional computerized tomography(CT) image of an object [P]. US5257183.

Tam K C. 1995. Three-dimensional computerized tomography scanning method and system for large objects with smaller area detectors [P]. US5390112, Feb. 14.

Tricomi F C. 1951. On the finite Hilbert transformation [J]. Quarterly Journal of Mathematics, 2: 199-211.

Turbell H, Danielsson P E. 1998. The PI method-non-redundant data capture and efficient reconstruction for helical cone-beam CT[C]. 1998 IEEE Nuclear Science Symposium and Medical Imaging Conference, Toronto, Canada Nov, 8-14.

Turbell H, Danielsson P E. 2000. Helical cone-beam tomography[J]. International Journal of Imaging Systems and Technology, 11(1): 91-100.

Turbell H. 1999. Three-dimensional image reconstruction in circular and helical computed tomography [D]. Sweden: Department of Electrical Engineering, Linköping University.

Tuy H K. 1983. An inversion formula for cone-beam reconstruction [J]. SIAM J. Appl. Math., 43(3): 546-552.

van den Berg E, Friedlander M P. 2008. Probing the Pareto frontier for basis pursuit solutions [J]. SIAM Journal on Scientific Computing, 31(2): 890-912.

Wang G, Lin T H, Cheng P C, et al. 1992. Scanning cone-beam reconstruction algorithms for X-ray microtomography[J]. Proc., SPIE, 1556: 99-112.

Wang G, Lin T H, Cheng P C, et al. 1993. A general cone-beam reconstruction algorithm[J]. IEEE. Trans on Medical Imaging, 12(3): 486-496.

Wang G, Vannier M W. 1994. Longitudinal resolution in volumetric X-ray computerized tomography analytical comparison between conventional and helical computerized-tomography[J]. Medical Physics, 21: 429-433.

Wang G, Ye Y B, Yu H. 2007. Approximate and exact cone-beam reconstruction with standard and non-standard spiral scanning[J]. Phys. Med. Bilo., 52: 1-13.

Wang G, Zhang Y, Ye X, et al. 2019. Machine Learning for Tomographic Imaging[M]. Bristol, UK: IOP Publishing, 2053-2563.

Wang J, Zeng L, Wang C, et al. 2019. ADMM-based deep reconstruction for limited-angle CT[J]. Physics in Medicine and Biology, 64(11): 115011.

Wang L, Li L, Yan B, et al. 2010. An algorithm for computed tomography image reconstruction from limited-view projections [J]. Chinese Physics B, 19(8): 088106.

Wang L, Zhang H, Cai A, et al. 2015. System matrix analysis for sparse-view iterative image reconstruction in X-ray CT[J]. Journal of X-Ray Science and Technology, 23(1): 1-10.

Wang X C, Yan B, Li L, et al. 2012. Cone-beam local reconstruction based on a Radon inversion transformation[J]. Chinese Physics B, 21: 118702.

Wang Y, Yin W. 2010. Sparse signal reconstruction via iterative support detection [J]. SIAM Journal on Imaging Sciences, 3(4): 856-877.

Wernecke S J, Addario L R D. 1977. Maximum entropy image reconstruction [J]. IEEE Trans. Comput., 26(4): 351-364.

Wolterink J M, Leiner T, Viergever M A, et al. 2017. Generative adversarial networks for noise reduction in low-dose CT[J]. IEEE Transactions on Medical Imaging, 36(12): 2536-2545.

Wright S, Nowak R, Figueiredo M. 2008. Sparse reconstruction by separable approximation[C]. IEEE International Conference on Acoustics, Speech, and Signal Processing, 3373-3376.

Wu D, Kim K, El Fakhri G, et al. 2017. Iterative low-dose CT reconstruction with priors trained by artificial neural network[J]. IEEE Transactions on Medical Imaging, 36(12): 2479-2486.

Wu W, Yu H, Chen P, et al. 2020. DLIMD: Dictionary learning based image-domain material decomposition for spectral CT[J]. Physics in Medicine and Biology, doi: 10.1088/1361-6560/aba7ce.

Xiao D Y, Chen Y H, Qian B B, et al. 2011. Cone-beam computed tomography reconstruction accelerated with CUDA [C]. International Conference on Biomedical Engineering and Informatics, Shanghai, 214-218.

Xie H, Shan H, Cong W, et al. 2019. Dual network architecture for few-view CT-trained on ImageNet data and transferred for medical imaging[EB/OL]. arXiv: 1907.01262. https://arxiv.org/abs/1907.01262.

Xue Y, Jiang Y K, Yang C L, et al. 2019. Accurate multi-material decomposition in dual-energy CT: A phantom study[J]. IEEE Transactions on Computational Imaging, 5(4): 515-529.

Yang J, Zhang Y. 2011. Alternating direction algorithms for l_1-problems in compressive sensing [J]. SIAM Journal on Scientific Computing, 33(1): 250-278.

Yang Q, Yan P, Zhang Y, et al. 2018. Low-dose CT image denoising using a generative adversarial network with Wasserstein distance and perceptual loss[J]. IEEE Transactions on Medical Imaging, 37(6): 1348-1357.

Ye Y B, Yu H Y, Wei Y, et al. 2007. A general local reconstruction approach based on a truncated Hilbert transform [J]. International Journal of Biomedical Imaging, Article ID 63634.

Ye J C, Han Y, Cha E. 2018. Deep convolutional framelets: A general deep learning framework for inverse problems[J]. SIAM Journal on Imaging Sciences, 11(2): 991-1048.

Yu L F, Xia D, Zou Y, et al. 2005. Region of interest reconstruction from truncated data in circular cone-beam CT [J]. Medical Imaging, 412-418.

Yu L F, Zou Y, Sidky E Y, et al. 2006. Region of interest reconstruction from truncated data in circular cone-beam CT [J]. IEEE Transactions on Medical Imaging, 25(7): 869-881.

Yun S, Toh K. 2011. A coordinate gradient descent method for l_1-regularized convex minimization [J]. Computational Optimization and Applications, 48(2): 273-307.

Zeng L, Zou X B. 2010. Katsevich-type reconstruction for dual helical cone-beam CT [J]. Journal of X-ray Science and Technology, 18(4): 353-367.

Zeng L, Zou X B. 2011. BPF-type reconstruction for dual helical cone-beam CT [J]. Current Medical Imaging Reviews, 7(2): 125-135.

Zhang H, Dong B, Liu B. 2019. JSR-net: A deep network for joint spatial-Radon domain CT reconstruction from incomplete data[C]. IEEE International Conference on Acoustics, Speech, and Signal Processing, arXiv: 1812.00510.

Zhang H, Wang L, Yan B, et al. 2013. Image reconstruction based on total-variation minimization and alternating direction method in linear scan Computed Tomography [J]. Chinese Physics B, 22(7): 078701.

Zhang R, Thibault J B, Bouman C A, et al. 2014. Model-based iterative reconstruction for dual-energy X-ray CT using a joint quadratic likelihood model[J]. IEEE Transactions on Medical Imaging, 33(1): 117-134. https://doi.org/10.1109/TMI.2013.2282370.

Zhang W, Zhang H, Wang L, et al. 2018. Limited angle CT reconstruction by simultaneous spatial and Radon domain regularization based on TV and data-driven tight frame[J]. Nuclear Instruments and Methods in Physics Research Section A, 880(1): 107-117.

Zhang W, Zhang H, Wang L, et al. 2019. Image domain dual material decomposition for dual-energy CT using butterfly network[J]. Medical Physics, 46(5): 2037-2051.

Zhang W, Zhao S, Pan H, et al. 2021. An iterative reconstruction method based on monochromatic images for dual energy CT[J]. Medical Physics, 48(10), 6437-6452. https://doi.org/10.1002/mp.15200.

Zhang X, Yan B, Li L, et al. 2014. Comparison of parallel computing methods for fast cone-beam reconstruction with similar optimization strategies [J]. Applied Mechanics and Materials, 519-520: 85-89.

Zhang Y. 2008. Theory of compressive sensing via l_1-minimization: A non-RIP analysis and extensions[R]. 中国运筹学学会学报 (英文版), 1(1): 79-105.

Zhao J, Chen Z, Zhang L, et al. 2018. Unsupervised learnable sinogram inpainting network (SIN) for limited angle CT reconstruction[J]. arXiv: 1811.03911.

Zhao S, Pan H, Zhang W, et al. 2021. An oblique projection modification technique (OPMT) for fast multispectral CT reconstruction[J]. Physics in Medicine & Biology, 66(6): 065003. https://doi.org/10.1088/1361-6560/abe028.

Zhao Y, Zhao X, Zhang P. 2015. An extended algebraic reconstruction technique (E-ART) for dual spectral CT[J]. IEEE Transactions on Medical Imaging, 34(3): 761-768. https://doi.org/10.1109/tmi.2014.2373396.

Zhu B, Liu J Z, Cauley S F, et al. 2018. Image reconstruction by domain-transform manifold learning [J]. Nature, 555(7697): 487-492.

Zou X B, Zeng L, Li Z J. 2009. Dual helical cone-beam CT for inspecting large object [J]. Journal of X-Ray Science and Technology, 233-252.

Zou X B, Zeng L. 2010. Half-cover scanning and reconstructing for helical cone beam CT [J]. Optics and Precision Engineering, 18(2): 434-442.

Zou Y, Pan X C, Sidky E. 2005. Theory and algorithms for image reconstruction on chords and within regions of interest [J]. J. Opt. Soc. Am., 22(11): 2372-2384.

Zou Y, Pan X C. 2004a. An extended data function and its backprojection onto PI-lines in helical cone-beam CT [J]. Phys. Med. Biol., 49: N383-N387.

Zou Y, Pan X C. 2004b. Exact image reconstruction on PI-lines from minimum data in helical cone-beam CT [J]. Phys. Med. Biol., 49: 941-959.

Zou Y, Pan X C. 2004c. Image reconstruction on PI-lines by use of filtered backprojection in helical cone-beam CT [J]. Phys. Med. Biol., 49: 2717-2731.

索　引